科学出版社普通高等教育案例版医学规划教材

案例版

供医学影像学、医学影像技术、生物医学工程等专业使用

医学影像物理学

主　　编　孙存杰　王世威

副主编　张淑丽　徐春环　路　青　刘　红

编　　委（以姓名笔画为序）

王世威　浙江中医药大学附属第一医院　　　　赵英红　徐州医科大学

王军娜　浙江中医药大学附属第一医院　　　　袁保锋　扬州大学附属医院

仇　惠　牡丹江医学院　　　　　　　　　　　顾小荣　南京医科大学附属肿瘤医院

刘　红　上海健康医学院　　　　　　　　　　徐春环　牡丹江医学院

刘汪洋　徐州医科大学　　　　　　　　　　　高　杨　牡丹江医学院

孙存杰　徐州医科大学附属医院　　　　　　　商清春　牡丹江医学院

余佩琳　华中科技大学同济医学院附属　　　　梁佩鹏　首都师范大学
　　　　协和医院　　　　　　　　　　　　　梁保辉　蚌埠医学院

沈晓勇　浙江大学医学院附属第一医院　　　　路　青　上海交通大学医学院附属

张丽霞　浙江中医药大学附属第一医院　　　　　　　　仁济医院

张淑丽　齐齐哈尔医学院

U0286914

科学出版社

北　京

郑 重 声 明

图书在版编目（CIP）数据

医学影像物理学 / 孙存杰，王世威主编. —北京：科学出版社，2021.3
科学出版社普通高等教育案例版医学规划教材
ISBN 978-7-03-064160-1

Ⅰ.①医… Ⅱ.①孙… ②王… Ⅲ.①影像诊断–医用物理学–高等学校–教材 Ⅳ.①R445

中国版本图书馆 CIP 数据核字（2020）第 003279 号

责任编辑：王锞韫 朱 华 / 责任校对：韩 杨
责任印制：赵 博 / 封面设计：范 唯

科学出版社出版
北京东黄城根北街 16 号
邮政编码：100717
http://www.sciencep.com

北京中石油彩色印刷有限责任公司印刷
科学出版社发行 各地新华书店经销
*
2021 年 3 月第 一 版 开本：787×1092 1/16
2024 年 1 月第五次印刷 印张：16
字数：460 000
定价：59.80 元
（如有印装质量问题，我社负责调换）

前　言

　　本教材是普通高等教育案例版系列教材,适合于高等院校医学影像学、医学影像技术、生物医学工程等专业本科生使用,着眼于培养具有医学影像物理学基本理论知识,并能够解决实际问题的专业人才。

　　本教材内容紧跟医学影像物理学的发展步伐,以医学影像学、医学影像技术专业培养目标为指导,以阐明基础理论、基本知识、基本技能为原则,充分体现教材的思想性、科学性、先进性、启发性和适用性。尤其注重体现案例的实用性,以达到理论与实践相结合的目的。

　　本教材的特点是包含大量临床案例,摆脱固有的知识点罗列模式,将理论知识与临床运用紧密联系起来。这些案例大都是具有丰富教学及临床经验的编者们根据平时工作中遇到的实际问题总结而成,旨在帮助学生在学习完这本教材以后能够具备一定的临床实践知识储备,力求通过案例引导教学,使学生在开始学习基本原理时即能产生感性认识,在学习的过程中提高主动学习的兴趣,并能通过案例将基本原理应用到实际工作中。

　　本教材共五章,第一章为绪论,主要介绍医学影像物理学研究的主要内容、在医学影像学中的作用、发展历史及新进展。第二章～第五章依据成像源的不同分为 X 射线物理及成像、磁共振物理及成像、核医学物理及成像、超声物理及成像。

　　由于本教材是第 1 版《医学影像物理学》案例版教材,编者深感水平有限,经验尚不足,书中的不足之处在所难免,恳请广大师生和学界同道批评指正。

孙存杰　王世威

2019 年 6 月

目 录

第一章 绪 论

学习要求：

记忆：各种成像技术的物理学基础、影像的形成过程。

理解：医学影像物理学的发展历史。

运用：医学影像成像技术的作用和特点。

医学影像物理学是物理学和影像医学的有机融合，它是以物理学的知识为基础，研究和解决与医学影像设备、医学影像成像技术、医学影像诊断和治疗相关问题的交叉学科。对于医学影像学和医学影像技术专业的学生，学习医学影像物理学是为后续课程医学影像设备学、医学影像诊断学和医学影像检查技术学等奠定影像物理学基础，是相关专业必修的一门专业基础课。

自 1895 年 11 月 8 日德国物理学家伦琴发现 X 射线（X-ray）以来，便拉开了 X 射线应用于医学领域的序幕。随着物理学、电子学及计算机科学与技术的迅速发展，医学影像领域先后出现了一系列新的成像设备和成像技术，应用范围越来越广泛。目前有 X 射线成像（X-ray imaging）、磁共振成像（magnetic resonance imaging，MRI）、核医学成像（nuclear medical imaging）、超声成像（ultrasonography，USG）等，这些成像技术都离不开各自的物理学基础。

第一节 医学影像物理学研究的主要内容

医学影像成像必须要有成像源，一般为辐射波，当辐射波向人体发射或从人体内部发射（或反射）出来时，接收装置（探测器、探头等）探测到这些信息就可以进行成像。目前医学影像成像的主要辐射波有 X 射线、γ 射线、射频波和超声波等。医学影像物理学主要研究辐射波的产生和特性、辐射波与人体相互作用的物理机制以及各种模式辐射波的成像原理等。

一、X 射线成像研究的主要内容

X 射线成像在医学影像成像中应用最早也最广泛，根据成像方式的不同可分为 X 射线透视、屏-片 X 射线摄影、数字 X 射线摄影（digital radiography，DR）、数字减影血管造影（digital subtraction angiography，DSA）、计算机断层扫描（computer tomography，CT）和 X 射线特殊检查（如造影检查、口腔全景摄影、乳腺摄影）等，它们在临床诊疗中发挥了重要的作用。

（一）X 射线成像的物理学基础

X 射线具有较强的穿透能力，当一束强度大致均匀的 X 射线投射人体时，X 射线与人体相互作用，作用的形式主要包括相干散射、光电效应和康普顿效应，由于人体各种组织、器官存在密度和厚度的差异，X 射线的吸收、衰减各不相同，使得透过人体的剩余 X 射线的强度分布发生变化，这些信息被不同形式的探测器［如屏-片系统（增感屏-胶片）、影像板（imaging plate，IP）、平板探测器（flat panel detector，FPD）等］接收，最终形成 X 射线影像。

（二）X 射线影像的形成

不同的 X 射线成像方式，图像的形成过程及成像链也有所不同。

屏-片 X 射线摄影是最传统的 X 射线摄影方式，透过人体的剩余 X 射线使胶片感光并形成潜影，胶片经过显影、定影等化学处理过程，将潜影转变为可见的影像密度，形成一幅有密度差异的

X 射线影像，高密度的组织影像较白，低密度的组织影像较黑。

计算机 X 射线摄影（computed radiography，CR）出现以后，摒弃了屏-片系统，取而代之的是影像板。透过人体的剩余 X 射线入射 IP，X 射线被 IP 成像层的荧光颗粒吸收并释放出电子，其中一部分电子散布在成像层中呈半稳定状态形成潜影，当激光扫描潜影时发生光激励发光（photostimulated luminescence，PSL）现象，由光电倍增管（photomultiplier tube，PMT）将其转换成电信号，经模拟/数字（A/D）转换变成数字信号，完成图像信息的读取与数字化，数字信号被送入计算机处理最终形成 X 射线影像。

DR 采用了固态一体化平板探测器技术，根据平板探测器的结构类型和成像技术的不同，可分为非晶硒直接数字化 X 射线成像、非晶硅间接数字化 X 射线成像、电荷耦合器件（charge coupled device，CCD）X 射线成像、多丝正比室（multiwire proportional chamber，MWPC）成像等。

DSA 是数字 X 射线成像（digital X-ray imaging）的重要组成部分，它是建立在图像相减基础上的一种成像方式。成像时分别采集对比剂注入前后的图像，经 A/D 转换后进行数字减影。减影后的图像消除了骨骼和软组织结构，只剩下含有对比剂的血管影像。

CT 成像是采用高度准直的 X 射线束对人体某个部位按一定厚度进行断层扫描，穿过人体的 X 射线由探测器接收，经放大变为电子流，再经 A/D 转换变为数字信号后输入计算机进行处理，计算出该断面上各单位体积的线性衰减系数，并排列成数字矩阵（digital matrix），数字矩阵再经 D/A 转换形成不同灰度等级的 CT 影像。

二、磁共振成像研究的主要内容

磁共振成像因其软组织分辨力高及没有电离辐射等优点，在临床应用中发挥着非常重要的作用。以下主要介绍磁共振成像的物理学基础、磁共振图像的产生和重建、磁共振基本脉冲序列及磁共振特殊成像技术。

（一）磁共振成像的物理学基础

共振现象是具有相同频率的两个物体之间能量的传递，低能量的物体获得能量产生振动的物理现象。自然条件下，人体没有明显磁性，质子排列是无序的。人体进入主磁场以后，质子则呈现与主磁场平行、方向相同或者相反的排列。这时给处于主磁场中的人体组织一个射频（radio frequency，RF）脉冲，射频脉冲的频率与质子的进动频率相同，射频脉冲的能量将传递给处于低能级的质子，低能级的质子吸收能量以后跃迁到高能级，这种现象称为磁共振现象。处于高能级的质子不稳定，当射频脉冲停止后，质子又从高能级回迁到低能级释放出磁共振信号。氢质子（^1H）在人体中含量最多，在各个器官中分布最广泛并且磁化率最高，被用于人体的磁共振成像。

（二）磁共振图像的产生和重建

人体进入磁场中，经过射频脉冲激励产生磁共振现象。射频脉冲停止后，产生的磁共振信号经过信号检测、接收并处理、空间编码及图像重建，从而获得人体组织的磁共振图像。

磁共振的信号包括自由感应衰减（free induction decay，FID）信号、自旋回波（spin echo，SE）信号和梯度回波（gradient echo，GRE）信号等。当射频脉冲激励停止后，原子核开始自由进动和弛豫，磁化矢量慢慢回到主磁场方向，磁化矢量衰减过程中产生的磁共振信号叫作 FID 信号。FID 信号对磁场的均匀性要求很高，且脉冲序列的扫描参数不易控制，因此很少应用于常规的磁共振扫描序列，主要应用于波谱成像等。

FID 信号获得的是磁场中人体的磁共振信号，缺乏各个信号的空间定位信息，通过选层编码、频率编码和相位编码可以实现磁共振信号在空间上的编码，达到区分每个体素（voxel）所产生的磁共振信号的目的。选层编码是在主磁场的基础上叠加选层梯度场和有限频宽的射频脉冲，使人体中某特定层面一定厚度范围内的质子发生共振现象，从而获得该层面的磁共振信号。此时的磁共振信号只有层面方向上的空间位置信息，没有层面内分布的位置信息，再经过空间编码如频率编码和相位编码来标记同一层面相应方向上体素的二维空间位置，获得具有频率特征的某体素的磁共振信号。

将获得的磁共振信号填充到 K 空间，经过傅里叶变换，将每个体素产生的磁共振信号转换成相应像素的灰度图像，这就是磁共振图像重建的过程，常用的图像重建方法是二维傅里叶变换。K 空间又称傅里叶空间，是傅里叶变换的频率空间及磁共振信号原始数据的填充空间，带有空间定位编码信息。

（三）磁共振基本脉冲序列

磁共振脉冲序列是射频脉冲、梯度场及磁共振信号采集时刻等参数的设置和时序的排列。目前临床常用的脉冲序列包括自旋回波（SE）序列、反转恢复（inversion recovery，IR）序列、梯度回波（GRE）序列和平面回波成像（echo planar imaging，EPI）序列等。

SE 序列是磁共振成像的基础序列，其射频脉冲单元由一个 90°激发脉冲和一个 180°复相位脉冲组成，射频脉冲单元重复作用构成 SE 序列，每个射频脉冲单元作用后仅产生一个自旋回波即磁共振信号。

快速自旋回波（fast spin echo，FSE）是在 SE 序列的基础上发展起来的快速成像序列，各个生产厂家的序列名称不统一，GE 公司称之为 FSE，西门子公司和飞利浦公司称之为 TSE（tuber spin echo），此处采用 FSE 的名称。FSE 序列是在 90°激发脉冲后施加多个 180°复相位脉冲，每个 180°复相位脉冲之后都会产生一次回波，多个回波构成一个回波链，大大提高了磁共振信号的产生效率。

IR 序列由一个 180°反转脉冲、一个 90°激发脉冲和一个 180°复相位脉冲组成，即在 SE 序列前增加了一个 180°反转脉冲。IR 序列在临床上主要用于增加脑灰白质之间的对比，常见于儿童髓鞘发育的研究。IR 序列的经典应用是脂肪抑制成像技术和水抑制成像技术，但由于成像时间长，一般采用快速反转恢复序列来完成。

GRE 序列是在小角度激发脉冲后施加复相位翻转梯度磁场而产生回波信号的序列。与 SE 序列相同的是两者都是利用回波进行成像；不同的是 SE 序列是利用 90°激发脉冲，而 GRE 序列利用小于 90°激发脉冲并且利用梯度场的切换来采集信号，这两个特点决定了 GRE 序列扫描时间短、成像速度快、固有信噪比低于 SE 序列。

EPI 序列是在一次或多次射频脉冲激发后，利用读出梯度场（即频率编码梯度场）的连续正反向切换来产生多个梯度回波，是目前最快的磁共振图像采集方式，适用于运动器官成像和功能成像。EPI 序列连续正反向切换梯度场的数据采集方式对磁共振图像也产生了一些负面影响，如化学位移伪影和水质子偏共振引起的伪影，需要调整脉冲序列的参数设置来有效控制图像伪影。

（四）磁共振特殊成像技术

除了常规的磁共振扫描序列（SE、IR、GRE、EPI）外，还有一些特殊的磁共振成像技术，如磁共振血管成像与磁共振功能成像等。

1. 磁共振血管成像（magnetic resonance angiography，MRA）　是利用血液的流空效应和流入增强效应进行成像。流空效应是指高速运动的血流只经过 90°或 180°脉冲激励，不能产生回波，血管管腔内没有磁共振信号而呈现黑色。相反，慢速的血流将会出现流入增强效应，使血流信号增高。慢速血流和其周围的静息组织经历了上一周期的激励后能量还未完全释放，不能充分接收下一个 90°射频脉冲传递的能量，磁共振信号均较低，但是流入的部分新鲜血液在第二个周期内将产生完全磁化的信号，使血流信号高于静息组织信号，形成较好的对比度。MRA 与其他血管成像技术相比，无创、简便、不需要注射对比剂，在临床上应用非常广泛，主要包括时间飞跃（time of flight，TOF）法、相位对比（phase contrast，PC）法和对比增强法 MRA（contrast enhancement MRA，CE-MRA）等。

2. 磁共振功能成像　是指能够反映组织的血流、代谢等功能变化的成像技术，主要应用于脑组织。磁共振功能成像技术包括磁共振波谱成像、磁共振弥散成像、灌注加权成像、磁共振动态对比增强和血氧水平依赖功能磁共振成像。

（1）磁共振波谱成像（magnetic resonance spectroscopy，MRS）：是利用磁共振现象和化学位移作用，对人体组织细胞代谢物进行定量测量的技术。化学位移作用是指不同分子中相同原子核由于其核外电子云分布不同，具有不同的进动频率，MRS 正是利用原子核的这一差异区分各种代谢产物。MRS 是一种无创的检查技术，临床应用包括颅内囊性病变、感染性疾病、肿瘤性病变的鉴别和分型、前列腺及乳腺疾病的良恶性鉴别等，为临床提供分子水平的诊断依据。常见代谢产物包括 N-乙酰天门冬氨酸（NAA）、肌酸（Cr）、胆碱（Cho）及乳酸（Lac）等。

（2）磁共振弥散成像（diffusion MRI，dMRI）：是利用水分子的热运功（即布朗运动）来反映组织在形态学及生理学上的改变，包括弥散加权成像（diffusion weighted imaging，DWI）、弥散张量成像（diffusion tensor imaging，DTI）、弥散峰度成像（diffusion kurtosis imaging，DKI）及体素内不相干运动（intravoxel incoherent motion，IVIM）等，主要应用于中枢神经系统，近年来在全身系统如脑、心脏、肾脏等器官的应用成为重要的研究方向。

（3）灌注加权成像（perfusion weighted imaging，PWI）：是利用测量血流动力学相关参数来评价组织血流灌注状态，反映组织的血流动力学信息，临床上主要用于脑缺血性病变、颅内占位性病变及创伤性脑损伤等。PWI 包括对比剂首次通过法和动脉自旋标记（arterial spin labeling，ASL）技术。

（4）动态对比增强磁共振成像（dynamic contrast-enhanced MRI，DCE-MRI）：临床上应用广泛，尤其在中枢神经系统、乳腺及前列腺肿瘤的诊断中起到重要的作用。它使用外源性的对比剂，通常是钆喷酸葡胺（Gd-DTPA），经过静脉团注以后，采用 SE-EPI 或 GRE-EPI 序列，连续采集 T_1 信号，得到组织的一系列动态对比增强 MRI 图像，不仅能够提供病变组织的形态学特征，通过分析还能揭示病灶的血流动力学特点，反映肿瘤的微循环，从而来评估病灶的良恶性。

（5）血氧水平依赖功能磁共振成像（blood oxygenation level dependent functional MRI，BOLD-fMRI）：作为脑功能研究的主要技术手段，被广泛应用于脑组织生理及人体情感障碍、认知障碍等心理疾病的研究。成像基本原理是神经元活动时，血液中氧合血红蛋白和脱氧血红蛋白含量的变化导致磁共振信号强度的变化。大脑神经元兴奋时，耗氧量增加，血液中氧合血红蛋白急剧增加。氧合血红蛋白是抗磁性物质，在磁共振图像上表现为高信号。现阶段 BOLD 功能成像技术已经从简单的功能区活动研究过渡到更高级的思维活动研究，如学习、分析、思考等。

三、核医学成像研究的主要内容

核医学成像是医学影像学的重要组成部分。核医学成像的理论基础是原子核物理学，其研究的主要内容包括：核力、核结构和核反应等有关物质结构问题；放射性和放射线问题。核医学成像是以放射性药物在脏器内的分布异常为基础揭示疾病的功能及形态变化。

（一）核医学成像的物理学基础

核医学成像又称放射性核素示踪技术，它是以放射性核素或其标记化合物作为示踪剂，利用探测器探测其行踪并显像。示踪技术的物理学基础主要有两个方面：一是同一元素的同位素有相同的化学性质，进入机体后所发生的化学变化和生物过程相同，而机体不能区别同一元素的各个同位素，这就有可能利用放射性核素代替其同位素中的稳定性核素；二是放射性核素在核衰变时发出射线，利用高灵敏度的探测器可追踪标记物在机体内的分布和代谢情况，对所标记的物质进行精确的定位、定性和定量测量。

（二）核医学影像的形成

放射性核素根据自身的代谢特点和生物学特性，能特异性地分布于特定的器官或病变组织，并参与体内的代谢，机体内不同的组织、器官对放射性核素的吸收存在差异，标记在放射性药物上的放射性核素放出射线被探测器接收，可以显示脏器的形态、大小、功能和血流量的动态测定指标，反映机体内生理、生化和病理过程，为疾病的诊断提供多方面的信息。

核医学影像形成的主要过程如下：①通过注射或口服等方式将放射性药物引入体内，根据其化学及生物学特性，定位于特定的器官、组织或病变部位，使其与邻近组织之间的放射性分布形成一定的浓度差；②人体内发射的γ射线被探测器接收，根据其分布情况定量测定其大小并转换成电信号；③对采集到的信息进行校正处理（均匀性校正、能量校正等）后重建出核医学图像。

（三）核医学显像方式

1. 静态显像与动态显像 静态显像（static imaging）是当显像剂在脏器内或病变处的浓度达到高峰且处于相对稳定状态时进行的显像；动态显像（dynamic imaging）是显像剂随血流流经和灌注脏器或被脏器不断摄取和排泄或在脏器内反复充盈和射出，使脏器内的放射性核素在数量上或位置上随时间而变化，以一定的速度连续采集该脏器的多帧影像，能够反映上述各种变化过程的显像形式。

2. 局部显像和全身显像 局部显像（regional imaging）是指只显示身体某一部位或某一脏器影像的显像方式；全身显像（whole body imaging）是从头至足依序采集全身各部位的信息，将它们显示为全身影像，常用于全身骨骼显像和全身骨髓显像。

3. 平面显像和断层显像 平面显像（planar imaging）是将探测器置于体表的一定位置，采集某脏器的放射性信息；断层显像（tomography）是利用围绕人体旋转的探头（如 SPECT）在体表连续或间断采集多体位平面影像数据，或通过呈环形排列的探头（如 PET）采集多方位的信息，再由计算机重建成为各种断层影像的显像方法。

4. 早期显像和延迟显像 早期显像（early imaging）是示踪剂注入生物体内 2h 以内所进行的显像；延迟显像（delay imaging）是示踪剂注入体内 2h 以后所进行的显像。

5. 阴性显像和阳性显像 阴性显像（negative imaging）是指显像剂主要被有功能的正常组织摄取，而病变组织基本不摄取，在核医学影像上正常组织显影，而病变组织呈放射性分布稀疏或缺损改变的显像方式；阳性显像（positive imaging）是指显像剂主要被病变组织摄取，而正常组织一般不摄取或摄取较少，在核医学影像上病灶组织的放射性高于正常组织呈"热区"的显像方式。

6. 静息显像和负荷显像 静息显像（rest imaging）是指显像剂引入体内时，受检者处于安静状态下，没有受到生理性刺激或药物干扰的显像方式；负荷显像（stress imaging）是指受检者在生理性刺激或药物的干扰下所进行的显像方式。

四、超声成像研究的主要内容

声波有纵波、横波和表面波三种形式，超声波属于纵波，是人耳感觉不到的声波，它的频率大于 20kHz，可以在固体、液体和气体中传播，并且具有与声波相同的物理性质。超声成像应用于医学诊断以来得到了长足发展，已成为医学影像学重要的组成部分。

（一）超声成像的物理学基础

人体器官或组织具有不同的声速和声特性阻抗，超声波在人体中传播时可以看成是有限振幅声波，遇到声阻抗不同的界面就会发生声波的反射、透射、散射和衍射，入射声波的能量发生传播方向的改变，利用返回换能器的回波信号获得的结构信息可以重建出超声图像。

（二）超声影像的形成

超声影像是超声波与媒质的声特性有机结合而形成的。超声探测时随着探测深度的不同，超声波与媒质作用的声程不同，因此声波振幅的衰减也不同，媒质的声特性阻抗越小，声振幅衰减的幅度越大，这一点与 X 射线对媒质的衰减规律正好相反。

超声成像的信息主要由反射回波和散射回波携带,超声回波一般包含大界面反射回波和小粒子散射回波两种成分,其中反射回波的幅值通常大于散射回波的幅值。因为反射回波和散射回波产生的机制不同,所以它们携带的有关生物组织的信息含量和表现形式也不相同,反射回波主要携带位置信息,散射回波主要携带结构信息。

（三）超声诊断技术分类

一是基于回波扫描的超声诊断技术,它是利用超声波在不同组织中产生的反射和散射回波强度的不同形成图像或信号,主要显示解剖学信息。

二是基于多普勒效应的超声诊断技术,它是利用运动物体在反射或散射时造成的频率偏移现象获得人体内部的运动信息,主要用于了解组织器官的功能状态和血流动力学信息。

第二节　医学影像物理学在医学影像学中的作用

一、X射线成像在医学影像学中的作用

不同的 X 射线成像方式有着各自的特点,在临床诊疗中它们取长补短,在医学影像学中发挥着不同的作用。X 射线成像虽然应用广泛但也存在一定的局限性,如电离辐射损伤。

1. X 射线透视　常用于胸部以观察肺、心脏和大血管;是消化道造影检查的必要手段;急腹症时,可观察肠梗阻及膈下游离气体;在骨骼系统,可用于骨折和关节脱位手法复位时的实时观察。X 射线透视的优点有:①简便、经济、省时,可立即得到检查结果;②能同时观察器官的形态和功能状态,如心脏大血管的搏动、膈肌的运动及胃肠道的蠕动等;③在检查中通过转动受检者,可从不同的角度和方向观察器官的形态及其变化;④需要记录病变影像时,可以在透视状态下选择最佳观察角度进行点片,供复查对照或作为教学、科研资料保存。但 X 射线透视也具有一些不足,如影像细节显示不够清晰、辐射剂量较大等。随着影像设备的不断发展,常规的胸部、腹部透视已逐渐被 X 射线摄影所取代,而透视技术则主要应用于造影检查和骨科手术等。

2. 屏-片 X 射线摄影　其优点包括:①照片可作为永久记录,长期保存,便于复查对比和会诊;②照片影像的空间分辨力较高,影像细节显示清晰;③与透视相比 X 射线剂量较少,有利于受检者和工作人员的防护。缺点在于一幅照片只能获得一个方位、一瞬间的静态影像,无法显示组织器官的动态变化。

3. CR 成像　CR 的使用,使得曝光条件的动态范围加大,减少了重拍率;CR 图像为数字图像,具有多种图像后处理功能,便于存储,为临床、教学和科研提供了方便;IP 可重复使用,免除了暗盒拆装胶片的过程,提高了放射科的工作效率。CR 也有一定的局限性,如图像的空间分辨力相对较低（与屏-片系统相比）、IP 成本高且易老化等。目前 CR 已被 DR 取代。

4. DR 成像　与 CR 相比,其优点有:①成像速度快;②较高的空间分辨力,图像清晰度高;③图像噪声小;④量子检测效率（detective quantum efficiency, DQE）高（60%以上）,可降低曝光剂量;⑤图像后处理功能可改善图像细节的显示。

5. DSA 成像　DSA 检查与治疗随微创医学领域的扩大而深入,从根本上改变了血管造影检查与治疗的方法和手段。DSA 成像的优点包括:①图像对比度高,可显示细小血管影像;②图像的密度分辨力高,可显示密度差值大于 1%的影像;③运动性伪影发生概率低;④可动态观察,如确定心脏功能参数（射血分数、体积、心肌波幅、心瓣反流情况等）。

6. CT 成像　CT 的发明解决了 X 射线摄影中影像重叠及密度分辨力低的不足,拓宽了医学影像学检查的范围。近年来,随着 CT 技术的快速发展,CT 成像已成为重要的影像学检查手段,其检查范围几乎包括了人体的各个部位。CT 成像的优点包括:①CT 图像的密度分辨力高,与其他影像学检查相比,CT 图像的密度分辨力仅低于 MRI。这是因为 CT 成像时 X 射线束被高度准直,

散射线较少，数据采集系统的灵敏度高，同时采用了窗口技术；②无层外组织结构的干扰，CT 图像是真正的断面图像，解决了 X 射线摄影中组织、器官重叠的问题，对病灶的定位、定性相对准确；③为临床提供直观可靠的影像学资料，如容积采集数据后可重组得到矢状面、冠状面、任意斜面/曲面图像及三维图像，不同密度的组织还可以用不同的伪彩色表示，动态扫描、灌注扫描等特殊检查可观察病灶部位的血供情况及血液动力学变化。CT 成像提高了疾病的检出率，但也存在一定的局限性，主要包括：①CT 图像的空间分辨力低于屏-片 X 射线摄影；②当病变的组织密度与周围正常组织密度相同或接近时，CT 平扫难以区分；③胃肠道的炎症、溃疡等疾病的 CT 检查不及钡剂造影、内窥镜检查，CT 冠状动脉造影受心率、屏气的影响较大；④CT 图像以形态学（解剖学）为主，功能性检查处于发展阶段。

二、磁共振成像在医学影像学中的作用

磁共振成像是通过对静磁场中的人体组织施加特定频率的射频脉冲，使组织中的氢质子受到激励而发生磁共振现象，当终止射频脉冲后，质子在弛豫过程中产生磁共振信号，经过对信号的空间编码和图像重建等处理产生组织器官图像的过程。

磁共振成像相对于 CT 等其他影像学检查，具有明显的优点：①成像过程中无电离辐射，减少了受检者的辐射损伤。磁共振成像因为具有无创、高清和功能成像的特点，目前已应用于全身各部位（除肺、心脏冠脉、胃肠道外）；②多参数成像、任意方向成像，这些参数既可以分别成像，也可以相互结合获取对比图像。磁共振成像可以通过调节三个梯度磁场来确定不同扫描层面的空间位置信息，从而获得横断面、冠状面、矢状面或其他斜状面的影像，可为临床提供丰富的图像信息，提高了诊断的准确性；③既可以提供形态学组织结构信息，又可以提供生物化学及代谢信息，实现了从形态学到功能学的成像；④软组织分辨力高，能够清楚地区别脑组织结构。

随着磁共振硬件和软件设备的进步，磁共振技术有了突飞猛进的发展，但目前仍然有一定的局限性，主要表现在：①成像时间长，与 CT 相比，成像速度慢，不利于危重及不合作受检者的检查；②禁忌证较多，体内有金属植入物需要进行严格评估后才能进行磁共振检查，轮椅、监护仪、抢救器材等不能进入检查室；③骨骼、钙化灶等显示不佳；④图像易受多种伪影影响，磁共振的伪影包括设备伪影、运动伪影和金属异物伪影，常见的有化学伪影、卷褶伪影、截断伪影等。

三、核医学成像在医学影像学中的作用

核医学成像建立在器官或组织血流、功能和代谢变化的基础之上，由于功能代谢的变化往往发生在形态学改变之前，故核医学成像也被认为是最具有早期诊断价值的临床检查手段之一，其优势包括：

1. 可同时提供功能与结构变化信息 核医学成像可同时提供器官或组织的功能和结构变化信息，有助于疾病的早期诊断。核素显像是以器官、组织和病变部位与周围正常组织的显像剂分布差别为基础的显像方法，而器官、组织和病变内显像剂分布的高低直接取决于显像剂的聚集量，聚集量的多少又与血流量、细胞功能、细胞数量、代谢率和排泄引流等有关，因此，核素显像不仅能显示器官、组织和病变的位置、形态和大小等解剖结构，更重要的是能提供有关器官、组织和病变的血流、功能和代谢等方面的信息，甚至是分子水平的代谢和化学信息。疾病的早期变化通常是血流、功能和代谢异常，它们出现在形态结构发生改变之前。因此，核素显像有助于疾病的早期诊断，并广泛应用于器官代谢和功能状态的研究。

2. 可用于定量分析 核素显像具有多种动态显像方式，使器官、组织和病变的血流和功能等情况得以动态显示，根据系列影像的相关数据可计算出多种功能参数进行定量分析，不仅可与静态显像相配合提供疾病更为早期的表现，而且有利于疾病的随访和疗效观察。

3. 具有较高的特异性 核素显像可根据显像目的和要求，选择某些器官、组织或病变特异性聚集的显像剂，所获得影像常具有较高的特异性，可显示诸如受体、肿瘤、炎症、异位组织及转移

性病变等组织，而这些组织仅靠形态学检查常难以确定，提高了病变的检出率和准确性。

4. 安全、无创　显像剂引入体内多为体表静脉注射或口服，然后进行体外显像，属于非侵袭性的无创性检查；显像剂化学量甚微，不会干扰机体的内环境，过敏和其他毒副反应均罕见；受检者的辐射吸收剂量也较小，往往低于同部位的 X 射线检查。因此，核医学成像检查安全、无创。

核医学成像也存在一定的局限性，如：对组织结构的分辨力不及其他影像学方法。与以显示形态结构为主的 CT、MRI 和超声成像相比，核医学成像的分辨力较低。核素显像出于安全使用剂量的考虑，显像剂的用量（放射性活度）受到一定的限制，而且注入人体的显像剂发出的射线只有千分之一到万分之一被用于显像，在单位面积上的光子通量比 CT 小得多，即用于成像的信息源较少，加之闪烁晶体（crystal）的固有分辨力一般只有 4mm 左右，故影像的清晰度较差。因此，核素显像对组织结构的分辨力低于其他影像学方法。

总之，核医学成像可以概括为一种有较高特异性的功能成像，虽然其对形态结构的分辨力不及其他影像学方法，但它可以提供器官、组织或病变的功能特性，甚至是分子水平的生化代谢变化及细胞信息传导，这是其他影像学方法远不及的。在临床上，应根据实际需要适当选择功能成像和形态学成像，对疾病做出早期、全面的诊断和及时、正确的治疗。SPECT/CT、PET/CT 和 PET/MR 等设备的问世，真正实现了解剖结构影像与功能代谢影像的实时融合，充分发挥了核医学功能成像的优势，弥补了其分辨力较低的不足。

四、超声成像在医学影像学中的作用

在 19 世纪末发现了压电效应、20 世纪初石英晶体超声波发生器问世后，人们开始进行超声医学应用的研究。100 年来，超声成像技术发展迅速，从早期的 A 型、M 型一维超声成像、B 型二维超声成像发展到三维动态超声成像；从黑白灰阶超声成像发展到彩色血流超声成像；超声造影、谐波成像、多普勒血流成像、超声弹性成像、体腔内超声成像和全景超声成像等技术也已应用于临床诊疗。

超声成像的优点包括：①方便、安全、无损、无创、无电离辐射，检查费用低易被受检者接受；②实时动态成像，确保对动态器官结构和功能的连续性观察；③对软组织结构分辨力高，可清晰显示组织器官的正常和异常结构；④通过多普勒原理可进行血流测量，对心脑血管疾病的诊断具有一定的价值。

超声成像的局限性有：①图像的分辨力较低，不及 CT 和 MRI；②超声波对气体及骨性结构界面的反射和散射难以传导到深部，故对肺、骨骼及肥胖者成像效果不佳；③超声波伪像使声像图畸变，易导致误诊。

第三节　医学影像物理学的发展历史

一、X 射线成像技术发展历史

1895 年，X 射线的发现及其在医学上的应用是科学史上的一个里程碑，它为 X 射线应用于医学奠定了物理学基础，为人类的疾病防治做出了巨大的贡献，伦琴荣获了 1901 年首届诺贝尔物理学奖。X 射线的早期应用仅限于进行骨骼的透视和摄片。

20 世纪 60 年代，影像增强器的研制成功使 X 射线透视从暗室走向明室，图像亮度及图像质量大大提高，辐射剂量大大降低。

1972 年，X 射线 CT 应用于临床，它解决了普通 X 射线成像中影像重叠及图像密度分辨力低的不足，随着螺旋 CT、多层螺旋 CT（multislice spiral CT，MSCT）的应用与普及，CT 机的图像质量、扫描速度、特殊扫描功能大大提高。英国工程师 Hounsfield 和美国物理学家 Cormack 共同获得 1979 年度诺贝尔医学生理学或医学奖。

1980 年，Wisconsin 大学和 Cleveland Clinic 医院安装了 DSA 机，于 1980 年 11 月在芝加哥召开的北美放射学会（RSNA）上发布，为介入放射学提供了广阔的发展空间。目前，数字平板探测器已取代传统的影像增强器系统，旋转 DSA、3D-DSA、步进 DSA、虚拟支架功能、图像融合技术（与 CT、MR、PET 图像融合）也已应用于临床诊疗。

1982 年，CR 正式推出，使 X 射线摄影进入了数字化时代。CR 是计算机技术和传统 X 射线摄影技术相结合的产物，它利用 IP 取代了传统的屏-片系统，但仍然使用原有的 X 射线摄影装置。近年来，随着 DR 技术应用的逐渐普及，CR 将逐渐淡出历史舞台。

1986 年，在布鲁塞尔召开的第 15 届国际放射学会年会上首次提出了 DR 技术。最初的 DR 技术采用的是影像增强器-摄像管/CCD-电视成像链方式，其空间分辨力和密度分辨力较低。20 世纪 90 年代后期，薄膜晶体管（thin film transistor，TFT）阵列技术、固态一体化平板探测器（FPD）的出现，DR 的成像质量得到了进一步的提高，检查环节更加优化。

目前，DR、DSA 和 CT 作为主要的 X 射线成像方式已经广泛应用于临床诊疗。

二、磁共振成像技术发展历史

磁共振成像是继 CT 之后出现的一种新的医学成像技术，它是在磁共振现象的基础上，借助电子计算机技术和图像重建技术而发展起来的。

20 世纪 30 年代，物理学家 Isidor Isaac Rabi 发现原子核的自旋方向在施加无线电波后会发生翻转，为磁共振的研究奠定了原子物理基础。

1946 年，美国哈佛大学的 Edward Mills Purcell 和斯坦福大学的 Felix Block 领导的两个研究小组发现了物质的核磁属性，这是对磁共振现象最初的认识。这种物理现象主要应用在化学分析上，并形成了核磁共振波谱学，因而他们获得了 1952 年的诺贝尔物理学奖。

1962 年，世界上第一台超导磁体的磁共振波谱测定仪在瓦里安公司诞生。

1967 年，人类第一次从活体动物身上测得磁共振信号，随后医学家们发现水分子中的氢原子可以产生磁共振现象。

1971 年，美国纽约州立大学医学博士 Raymond Damadian 利用磁共振波谱仪发现实验鼠体内肿瘤组织和正常组织氢原子核（^1H）的弛豫时间 T_1 存在明显差异，从而提出了磁共振现象应用于医学领域的可能性。

1973 年，美国科学家 Paul C Lauterbur 和英国科学家 Peter Mansfield 应用线性梯度场来获取磁共振空间分辨力的理论为磁共振成像奠定了坚实的理论基础。1974 年，Lauterbur 获得活鼠的磁共振图像。1976 年，Mansfield 获得世界上第一幅人体断层图像。2003 年，为了表彰他们在磁共振成像技术领域对人类医学的贡献，两位科学家共同获得诺贝尔生理学或医学奖。

1982 年年底，磁共振在临床开展应用。

1983 年，第一台超导磁共振问世。

1985 年，中国引进了第一台临床磁共振设备。

近年来，超高场磁共振系统发展十分迅速。全身 3T 磁共振系统已经广泛应用于临床；4T 磁共振系统已得到 FDA 无明显危险的许可；7T、9.4T、12T 磁共振系统在科研和临床中取得了丰硕的成果。

三、核医学成像技术发展历史

核医学成像是以核物理为基础，射线和粒子束与物质的相互作用是核医学成像的物理基础。核医学成像离不开核医学成像设备和放射线核素的制备。

1896 年，法国物理学家 Becquerel 在研究铀矿时，发现铀矿能使胶片感光。

1898 年，波兰化学家 Curie 夫妇发现了镭。

1931 年，回旋加速器问世。

1946 年，核反应堆投产，使放射性核素的供给得到了保证。

1951 年，美国加利福尼亚大学的 Benedict Cassen 发明了第一台闪烁扫描机，通过逐点打印获得器官的放射性分布图像，揭开了核医学平面静态显像诊断的序幕。

1957 年，Hal Anger 发明了 γ 照相机，实现了一次性成像和动态成像。

1965 年，钼-锝放射性核素发生器问世，可以大量生产适合核医学成像的 ^{99}Tc^m。

1966 年，商品形式供应的放射性核素显像药盒的成功开发，大大促进了放射性药物的发展和临床应用。

1979 年，Kuhl 和 Edwards 研制出了第一台单光子发射计算机断层成像（single photon emission computed tomography，SPECT）仪器，克服了平面显像器官、组织重叠造成小病灶掩盖，以及深部病灶的分辨力低和定位准确性差的不足，使核医学成像由静态进入动态、由平面进入断层阶段。随后出现的正电子发射断层成像（positron emission tomography，PET）仪器，其分辨力较高，图像质量更好，促进了分子影像学（molecular imaging）的发展。

20 世纪 80 年代，正电子衰变的放射性核素氟[^{18}F]、碳[^{11}C]、氮[^{13}N]、氧[^{15}O]等标记放射性药物开始用于 PET 显像，可进行心肌、脑灌注显像、肿瘤代谢显像。

近年来，以 SPECT 和 PET 为基础，配准 CT、MR 成像系统，实现了衰减校正（attenuation correction，AC）和图像融合（image fusion），可将机体待测部位的功能代谢信息和解剖结构信息有效整合，进一步提高了诊断的灵敏度和准确性。目前 SPECT/CT、PET/CT 和 PET/MR 已应用于临床。此外，单克隆抗体、癌基因反义寡核苷酸、受体放射性核素显像和治疗的相继开发研究，进入了分子核医学（molecular nuclear medicine）新的发展时期。

四、超声成像技术发展历史

1880 年，法国物理学家 Pierre Curie 和他的兄弟一起研究晶体的特性时，发现了压电效应。1882 年，他们又证实了 Lippmann 关于逆效应的预言，即电场引起压电晶体产生微小的收缩。压电效应的发现成为超声探头的基础，为超声医学的建立提供了理论基础。

1914 年，法国物理学家 Langevin 利用电容发射器和一只放在凹镜面焦点的磁粒微音器在水下进行实验，成功接收到了海底回波及 200m 以外一块甲板的回波，在 1915 年首次研制出了石英晶体超声波发生器，在 1917 年设计出了第一台回声定位仪，并于 1921 年发明了声呐设备。超声成像的工作原理源自声呐，压电效应和声呐技术为医学超声成像奠定了基础。

1942 年，奥地利 Dussik 和 Fircstone 首先把工业超声波探伤原理用于医学诊断，使用 A 型超声波成功获得了头部（包括脑室）的超声图像。

1950 年，开始研究二维 B 型超声成像技术。

1954 年，Donald 将超声成像应用于妇产科检查，随后用于腹部器官的检查。同年，瑞典 Edler 与 Hertz 应用 M 型超声显示运动的心壁，称为超声心动图。

1965 年，Lallagen 首先使用多普勒法检测胎心及某些血管疾病。

1973 年，实时 B 型超声成像仪问世，它是最早用于检查诊断心脏疾病的切面实时超声成像仪。脉冲多普勒与二维超声波结合形成双功能超声成像系统，能选择性获得血流频谱。

1992 年，爱丁堡大学两位学者 Sutherland 和 McDicken 率先提出多普勒组织成像技术，随后此技术被广泛应用于临床分析心肌活动的功能，为心脏疾病的诊断与治疗提供了一种安全简便、无创的检测手段。

近年来，超声成像技术发展迅速，很多新技术，如三维超声成像、四维超声成像、造影成像、谐波成像、血管内超声成像等都在临床上得到了应用。

五、医学红外线成像技术简介

1933 年，哥本哈根大学国家医院的 Eric Haxthausen 首先把红外线摄影技术用于皮肤病学的研究。此后，很多国家也先后开始了医学红外线成像的应用研究。

人体是一个自然的生物红外辐射源，能够不断向周围发射和吸收红外辐射。正常人体的温度分布具有一定的稳定性和特征性，机体各部位温度不同，形成了不同的热场。当人体某处发生疾病或功能改变时，该处血流量会相应发生变化，导致人体局部温度改变，表现为温度偏高或偏低。根据这一原理，通过热成像系统采集人体红外辐射，并转换为数字信号，形成伪彩热图，通过专用软件分析，判断出病变的部位和性质，为临床诊断提供依据。

医学红外线成像技术主要有三个方面：皮肤和皮下组织对红外线反射、散射和透射特性；穿透机体红外光源的光谱分析；记录红外线的胶片和感光板的光谱响应。

红外线成像在医学上主要用于人体浅表疾病的探查，其主要技术可分为被动红外线成像方式和主动红外线成像方式。红外线医学成像的优点有：对人体无电离辐射损伤；不会引起人体状态的改变；操作简便。

第四节　医学影像物理学新进展

医学影像学科创立以来，各种成像技术都致力于解决以下两个问题：一是选择什么样的信号源可以探测人体的内部结构和功能；二是如何对探测到的信号进行采集和处理以满足临床诊断的需要。新的成像技术都离不开物理学基础，伴随着物理学理论的发展与完善及科学技术的进步，新的成像设备和成像技术也不断涌现。

一、X 射线成像新进展

X 射线成像目前已经实现了数字化，应用比较广泛的有 DR、DSA、CT 等，此外还有数字胃肠 X 射线机、乳腺 DR、数字口腔全景 X 射线机、口腔 CT 等。

（一）X 射线设备新进展

1. 数字 X 射线设备新进展　目前，DR 具有一键自动切换、X 射线管及胸片架自动跟踪、电离室自动曝光控制等功能。乳腺 DR 可进行三维立体定位活检及乳腺三维断层摄影。数字胃肠 X 射线机的栅控透视、智能曝光等功能使辐射剂量进一步降低。移动 DR 的智能滤线栅技术也可大幅降低辐射剂量。

2. DSA 设备新进展　双 C 臂 DSA 已投入临床使用，两个同心的、多方向的 C 臂采用电机驱动和计算机控制，能快速调整和设置复合角度，并设有机械安全开关，避免碰撞。C 臂位置程序化，自动定位、自动复位及自动记忆投射角度，一键操作即可完成双向投射角度设置，实现快速定位。

3. CT 设备新进展　CT 设备的发展集中表现在四个方面：提高图像质量、缩短扫描时间、完善特殊扫描功能和降低辐射剂量。目前，MSCT 已经普及，z 轴方向上探测器最多已达 320 排，宽度 16cm，X 射线管旋转一周即可完成单器官（如心脏、颅脑）成像；双源 CT 是在扫描机架内安装两套 X 射线管和探测器，曝光时两只 X 射线管可同时发出 X 射线，扫描速度更快，可进行双能量成像（dual energy imaging）；能谱 CT 可进行物质成分的定性识别和定量分析。

（二）X 射线成像技术新进展

1. 数字 X 射线成像技术新进展　近年来，数字 X 射线成像技术在软硬件方面都有所发展。数字化体层摄影（digital tomosynthesis，DTS）是在移动的位置上，X 射线管多角度连续入射，X 射线管与探测器做平行于受检者的同步反向运动，快速采集一系列图像，使用像素偏移–叠加或滤波反投影完成图像重建，DTS 常用于骨骼、肺部的检查。双能量减影技术是利用骨骼与软组织对 X 射线光子能量的衰减不同，以及不同原子序数物质的光电效应和康普顿效应的差别，反映不同能量 X 射线的衰减强度变化，经过对衰减后的 X 射线信号进行分离采集处理，选择性消除骨或软组织成分，得到单纯的骨或软组织图像。双能量减影技术可以提高钙化灶、肺结节、少量气胸、泌尿系结石等的检出率。

2. DSA 成像技术新进展　DSA 的步进式血管造影、旋转式血管造影、类 CT 扫描等功能应用于临床，可获得多角度、非重叠的血管影像，并由此组成三维立体图像。DSA 图像后处理功能可提供多视图观察，如血管仿真内窥镜视图、三维旋转视图、类 CT 视图，CT、MR、DSA 图像融合视图等。根据已存储图像选择机架位置，为治疗提供最佳视图，利用采集序列的最佳图像作为透视插管路途图基像。

3. CT 成像技术新进展　CT 能量成像和 CT 低剂量成像是近年来 CT 研究的热点问题。CT 能量成像主要包括双能量成像和能谱成像（spectral imaging）。双能量成像在临床上常用的功能有单能图谱、能谱曲线、双能指数、物质鉴别算法和物质分离算法等。能谱成像在临床上的应用有物质分离、单能量成像、能谱曲线和有效原子序数等。CT 低剂量成像技术主要在扫描环节和图像重建环节中实现，在扫描环节，可以通过调节管电压、管电流、曝光时间、扫描层厚、螺距、X 射线束宽度等完成；在图像重建环节，主要采用迭代重建技术，迭代重建算法比传统的滤波反投影算法可以更好地提高图像的信噪比和消除图像伪影。

二、磁共振成像新进展

磁共振设备问世以后，因其出色的软组织分辨力在医学诊断中得到了广泛应用，也成为最具有发展前景的影像学分支之一。近年来，磁共振成像在软硬件方面都得到了长足的发展。

（一）磁共振设备新进展

高场强系统、低场强永磁开放式系统的应用，多源射频系统、多通道相控阵线圈及并行采集技术的发展，梯度场强和梯度切换率的显著提高，使磁共振扫描时间缩短，成像速度、时间分辨力和空间分辨力大幅提高，在腹部、盆腔、神经、心脏及乳腺病变等检查领域有了突破性进展。

（二）磁共振成像技术新进展

1. 静音技术　随着技术的进步，磁共振静音技术也得到了飞速的发展。目前，静音技术能够进一步降低噪声而无损成像效率和质量，从根源上解决噪音问题，并有望在全序列、全身各系统得到应用，不受限于线圈和检查部位，不增加扫描时间且确保图像质量。

2. 自由呼吸检查　超高时间和空间分辨力的脉冲序列，能够实现一次屏气多动脉期快速成像，精确显示病变动态变化，结合脂肪抑制技术，可以用于鉴别诊断富血供病灶的良恶性。

3. 新的扫描序列　随着物理、医学及计算机等相关学科的发展，出现了很多新的磁共振扫描序列，如磁共振心脏成像技术、静音序列及弥散峰度成像（DKI）和磁共振动脉自旋标记（ASL）等。

4. 磁共振分子成像　是磁共振成像技术和分子生物学相结合的新技术，即应用磁共振分子成像技术对人体内部生理或病理过程在分子水平上进行无损伤、远距离和实时成像。主要包括以非水分子为成像对象的分子影像技术（即化学位移成像）和以水分子为成像对象的分子影像技术。

5. 磁共振定量分析　使磁共振成像从形态学的定性诊断向功能学及定量诊断发展，目前常用的主要包括表观弥散系数（apparent diffusion coefficient，ADC）、T_2/T_2^* mapping 技术及灌注成像的参数定量测量技术等。

6. 全身弥散加权成像　又称 WB-DWI，由日本学者 Takahara 等于 2004 年首次提出，其结合了磁共振 DWI、EPI 和 STIR 三种技术，能够在平静呼吸状态下完成人体从颅脑到膝部的扫描，是一种全新的磁共振功能成像技术。

三、核医学成像新进展

SPECT、PET 和 CT、MR 的图像融合技术提高了医学诊断的准确性。目前，SPECT/CT、PET/CT 和 PET/MR 已应用于临床。

（一）核医学成像设备新进展

SPECT 和 PET 存在共同的缺点，即图像的空间分辨力较低，对病灶解剖结构和空间位置关系显示欠佳。SPECT 和 PET 研究和发展方向包括：进一步改进系统灵敏度和空间分辨力，提高图像重建速度和精度，增强与 CT、MR 的融合能力，采用呼吸门控和心电门控的技术获得运动时相的图像，进一步拓展临床应用功能，发挥功能代谢成像的优势。

（二）核医学成像技术新进展

1. 肿瘤诊断　PET/CT 可用于肿瘤的定性与定位诊断、良恶性鉴别诊断、临床分期、疗效评价等；PET/MR 可用于肿瘤的早期诊断、良恶性的鉴别和全身转移灶的探查，肿瘤的分期和再分期，肿瘤术后复发和疤痕的鉴别，放疗后复发和照射性坏死的鉴别，肿瘤治疗放疗、化疗等疗效监测等。

2. 心血管疾病诊断　PET/CT 可实现心脏结构、功能、代谢的同步显示和评估；PET/MR 可进行冠心病及心肌梗死诊断、心肌活力评估和冠心病介入治疗疗效监测等。

3. 神经系统疾病诊断　PET/CT 可进行局部脑血流测定、局部脑氧代谢率测定、局部脑血流容积测定等；PET/MR 可用于脑部肿瘤良恶性鉴别、恶性胶质瘤边界的确定、肿瘤治疗后放射性坏死与复发的鉴别、肿瘤活检部位的选择等。

四、超声成像新进展

自美国先进技术实验室推出首台数字化超声成像系统以来，数字化技术即成为超声成像系统的主要发展方向。近年来，相继出现了彩色多普勒组织成像（color Doppler tissue image，CDTI）、彩色多普勒能量图（color Doppler energy image，CDEI）、造影谐波成像（contrast harmonic imaging，CHI）、组织谐波成像（tissue harmonic imaging，THI）和超声弹性成像（ultrasonic elastography，UE）等新技术。

三维超声成像技术用于心脏、肾脏、前列腺、眼部、腹部、动脉硬化和胎儿的疾病诊断，直观显示图像、精确测量结构参数、准确定位病变组织，三维超声成像的空间分辨力和时间分辨力都得到了提高。

超声谐波成像技术是近年来非线性领域的一项突破，它利用声波与组织非线性作用的原理，采用低频的基波发射，接收二倍于基波频率的二次谐波放大成像，提高了图像信噪比，该技术拓展了疾病的诊断范围和诊断水平，如心内膜显示能力明显增强。在二维及彩色多普勒超声检查中应用谐波成像极大地提高了图像信噪比，更清晰地显示被检器官的图像和血流状态。谐波成像技术分为造影谐波成像和组织谐波成像。谐波成像技术应用于非超声造影时称为自然组织谐波成像（nature tissue harmonic imaging，NTHI）。

超声弹性成像利用组织内弹性系数分布不均的特性，组织内的应变分布会有所差异，弹性系数大的区域引起的应变系数小，在弹性力学、生物力学等物理规律作用下，组织将产生一个响应，如位移、应变、速度的分布产生一定改变，收集压缩前后的射频信号后，对信号进行分析，再应用彩色编码成像，可对良、恶性肿瘤进行鉴别。

五、分子影像学新进展

影像医学主要有三个方向：①经典医学影像学，以 X 射线、CT、MRI、超声成像等为主，显示人体解剖结构和生理功能；②介入诊断与治疗学，以介入放射学为主体；③分子影像学，以 MRI、

PET、光学成像及小动物成像等为主,可用于分子水平成像。三者紧密联系、相互协作。分子影像学可以使影像医学从对传统的解剖、生理功能的研究,深入到分子水平成像,探索疾病的分子水平的变化。

分子影像学是分子生物学技术和现代医学影像学相结合而产生的一门新兴的边缘学科。分子影像学通过发展新的工具、试剂及方法,探查疾病过程中细胞和分子水平的异常,在尚无解剖改变的疾病前检出异常,为探索疾病的发生、发展和转归,评价药物的疗效,为分子水平疾病的诊疗开启了一片崭新的天地。

分子影像学可以在表现型改变显示之前提供早期疾病检测,更有利于疾病的诊断和治疗。在分子水平上,可评估被治疗靶目标的效果,就癌症而言,当前诊断技术只能了解肿瘤体积大小和解剖定位,分子影像新技术可获得许多新的检测参数,如肿瘤生长动力学评估、恶变前的分子异常检测、血管发生生长因子、肿瘤细胞标记物、基因改变等。活体分子成像可允许无损生物体微环境的状况下进行发病机制的研究,可帮助破译复杂的分子运动轨迹。此外,分子影像有可能通过活体实时分子靶目标评估来促进药物的发展。

分子影像可以提高临床诊治疾病的水平,许多疾病始于基因和基因表达异常,继而代谢失常、功能障碍,最后才表现出组织形态变化和症状体征。在分子水平发现异常,才能真正达到早期诊断并针对性治疗,如基因治疗。另外,分子影像可提示肿瘤的恶性程度和预后,还可通过观察代谢变化,在肿瘤化疗开始数天内,明确化疗是否有效,以便及时调整用药。

近年来,分子生物学发展迅速,特别是人类基因组计划的完成,对人体和生命科学产生着巨大的影响。分子影像学代表了今后医学影像技术发展的方向,有着巨大的发展潜力,必将对未来医学模式产生革命性的影响。

(孙存杰 王世威)

第二章　X射线物理及成像

学习要求：
记忆：X射线与物质的相互作用、在物质中的衰减及辐射场的空间分布。
理解：X射线成像的物理学基础及辐射防护基础。
运用：常见X射线成像技术的应用。

德国物理学家伦琴在一百二十多年前发现了X射线，便拉开了X射线应用于医学领域的序幕，并成为临床医学诊断中不可或缺的工具，X射线的发现及其在医学上的应用是科学史上的一个里程碑，它加快了医学发展的进程，为人类的疾病防治做出了巨大的贡献。X射线的早期应用仅限于进行骨骼的透视和摄片，目前广泛使用的主要有数字X射线成像、CT、DSA等成像技术。本章将介绍X射线的产生、X射线辐射场的空间分布、X射线与物质的相互作用、X射线在物质中的衰减、辐射防护的物理学基础、X射线成像等内容。

第一节　X射线的产生

一、X射线的发现

1895年11月8日，伦琴在德国维尔茨堡大学实验室用克鲁克斯（Crooks）管研究阴极射线管中气体高真空下放电现象时，发现用黑纸包着的照相底片感光了，起初他以为是阴极射线（即电子射线）导致的，为避免再次感光，他用黑纸包裹住克鲁克斯管，但现象依旧。此外，他还发现克鲁克斯管附近一块涂有氰亚铂酸钡的纸屏风上发出了荧光，更为惊奇的是，当伦琴用手去拿那块纸屏风时，竟在纸屏风上看到了自己手的骨骼轮廓，于是伦琴认定克鲁克斯管中发出的是一种新射线，能使照相底片感光并可激发荧光。进一步的实验发现这种射线可以穿透书本、衣服及木板等物质，说明这种射线具有穿透性。1895年12月12日，伦琴应用这种射线得到了世界上第一张X射线照片——伦琴夫人手指骨的影像。由于当时不甚了解其性质，故用了数学上的未知数"X"表示，称为"X射线"（X-ray）。1895年12月28日，伦琴向德国医学会递交了第一篇关于X射线的论文《论新的射线》，并公布了他夫人手指骨X射线照片。1896年1月4日，伦琴的论文和这张X射线照片在柏林大学的"柏林物理学会50周年纪念会"上第一次展出，立即引起了人们极大的兴趣。

发现X射线的第4天，美国医生用X射线发现了伤员脚上的子弹。不久，一家医院用X射线顺利取出了患者手中的铁针。发现X射线仅三个月后，维也纳的医院就利用X射线进行骨科拍片。1896年，提出了利用X射线进行治疗的设想。

X射线的发现为自然科学尤其是医学开辟了一条崭新的道路，为此，伦琴获得了1901年度的首届诺贝尔物理学奖。在1905年的第一届国际放射学会议上，正式把X射线命名为"伦琴射线"。X射线的发现与1896年H. Becquerel发现的放射性、1897年Thompson发现的电子并称为19世纪末20世纪初物理学的三大发现。

目前，X射线已经广泛应用于医学诊断和治疗、工业探伤、民用安全检查、物质结构分析等领域。

二、X射线管

X射线机是产生X射线的装置，基本结构由主机和外围设备等组成。主机主要由X射线管（X-ray tube）、控制装置和高压发生装置等组成，其中X射线管是产生X射线的核心部件。

（一）X 射线管的发展

X 射线管也称为球管或管球，其作用是产生 X 射线，医用 X 射线管伴随着 X 射线装置的发展而不断更新，主要有气体电离式 X 射线管、固定阳极 X 射线管（stationary anode X-ray tube）、旋转阳极 X 射线管（rotating anode X-ray tube）和各种特殊 X 射线管等，目前广泛应用的是旋转阳极 X 射线管。

伦琴发现 X 射线时用的是含两个电极[阳极（anode）和阴极（cathode）]和少量气体的密封玻璃管，称为克鲁克斯管。克鲁克斯管接通高压后，管内气体电离，在正离子轰击下，电子从阴极逸出，经加速后撞击靶面产生 X 射线，这种 X 射线管管电流（tube ampere）和管电压（tube voltage）不能分别调节、功率小、寿命短、X 射线质量不稳定。

1913 年，Coolidge 发明了高真空热阴极固定阳极 X 射线管，这种 X 射线管管内真空度高，电子由热阴极发射，并由加在阳极和阴极两端的高管电压加速撞击阳极靶面产生 X 射线，改变阴极工作温度就能调节管电流的大小，管电流和管电压可以分别调节。1923 年，双焦点固定阳极 X 射线管研制成功，使一只 X 射线管同时具有两种不同的焦点尺寸和功率特性。由于固定阳极 X 射线管的阳极靶是固定不动的，高速电子流轰击阳极靶的固定位置，因此，功率小、焦点大是固定阳极 X 射线管的主要缺点。目前，固定阳极 X 射线管仅用在低功率移动式 X 射线机或牙科 X 射线机中。

1897 年，Thompson 提出了旋转阳极理论，Bouwers 于 1927 年成功研制出旋转阳极 X 射线管，由于旋转阳极 X 射线管有功率大、焦点小的优点，问世以后得到了迅速发展。1934 年，推出了具有双角度阳极靶面倾角的旋转阳极 X 射线管,20 世纪 60 年代，旋转阳极转速达到了 9000 转·$\min^{-1}$，20 世纪 70 年代出现了金属外壳旋转阳极 X 射线管。近年来，随着 CT 技术的日新月异，CT 用 X 射线管也得到了迅猛发展。目前旋转阳极 X 射线管广泛应用于各种 X 射线装置中。

（二）X 射线的产生条件

在高真空管内高速行进成束的电子流撞击阳极靶（钨、钼等）时与其原子核或内层轨道电子相互作用而产生 X 射线，即高速电子流和靶物质相互作用的结果产生 X 射线。

产生 X 射线需具备以下三个条件：①电子源，阴极灯丝提供足够数量的电子；②高速电子流，在高真空管的阳极和阴极端施加高电压，使电子获得足够的动能；③靶物质，特定材料制成的、能经受高速电子流撞击的阳极靶面。如用原子序数较高的钨作为靶物质，由于其原子内层电子结合能大，当高速电子流撞击时，便可产生波长短、能量大的 X 射线，钨是最常用的靶物质；如用原子序数较低的钼作为靶物质，由于其原子内层电子结合能小，当高速电子流撞击时，便产生波长较长、能量较小的 X 射线，又称软 X 射线，主要用于乳腺摄影。

（三）X 射线管的结构

1. 固定阳极 X 射线管　主要由阳极、阴极和玻璃管壳三部分组成，其结构特点是阳极固定不动，如图 2-1 所示。

（1）阳极：由阳极靶面、铜体、阳极罩、阳极柄等组成。阳极的主要作用是阻挡高速运动的电子流而产生 X 射线，并将产生的热量传导出去，其次是吸收二次电子和散射线。

靶面和铜体组成阳极头，靶面由高熔点、发射率高的钨（熔点为 3370℃，原子序数为 74）制成，厚度一般为 1.5~3.0mm，为正方形或长

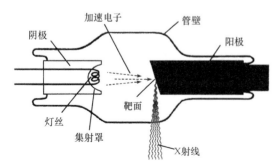

图 2-1　固定阳极 X 射线管结构示意图

（图中标注：加速电子、阴极、管壁、阳极、靶面、灯丝、集射罩、X 射线）

方形，用真空焊接的方式焊接到导热率较高的无氧实芯铜体上。靶面的作用是接受高速电子流的撞击而产生 X 射线，高速电子流的全部动能中只有 0.4%~1.3%（钨靶、40~150kV 时）转变为 X 射线，其余变为了热能，因此，阳极的材料需要选用熔点高、转换效率高的金属钨，但钨的导热性能差，需将钨靶焊接在铜体上以便增加散热能力。高速电子流撞击阳极靶面时，会有少量的电子从靶面反射和释放出来，这部分电子称为二次电子，其能量较大，撞击到玻璃管壳内壁上会使管壳温度升高而释放出气体，降低管内真空度或使管壳击穿；此外，二次电子经玻璃管壳反射并经阳极吸收再次撞击靶面时，因未经过聚焦，会产生对 X 射线成像不利的非焦点散乱 X 射线，降低了 X 射线影像的清晰度。

阳极罩固定在阳极头上，由无氧铜制成，其纵轴方向上有个圆形开口对着阴极灯丝，在 X 射线出口处也有一个圆形开口以便 X 射线射出。阳极罩的主要作用是吸收二次电子和散射线，阳极罩可以吸收约 57% 的二次电子。

阳极柄与阳极头的铜体相连，由紫铜制成，其管外部分浸在管套内的绝缘油中，通过热传导，将阳极靶面的热量传导出去，阳极柄的另一个作用是传送高电压至阳极端。

玻璃圈是阳极和玻璃管壳的过渡连接部分，由铁镍钴合金制成的膨胀圈与玻璃喇叭两部分封接而成。

（2）阴极：由灯丝（filament）、集射罩（阴极罩、聚焦罩）、阴极套、玻璃芯柱等组成，其主要作用是发射热电子和聚焦，使撞击阳极靶面的电子束具有一定的形状和大小，形成 X 射线管的焦点。

灯丝由钨制成，绕成螺旋管状，作用是发射电子。钨在高温下有较高的发射电子能力、熔点高、高温下不易蒸发、延伸性好、不易变形等特点，是制成灯丝的最佳选择。诊断用 X 射线管的灯丝一般有两组，称为双焦点（大、小焦点各一个），大焦点可发射较多电子，形成大的管电流，可用于曝光条件较大的摄影部位，但图像的清晰度较低；小焦点发射电子较少，管电流小，一般用于图像清晰度要求较高的摄影部位（如观察骨小梁）。双焦点 X 射线管的阴极有三根引出线，一根为大、小焦点灯丝的公共引线，另外两根分别为大、小焦点灯丝的引线。灯丝两端的电压一般为交流电 5~10V（50Hz）。灯丝通电后，温度逐渐上升，达到一定温度（约 2100K）后开始发射电子。灯丝发射电子与灯丝温度有关，在一定范围内，灯丝电压越高，灯丝加热电流越大，灯丝温度越高，发射的电子数量越多。因此，调节灯丝加热电压即可改变灯丝发射的电子数量，即可调节管电流的大小。需注意，灯丝温度与灯丝发射的电子数量是非线性关系。灯丝加热电压越大，灯丝温度越高，钨的热升华越快，灯丝的寿命越短，当灯丝加热电压超过额定值的 5% 时，灯丝寿命将缩短一半。在实际工作中，为了延长 X 射线管灯丝的寿命，要避免灯丝加热电压超过额定值。

集射罩为圆弧直槽或阶梯直槽，灯丝位于其中，由镍或铁镍合金制成。集射罩可使灯丝发射的电子聚焦到阳极靶面上，集射罩还可以吸收大部分二次电子达到保护灯丝和玻璃管壳的作用。

玻璃管壳多用耐高温、绝缘度高、膨胀系数小的钼玻璃制成，用来支撑阳极和阴极并保持管内高真空度（1.33×10^{-5}Pa）。管壳内如有气体存在就会引起灯丝氧化缩短灯丝寿命，也会影响 X 射线的质量，因此，管内保持高真空度非常重要。

固定阳极 X 射线管因其功率小、焦点较大等缺点，已不能满足现代影像学的需要，仅用于部分小型 X 射线机中。

2. 旋转阳极 X 射线管 因产生 X 射线时阳极是旋转的而得名，它与固定阳极的主要不同在于阳极部分由圆环靶面、转子、定子、转轴、轴承等组成，此外，其阴极灯丝设计为偏离 X 射线管纵轴中心对准阳极环形靶面，如图 2-2 所示。

旋转阳极 X 射线管的最大优点是瞬时负载功

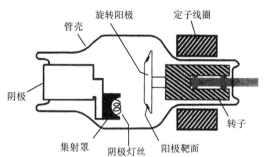

图 2-2 旋转阳极 X 射线管结构示意图

率大、焦点小。目前，旋转阳极 X 射线管的功率多为 20~150kW，有效焦点多为 1mm×1mm、2mm×2mm 等，微焦点可达 0.3mm×0.3mm，大大地提高了影像的清晰度。

（1）旋转阳极盘及靶面：早期的旋转阳极盘由纯钨制成，用短的钼杆支撑盘的中心，钼杆的另一端装在感应电机的转子上。后来改用复合阳极盘，它由多种物质组成，由产生 X 射线的合金层靶面（铼和钨）和吸收并储存合金层产生热的基底层（钼和石墨）组成，铼钨合金靶面颗粒细、抗热膨胀性高、再结晶温度高（钨在 1100℃以上会发生再结晶）、靶面不易龟裂，有的盘面还有几条径向的细膨胀线以消除机械应力。在相同曝光条件下，曝光两万次后，比较铼钨合金和纯钨靶的 X 射线输出剂量，它们分别下降 13%和 45%。此外，钼/石墨盘基与纯钨相比，具有密度小、热容量大、散热率高的优点，使 X 射线管连续负荷能力大大提高。阳极靶面为直径 70~150mm 的单凸状圆盘，其中心固定在钼杆转轴上，转轴的另一端与转子相连。靶面具有 6°~21°的倾斜角，高速电子流撞击的是倾斜的环形靶区域。

（2）转子：转子由无氧铜制成，通过钼杆与阳极盘连接，转子转动时靶盘随之转动。为了增加转子的热辐射能力，一般将其表面做黑化处理，使从阳极靶传导过来的热量大部分从转子表面辐射出去。

（3）转轴和轴承：转轴由无氧铜制成，用耐热（约 400℃）的合金钢制成，装在由无氧铜或纯铁制成的轴承套内，两端各装一只轴承，通过这两只轴承支撑转子转动，这种用轴承在一端支撑转子的形式称为单端支撑旋转阳极 X 射线管。

（4）管壳：管壳一般用质硬、耐热、耐高压、能承受机械压力的玻璃制成。X 射线射出的出口处玻璃较薄，是为了减少 X 射线的衰减。

3. 软 X 射线管　一般采用钼作为靶物质，金属铍作为 X 射线窗口材料，阳极和阴极之间的距离较短，主要用于乳腺摄影。钼的原子序数为 42，熔点为 2622℃，用钼作为靶物质，不仅可以发出连续 X 射线还会产生特征 X 射线，但 X 射线发生的效率较低，仅为钨靶的 57%。近年来，推出了双靶面（双角度）软 X 射线管，采用钼-铑（原子序数为 45，熔点为 1966℃）合金或钨制成靶面，也有采用钼-钒合金或钼-钨合金靶，同时配有铝、钼、铑过滤板。

（四）X 射线管的焦点

高速电子流撞击在阳极靶上的区域称为 X 射线管的焦点（focus），固定阳极 X 射线管撞击的是一个固定的区域，旋转阳极 X 射线管撞击的是阳极靶的环形区域，但瞬间为一个面区域，这里所说的焦点称为实际焦点，实际焦点在 X 射线投射方向上的投影被称为有效焦点。X 射线管的焦点大小决定了 X 射线管的容量，同时直接影响着 X 射线成像质量。

1. 实际焦点　是靶面瞬时承受高速电子流撞击的面积，呈长方形，也称为线焦点。实际焦点的宽度主要取决于集射罩的形状、宽度和深度。实际焦点越大，它能承受的热量越大，X 射线管的容量越大，可以进行连续、大功率曝光。

实际焦点面上的电子密度分布是不同的。灯丝发射的大量电子，在没有高电压作用时，灯丝周围的电子形成电子云，这些电子云被称为空间电荷（space charge），它会阻止灯丝进一步发射电子。阴极灯丝发射的电子主要分为三个区域：①灯丝前端发射的电子，它们在静电场作用下飞往阳极，这部分电子的运动基本不受到阻碍；②灯丝侧面发射的电子，这部分电子的运动在空间发生交叉后飞向阳极，它们的运动要受到一定的阻碍；③灯丝后端发射的电子，由于电子之间相互排斥和灯丝的阻挡作用，这部分电子滞留在灯丝后面的空间，形成"空间电荷"，空间电荷随着管电压的升高而逐渐飞向阳极。

在高电压的作用下，电子云中的电子飞向阳极靶，但由于电子之间相互排斥作用，使电子呈散射状态，较低管电压时更显著。灯丝位于集射罩内，灯丝附近形成一个对称的静电场，在该电场的作用下，灯丝前端发射的电子先发散后聚焦飞向阳极靶面形成主焦点，灯丝侧面的电子发散聚焦后撞击阳极靶面形成副焦点，如图 2-3 所示。随着副焦点在主焦点内的分布位置的不同，会改变 X

射线管焦点上的电子密度分布，使 X 射线强度分布形成双峰型、三峰型、四峰型等。当灯丝位于集射罩内的深度越深、集射罩的宽度越窄，集射罩的聚焦作用越大，主焦点的宽度越小、副焦点的宽度越大，越易形成双峰焦点分布，诊断用 X 射线管的焦点一般都为双峰分布。

2. 有效焦点　为实际焦点在 X 射线投射方向上的投影，如图 2-4 所示，它影响着图像的清晰度。因有效焦点在不同 X 射线投射方向上的大小、形状不同，故常用有效焦点的标称值来描述。标称焦点是实际焦点在垂直于 X 射线管长轴方向上的投影。标称焦点就是日常工作中所说的 X 射线管的焦点。标称焦点为无量纲单位，但目前仍沿用习惯说法，如 1.0mm×1.0mm。

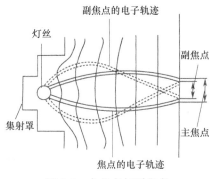

图 2-3　主焦点与副焦点

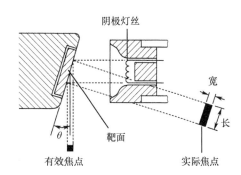

图 2-4　实际焦点与有效焦点

有效焦点与实际焦点的宽度一致，而有效焦点的长度等于实际焦点的长度×sinθ，θ 为阳极靶面与 X 射线投射方向的夹角，因此，有效焦点的长度与阳极靶面的倾斜角 θ 有关，靶面倾斜角越大，有效焦点越大。旋转阳极 X 射线管的靶面具有 6°~21°的倾斜角，如一个靶面倾斜角为 20°的 X 射线管，实际焦点的长为 5.3mm、宽为 1.8mm，可以计算出有效焦点的长为 5.3mm×sin20°≈5.3mm×0.342≈1.8mm，其宽度不变，即有效焦点近似为 1.8mm×1.8mm 的正方形。

X 射线成像时，为减少几何模糊以便获得较清晰的图像，要求有效焦点越小越好。有效焦点面积的减小可通过减小阳极靶角来实现，但如果靶角太小，由于 X 射线辐射强度分布的原因，投射方向的 X 射线量将减小。此外，还可以通过减小实际焦点面积以达到减小有效焦点大小的目的，但实际焦点面积减小后，X 射线管的功率也随之下降。所以要综合考虑上述各种因素以达到合理的平衡。

3. 有效焦点与成像质量　X 射线管的焦点有一定的面积，并不是理想的一个点光源，所以产生的 X 射线图像有一定的半影，从而导致照片锐利度降低，如图 2-5 所示。半影越小，图像的锐利度越高，图像越清晰；反之，有效焦点面积越大，半影越大，图像越模糊，这种模糊称为几何模糊。

半影的大小也称为模糊度（P），F 表示有效焦点的大小，a 表示焦点-被照体距离，b 表示被照体-探测器距离，如图 2-6，则

$$P = F \cdot \frac{b}{a} \tag{2-1}$$

案例 2-1

患者，女性，60 岁。两天前不慎摔倒，右手触地，腕部肿胀、压痛明显，手和腕部活动受限。骨科查体后怀疑腕关节骨折，开出腕关节正侧位 X 射线片申请单，去放射科摄片。

思考： 影像科技师在设定曝光参数时，为了清晰显示骨小梁的结构，如何选择 X 射线管焦点的大小？

解答： 需要显示组织或器官的细微结构，应选择较小的焦点，因为使用小焦点产生的图像半影小、图像的锐利度高、细微结构显示效果好。

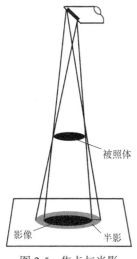

图 2-5　焦点与半影

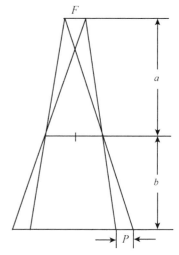

图 2-6　半影的大小示意图

三、X 射线的产生机制

X 射线是高速运动的电子与物质相互作用的结果，即高速电子流撞击靶物质产生 X 射线。X 射线产生的过程实际上是能量转换的过程，电子的动能变为热能、电离能和辐射能。这些电子轰击 X 射线管阳极靶原子时，将其动能传递了靶原子，电子在失去它的全部能量前要经过多次与靶原子的碰撞，其能量损失分为碰撞损失（collision loss）和辐射损失（radiation loss）。

（一）碰撞损失与辐射损失

1. 碰撞损失　高速电子与靶原子的外层电子作用而损失的能量称为碰撞损失，碰撞损失的能量最后全部转化为热能。高速电子与靶原子的外层电子作用时，可以使原子激发或电离而损失部分能量 ΔE_1。使原子激发所需的能量只需几个 eV，因此入射电子的能量损失 ΔE_1 是很小的。当入射电子的能量损失为 ΔE_2，并且大于外层电子的电离能时，则靶原子被电离，其外层电子脱离靶原子并且具有一定的动能，如果电离出的电子动能大于 100eV，则称此电离出的电子为 δ 电子。δ 电子是电离电子中能量较高的那一部分，它与入射电子一样可以使原子激发或电离，也可以与原子核和内层电子相互作用而逐渐损失能量。

2. 辐射损失　高速电子与靶原子的内层电子或原子核相互作用而损失的能量称为辐射损失。高速电子除与原子的外层电子碰撞而逐渐损失能量外，也可能激发靶原子的内层电子或与原子核相互作用，如 K、L、M 层电子，将内层电子激发为自由电子，并使内层电子具有 $E_{动}$ 的动能，高速电子损失的能量 $\Delta E_3=E_动+E_K$ 或 $\Delta E_3=E_动+E_L$（E_K、E_L 为电子处在 K 层、L 层时的结合能）等，这时电子能量转化为特征辐射（characteristic radiation）。高速电子还可能与靶物质的原子核相互作用，电子能量转化为轫致辐射（bremsstrahlung radiation），靶原子核发生相互作用而损失能量为 ΔE_4。

理论与实验指出，碰撞损失和辐射损失各按一定的概率分布。当电子处于较低能量时，能量损失主要是碰撞损失，靶原子外层电子的激发和电离占相当大的比例，当靶原子的原子序数较低时更是如此。当电子被加速到更高能量时，特别是与高原子序数的靶物质如钨、钼等相互作用时，碰撞损失的电子能量比例逐渐减小，辐射损失的电子能量比逐渐增加。综上所述，高速入射电子的动能（E），在与物质的作用过程中将变为热能（$E_热$）、电离能（$E_{电离}$）和辐射能（$E_辐$），即 $E=E_热+E_{电离}+E_辐$。这三种能量的所占比例，则随入射电子的能量和物质性质不同而异。

当管电压为 100kV 时，通过辐射损失而使高速电子损失的能量只有电子能量的约 0.9%，即仅有约 0.9% 的能量产生 X 射线，其余约 99.1% 的电子能量损失于电子同靶原子的碰撞而最后转变成可见光和热，其中热能占绝大部分。

（二）轫致辐射与特征辐射

高速电子流与靶物质相互作用时产生 X 射线的形式有两种：一种 X 射线的能谱是连续的，称为轫致辐射（连续 X 射线）；另一种能谱是线状的，称为特征辐射（特征 X 射线或标识 X 射线），X 射线管发出的 X 射线是由连续 X 射线和特征 X 射线两部分组成的混合射线。医用 X 射线主要是轫致辐射，特征辐射只占很少一部分，但在物质结构的光谱分析中经常使用特征辐射。

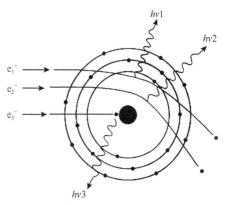

图 2-7　轫致辐射示意图

1. 轫致辐射　是高速电子与靶物质的原子核发生相互作用的结果，如图 2-7 所示。

经典的电磁学理论指出：当一个带电体在外电场中速度变化时，带电体将向外辐射电磁波。当高速电子作用于靶原子时，若高速电子能够完全避开轨道电子就有可能会非常接近原子核并受其影响。由于电子带负电，原子核带正电，它们之间就会有静电吸引。高速电子越接近原子核，它受到原子核的电场的影响就越大。因为原子核中包含了许多质子，质子与高速电子间的距离又很小，因此这个电场非常强。当高速电子经过原子核时，它会慢下来，并改变其原有的轨迹。按照上述理论，电子将向外辐射电磁波而损失能量 ΔE，电磁波的频率由 $\Delta E=h\nu$ 确定。电子的这种能量辐射称为轫致辐射，这种辐射所产生的能量为 $h\nu$ 的电磁波称为 X 射线光子。

由于每个高速电子与靶原子作用时的相对位置不同，所以各相互作用对应的辐射损失也不同，因而发出的 X 射线光子的能量也互不相同。当高速电子基本上没有受原子核影响时就会产生能量相对较低的 X 射线，此时电子仍有较大的动能，将继续与靶中的其他原子发生作用。当高速电子直接撞击原子核时，电子失去了它的全部动能，产生的 X 射线的能量等于入射电子的动能。能量介于这两者之间的轫致 X 射线出现的频率较高。大量的 X 射线光子组成了具有频率连续的 X 射线发射谱。

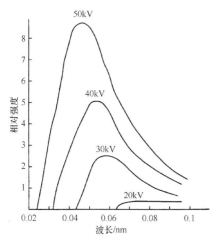

图 2-8　钨靶在较低管电压下连续 X 射线发射谱

当使用钨靶 X 射线管，管电流保持不变，将管电压从 20kV 逐步增加到 50kV 时，测量各波段的相对强度可绘制成连续 X 射线发射谱，如图 2-8 所示。连续谱的 X 射线强度是随波长的变化而连续变化的。每条曲线都有一个峰值。曲线在波长增加的方向上无限延展，但强度越来越弱。在波长减小的方向上，曲线都存在一个最短波长，称为短波极限（$\lambda_{\min}$）。

光子能量的最大极限（$h\nu_{\max}$）等于入射电子在 X 射线管加速电场中所获得的能量 eU，即

$$h\nu_{\max} = eU \tag{2-2}$$

式中 e 和 U 分别为电子的电量和管电压，U 的单位为 kV（千伏）。

最大光子能量对应的光子最短波长为

$$\lambda_{\min} = \frac{hc}{eU} = \frac{1.24}{U} (\mathrm{nm}) \tag{2-3}$$

式中 h、c 分别为普朗克常量和光速。显然，连续 X 射线的短波极限只与管电压有关。

高速电子流撞击阳极靶面的动能取决于管电压的大小，管电压越高，电子获得的动能就越大，由于单位时间内大量能量不等的电子同时撞击靶面，与靶原子相互作用中损失的能量各不相同，因而发出的 X 射线光子的能量也不相同。

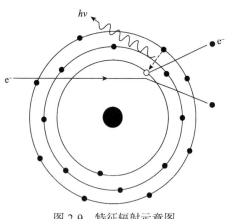

图 2-9　特征辐射示意图

2. 特征辐射　高速电子流撞击阳极靶面时，与靶原子的内层轨道电子相互作用，发生电子跃迁，产生标识靶原子特征的 X 射线的过程称为特征辐射（标识辐射），如图 2-9 所示。这个过程产生的 X 射线称为特征 X 射线（标识 X 射线）。

连续 X 射线产生的过程中，当高速电子的能量 eU 大于内层电子的结合能时，就有一定的概率产生特征 X 射线。高速电子将 K 层电子撞击出，使之离开原子成为自由电子，便会在 K 层产生一个临时的电子空穴。对于靶原子来说这是一个非常不稳定的状态。于是，外层的电子就会立即将这个 K 层空穴填充。轨道电子从外层向内层跃迁过程中要释放出多余的能量，这个能量以 X 射线辐射的形式表现出来。此时，X 射线的能量就等于这两个轨道电子的结合能之差。除 K 层外，当靶原子中的其他层电子被击出时，相似的特征 X 射线就会产生。电子由 L、M、N 等能级较高的壳层向 K 层跃迁，便产生能量不同的 K 系特征 X 射线。以此类推，会产生 L 系特征 X 射线。

如前所述，轨道电子从外层向内层的跃迁产生了特征 X 射线。由于不同原子的电子结合能不同，其产生的特征 X 射线的能量也各异。随着靶原子的原子序数的增加，特征 X 射线能量也会增加。只有当入射电子的动能大于靶原子的某一壳层电子的结合能时，才能产生特征 X 射线。而入射电子的动能完全由管电压决定，因此，管电压 U 必须满足下式的关系：

$$eU \geqslant W \tag{2-4}$$

式中 W 为结合能。$eU=W$ 时，$U=W/e$ 为最低激发电压。

靶原子确定时，各线系的最低激发电压按其相应的电子空穴所产生的壳层内电子结合能的大小顺序排列，即 $U_K>U_L>U_M>U_N$。壳层越接近原子核，最低激发电压越大。若实际管电压低于某激发电压，则此系的特征 X 射线将不会发生。例如，钨的 K 层电子结合能为 69.51keV，那么钨的 K 系激发电压就是 69.51kV，低于此激发电压将不会产生钨的 K 系特征 X 射线，但可以产生其他系的特征辐射。相反，在产生 K 系特征 X 射线的同时必定伴随其他系的激发和辐射，但由于 L、M、N 等各系的光子能量小、辐射强度弱，通常被 X 射线管的管壁所吸收而不能射出，所以在大多数元素的 X 射线谱中只有该元素的 K 系的特征 X 射线。对于常用的两种 X 射线管靶物质钨和钼，钨的 K 系激发电压为 69.51kV，L 系激发电压为 12.09kV；钼的 K 系激发电压为 20kV，L 系激发电压为 2.87kV。

K 系的特征 X 射线的强度（I_K）可用下式表示：

$$I_K = K_2 i (U - U_K)^n \tag{2-5}$$

式中 i 为管电流，U 为管电压，U_K 为 K 系激发电压，K_2 和 n 均为常数，n 等于 1.5~1.7。

由式（2-5）可知，K 系的特征 X 射线的强度与管电流成正比，管电压大于激发电压时才发生 K 系特征辐射，并随着管电压的升高 K 系强度迅速增大。

（三）X 射线产生的效率

X 射线产生的效率是指 X 射线管发出的 X 射线光子能量与电子撞击阳极靶面总能量的比值，用 η 表示。X 射线产生的过程实质上是能量转换的过程，X 射线管阴极电子所消耗的电能全部转变为高速电子的动能，高速电子流与靶物质的相互作用中发生能量转换，产生 X 射线的同时也产生大量的热能。X 射线产生的效率（η）的计算公式如下：

$$\eta=KZU \tag{2-6}$$

式中 K 为常数（1.1×10^{-9}~1.4×10^{-9}），Z 为靶物质的原子序数，U 为管电压。不同的管电压下 X 射线产生的效率是不同的，随着管电压的升高 X 射线产生的效率增高，见表 2-1。

表 2-1 钨靶在不同管电压产生 X 射线和热能的百分比

管电压/kV	X 射线能/%	热能/%	管电压/kV	X 射线能/%	热能/%
40	0.4	99.6	150	1.3	98.7
100	0.9	99.1	4000	36	64

从表中可以看出，医学诊断用 X 射线的产生效率只有 0.4%~1.3%（40~150kV 时），其余大部分变成了热能，这些热能使 X 射线管的阳极靶面温度升高，因此，X 射线管必须选用高熔点物质作为阳极靶物质，并具有良好的冷却装置。

四、X 射线的本质和特性

（一）X 射线的本质

1. X 射线的波动性 经典电磁学理论指出，加速（或减速）的带电粒子能辐射出电磁波。因此，高速电子流撞击阳极靶面受阻时会产生电磁波。伦琴发现 X 射线后，他没有发现 X 射线有反射、折射和衍射现象，直到 1905 年，英国物理学家 Barack 才发现 X 射线的偏振现象，初步证明了 X 射线的波动性，1912 年德国物理学家 Laue 发现 X 射线通过晶体时产生衍射，发表了《X 射线的干涉现象》一文，进一步证明了 X 射线的波动性和晶体内部结构的周期性。

X 射线的本质是电磁波，是电磁辐射谱中的一部分即电磁波的一种，它与可见光、红外线、紫外线、γ 射线等一样，都具有一定的波长和频率，并具有电磁波的一般属性。X 射线在传播过程中可以发生干涉、衍射、反射和折射等现象，并以一定的波长和频率在空间传播，可以用波长和频率等物理量来描述，这突出表现了它的波动性。X 射线是一种横波，在真空中的传播速度与光速相同。与可见光不同的是，X 射线能量很大，具有很高的频率和极短的波长（0.001~10nm），波长越短其穿透能力就越强，它的光子能量比可见光的光子能量大几万至几十万倍，医学诊断应用的 X 射线的波长在 0.001~0.1nm。

2. X 射线的粒子性 经 X 射线照射的荧光屏或增感屏上某些化学物质（如氰化铂钡、钨酸钙等）能发生荧光，X 射线能使气体或其他物质发生电离，X 射线照射某些金属物质能失去负电荷产生光电效应（photoelectric effect）等现象，用 X 射线的波动性显然不能做出完善的解释。1905 年爱因斯坦提出电磁辐射是不连续的，包含很多量子（quantum），即光量子（光子），爱因斯坦的理论后来被光电效应及玻尔的原子能级模型所证实。用爱因斯坦的光子论，把 X 射线看作是一个个的粒子（光子）组成的，光子具有一定能量，单个光子的能量：

$$E = h\nu = h\frac{c}{\lambda} \tag{2-7}$$

式中 ν 是光子的频率，h 是普朗克常量，c 是光速，λ 是波长。可以看出，对于不同波长的 X 射线其光子的能量是不同的。按照相对论中的 $E = mc^2$，物质具有一定的能量就有一定的质量，单个光子的质量：

$$m = \frac{E}{c^2} = \frac{h\nu}{c^2} \tag{2-8}$$

其动能为

$$p = mc = \frac{h\nu}{c} = \frac{h}{\lambda} \tag{2-9}$$

X 射线与物质相互作用时光子具有能量、动量和质量，能产生光电效应，能激发荧光物质发出荧光。使用 X 射线进行医学诊断和治疗主要是利用了它与物质相互作用时发生能量转换，突出了其粒子性。

综上所述，X 射线具有波动性和粒子性，即波粒二象性（wave-partical duality）。波动性主要体现在以一定的频率和波长传播，可发生反射、干涉、衍射和偏振等现象，反映了物质运动的连续性；粒子性体现在光子与物质相互作用时具有一定的能量、动量和质量，可发生光电效应、电离作用和荧光作用等，反映了物质的微粒性。

（二）X 射线的基本特性

X 射线除了具备电磁波的一般性质外，还具有自身的特性。X 射线的基本特性分为物理特性、化学特性和生物特性。

1. 物理特性　主要包括穿透作用、荧光作用、电离作用、热作用等。

（1）穿透作用：X 射线能穿透物体，其穿透能力与 X 射线光子的能量成正比，波长越短光子能量越大，穿透能力越强，另外，穿透能力还与被照物体的密度、原子序数等有关，密度高的物体吸收 X 射线多透过的少。穿透特性是医学 X 射线成像的基础，X 射线透视、摄影等都利用了该特性。

（2）荧光作用：当 X 射线照射某些荧光物质（如硫化锌镉、钨酸钙等）时，物质的原子发生电离或被激发处于受激状态，当被激发的原子恢复到原态时，能级跃迁辐射出可见光和紫外线光谱。荧光屏、增感屏和影像增强器的输入屏等都利用了荧光特性。

（3）电离作用：物体受到 X 射线照射时，核外电子脱离原子轨道，即为电离作用。具有足够能量的 X 射线光子撞击物质原子中的轨道电子，使电子脱离原子而产生第一次电离，脱离原子的电子获得较大的能量后与其他原子碰撞产生第二次电离。自动曝光控制系统中的电离室、X 射线放射治疗等就利用了电离作用。

（4）热作用：物体吸收了 X 射线的能量会转变为热能，使其温度升高。测定吸收剂量的量热法就利用了 X 射线的热作用。

此外，由于 X 射线不带电荷，它不受外界电场或磁场的影响，所以经过电场或磁场时不发生偏转；由于 X 射线的折射率接近于 1 但小于 1，所以与其他电磁波有如下不同：①很难像可见光那样用透镜成像；②很难观察到它的反射现象；③折射作用很小；④由于掠射角很小，可利用掠射角 X 射线衍射法提高分析样品的表面分析灵敏度，且能分析体积相对较大的样品，甚至薄层分析也成为可能，该技术适用于特殊晶相的识别，微晶方位及其尺寸分布的研究，吸附原子位置的测定等，与电子衍射法相比具有较高的角分辨率。

2. 化学特性　主要包括感光作用和着色作用。

（1）感光作用：X 射线照射涂有溴化银的胶片，可以使其感光，产生潜影，经显影、定影处理，得到 X 射线照片，显然，感光作用是传统 X 射线摄影的基础。

（2）着色作用：X 射线长时间照射某些物质（如铂氰化钡、增感屏、铅玻璃）可以使其结晶体脱水而改变颜色。

3. 生物特性　X 射线作用于生物体能产生电离和激发作用，引起细胞内具有生物活性的大分子发生断裂、解聚，最终使得生物组织或器官损伤，辐射引起的生物学变化称为辐射的生物学效应（biological effect）。生物细胞经一定剂量 X 射线的照射后会引起抑制、损伤、坏死，不同的组织细胞对 X 射线的敏感程度不同，会出现不同的反应。生物效应有利有弊，利在于可以利用生物效应进行放射治疗，弊在于使放射线工作者和受检者受到辐射损伤，放射线工作人员应注意自身防护，对受检者（或治疗者）应注意对非检查部位（或治疗部位）的屏蔽防护，加强放射防护是放射科的一项重要工作。

如前所述，在 X 射线诊断和治疗中，主要利用了 X 射线的穿透作用、荧光作用、电离作用、感光作用和生物效应等特性。

（孙存杰　余佩琳）

第二节 X射线辐射场的空间分布

一、X射线强度

（一）X射线强度的定义

X射线强度（X-ray intensity）用来描述X射线管的输出。X射线在空间某一点的强度是指单位时间内垂直于X射线束的单位面积上通过的光子数量与能量乘积的总和。X射线强度的单位是 $J \cdot cm^{-2} \cdot s^{-1}$，符号为 I，由定义可知，X射线强度是由光子的数目和光子的能量两个因素决定的，通常将光子数目称为X射线的量（X-ray quantity），光子的能量称为X射线的质（X-ray quality）。

连续X射线的强度（I_e）与管电压（U）、管电流（i）、靶物质的原子序数（Z）有关，其强度为

$$I_e = kiZU^n \tag{2-10}$$

式中常数 $k = 1.1 \times 10^{-9} \sim 1.4 \times 10^{-9}$。对于医用诊断X射线机，$n \approx 2$。

特征X射线的强度见式（2-5）。

X射线依据其能量分布主要有单能X射线、线状谱X射线、连续X射线、混合X射线等。单能X射线由能量相同的X射线光子组成。线状谱X射线是由能量不同但各个能量确定的有限种单能X射线光子组成。连续X射线由波长连续变化的X射线光子构成，和白光相似，是多种波长的混合体，故也称白色X射线或多色X射线。混合X射线既包含连续X射线又包含特征X射线，又称为不均等X射线。其X射线强度分别如下：

1. 单能X射线的强度 设在单位时间内通过单位横截面积上的X射线光子数目为 N，若每个光子的能量为 $h\nu$，其X射线强度 I 为

$$I = N \cdot h\nu \tag{2-11}$$

由式（2-11）可见，单能X射线的强度与光子的数目及单个光子的能量成正比。

2. 线状谱X射线的强度 设线状谱X射线由 n 种能量不同的光子组成，单位时间内通过单位横截面积上的X射线光子能量为 $h\nu_1$，$h\nu_2$，$\cdots$，$h\nu_n$，各单能X射线光子对应的数目为 N_1，N_2，$\cdots$，N_n，其X射线的强度 I 为

$$I = \sum_{i=1}^{n} N_i \cdot h\nu_i \tag{2-12}$$

可见，线状谱X射线的强度为各个单能X射线强度之和。

3. 连续X射线强度 连续X射线是由0至某一最大值 E_{max} 的一切可能能量的光子组成的连续谱，其X射线强度 I 为

$$I = \int_0^{E_{max}} E \cdot N(E) \mathrm{d} E \tag{2-13}$$

式中 $N(E)$ 为每秒通过单位面积的能量为 E 的X射线光子数。

每秒通过面积 S 的辐射能 E 为

$$E = I \cdot S \tag{2-14}$$

连续X射线谱中，强度最大值一般在 $1.5\lambda_0$ 处，λ_0 为最短波长，即能量最强光子对应的波长。它是电子一次碰撞就耗尽能量所产生的X射线，由管电压峰值及靶物质决定。

4. 混合X射线的强度 混合X射线束中光子能量起伏不同。由于X射线管产生的特征X射线的波长要小于其连续波长的最短波长，可以将混合X射线看作是一种特殊的连续X射线，其强度计算等同于连续X射线强度。

（二）X射线的量与质

X射线强度可以用X射线的量与质来描述。X射线的量与质受靶物质、阳极靶倾斜角、管电

压、管电流、高压整流方式等因素影响。

1. X射线的量　即X射线束中的光子数量多少，与每个光子的能量无关，只与光子的数量有关。由于X射线光子能量大，穿透能力强，不容易直接测量X射线的量，通常利用X射线的一些基本特性（如电离作用）来间接测量。目前较好的方法是用X射线在空气中产生电离电荷的多少来间接测量。管电压一定时，管电流越大，产生的X射线光子数越多，X射线的量越大；曝光时间越长，X射线的量越大。在实际工作中，通常用管电流与曝光时间的乘积来间接反映X射线的量，单位为毫安秒（mA·s）。

2. X射线的质　又称线质，表示X射线光子能量的大小，即穿透物质能力的大小（X射线的硬度）。通常将低能量X射线称为软射线，高能量X射线称为硬射线。X射线的质与入射电子的能量有关，而入射电子的能量又由管电压决定。在医学应用上，常用管电压（kV）来近似描述X射线的质。kV愈高，电子从电场中得到的能量愈大，撞击阳极靶的力量愈强，产生的X射线的穿透能力愈强。X射线的质与附加滤过材料及其厚度也有关系，滤过材料越厚，X射线束中低能量光子成分越容易被吸收，从而使透过物质后不同能量射线所占的强度概率发生变化，低能量射线所占概率减少，更多地保留了X射线束中高能量光子，X射线质变硬。

在实际工作中，X射线的质常用半价层（half value layer，HVL）来描述。HVL是使一束X射线的强度衰减到其初始值一半时所需的标准物质的厚度，HVL愈大表示X射线的质愈硬。医学诊断X射线的能量常用铝作为HVL的物质来表示，单位为mmAl。在用半价层表示X射线的质时，需要注明管电压及滤过情况。

根据X射线在医学上的用途不同，通常把X射线的软硬分为极软、软、硬、极硬四类，它们的管电压、最短波长和主要用途见表2-2。

表2-2　X射线按硬度分类

名称	管电压/kV	最短波长/nm	主要用途
极软X射线	<20	0.25~0.062	软组织摄影，表皮治疗
软X射线	20~100	0.062~0.012	透视和摄影
硬X射线	100~250	0.012~0.005	较深组织治疗
极硬X射线	>250	0.005以下	深部组织治疗

二、X射线强度的空间分布

X射线管产生的X射线，在空间各方向上分布是不均匀的，也就是在不同的方位角上X射线强度是不同的。这种不均匀分布称为X射线辐射强度的空间分布或辐射场的角分布。X射线辐射强度在空间的分布情况很复杂，X射线管的靶物质、靶厚度、焦点大小、管电压等因素均会影响X射线强度的空间分布。

X射线管主要包括反射式靶和透射式靶，反射式靶的入射电子和X射线基本从靶的同一面射入与射出，透射式靶的入射电子从靶的一面射入而X射线从靶的另一面射出。根据靶的厚度，阳极靶面分为薄靶和厚靶，薄靶可以是反射式靶或透射式靶，厚靶基本为反射式靶，薄靶和厚靶X射线强度的空间分布亦不相同。

（一）薄靶周围X射线强度的空间分布

薄靶周围不同管电压时X射线强度的空间分布如图2-10所示，中心点（靶面撞击点）与分布线上各点连线的矢径长度代表在该方向上的X射线强度。由图可知，当管电压在100kV左右时，X射线在各个方向上强度基本相等，随着管电压的升高，X射线最大强度方向逐渐趋向电子束的入射方向，其他方向的强度逐渐减少，X射线的强度分布趋于集中。此图为X射线强度分布的剖面图，若以电子束入射方向为轴旋转一周，可得 X 射线在空间的立体角分布图。

医用诊断 X 射线机管电压基本在 70~140kV，管电压较低，根据不同管电压时薄靶周围 X 射线强度的空间分布情况，可以利用反射式靶技术进行工作。而治疗用的 X 射线机管电压大多在 250kV 以上，管电压过高，从能量分布情况来看，一般需采用透射式靶，如直线加速器即采用透射式靶。

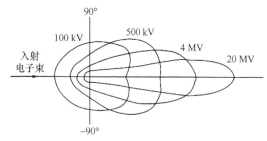

图 2-10　薄靶周围不同管电压时 X 射线强度的空间分布示意图

（二）厚靶周围 X 射线强度的空间分布

阳极靶面较厚的情况下，高速入射电子撞击靶面时，不仅与靶表面的原子相互作用产生 X 射线，

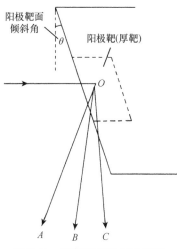

图 2-11　厚靶阳极效应示意图

还将穿透到靶物质内部，不断地与靶原子相互作用，直至将电子的能量耗尽为止。因此，除了靶的表面辐射 X 射线外，在靶的内部，也会向外辐射 X 射线。由内部产生的 X 射线从不同的方向穿出靶面时，经过的路径长度不同，靶对其吸收也不同，越靠近阳极方向，穿过靶的厚度越厚，靶对其吸收越多，因此，越靠近阳极侧 X 射线辐射强度下降得越多，造成了 X 射线强度的不均匀分布。这种越靠近阳极，X 射线辐射强度下降越多的现象被称为阳极效应（anode effect），也称为"足跟"效应，如图 2-11 所示。

图 2-11 中，靶面倾斜角为 θ，O 点为厚靶内部某点，假设其分别向 OA、OB 和 OC 三个方向分别辐射 X 射线。从 O 点辐射出的 X 射线，越靠近 OC 方向，穿过的靶内部越厚，经过靶内路径越长，靶对其吸收也越多，而越靠近 OA 方向，穿过靶内部越薄，经过靶内路径越短，靶对其吸收也越少，因此越靠近阳极侧 X 射线辐射强度下降得越多。靶倾角 θ 越小时，OC 方向 X 射线强度下降得越明显，即阳极效应越明显。

厚靶周围 X 射线强度的空间分布如图 2-12 所示，入射电子与 X 射线从靶的同一面射入与射出，其强度分布不均匀，普遍存在阳极效应，由图（a）可见，X 射线强度纵向空间分布是非对称的，在通过 X 射线管长轴且垂直于有效焦点平面内，近阳极端 X 射线强度弱，近阴极端 X 射线强度强，大约在 θ/2 处 X 射线强度达到最大，由图（b）可见，X 射线强度的横向空间是对称的。在通过 X 射线管短轴且垂直于有效焦点平面内，在 90°时 X 射线强度最大，向 0°及 180°方向对称减少。

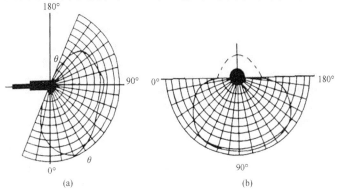

(a)　　　　　　　　(b)

图 2-12　厚靶周围 X 射线强度的空间分布示意图

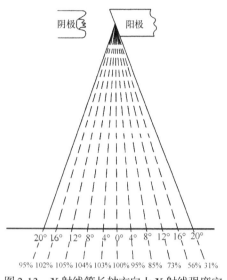

图 2-13 X 射线管长轴方向上 X 射线强度空间分布示意图

以靶倾角为 20°、张角为 40° 的锥形开口 X 射线机为例，其在中心线上 X 射线强度分布如图 2-13 所示。由图 2-12 及图 2-13 可知，X 射线强度分布特征如下：①在阳极效应的影响下，阴极端的射线强度整体高于阳极端，阴极端射线强度变化相对平缓，阳极端边界强度下降明显；②在中心线附近阳极效应不明显，X 射线强度变化不大；③X 射线管短轴方向上射线强度呈对称分布。

在 X 射线摄影中，往往利用阳极效应来弥补由于受检体密度和厚度的不同而造成的影像密度不均，如腰椎正位摄影，由于第五腰椎的厚度明显大于第一腰椎，可以利用阳极效应，将第五腰椎放在阴极侧、将第一腰椎放在阳极侧，使所得影像的密度相对均匀。

另外，当焦点与受检部位之间的距离较小时，受检部位横跨中心线左右的角度较大，两端的强度差异较大，阳极效应影响也会较明显。增加焦点与受检部位之间的距离可以减少阳极效应的影响。

阳极效应还会改变有效焦点的大小和形状，在 X 射线照射野中靠近阳极侧的有效焦点比靠近阴极侧的要小一些，如图 2-14 所示，某些乳腺 X 射线机通过调整 X 射线管的倾斜角来改变有效焦点的大小及形状，提高乳腺摄影的质量。

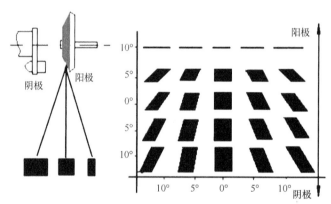

图 2-14 阳极效应对有效焦点大小和形状的影响

案例 2-2

如图 2-13 所示，某受检者住院期间进行两次腹部前后位 X 射线摄影，选择曝光条件时，两次均为 85kV、20mA·s，第一次摄影使用的焦-片距为 60cm，受检部位横跨中心线各 20°，第二次摄影使用的焦-片距为 110cm，受检部位横跨中心线各 12°。

思考：（1）受检者两次摄影中，阴极端和阳极端 X 射线强度差异各是多少？

（2）引起阴极射线强度大于阳极射线强度的原因是什么？减少这种影响以便提高图像质量的措施有哪些？

解答：（1）第一次 X 射线强度差异为 95%-31%=64%，第二次 X 射线强度差异为 105%-73%=32%。

（2）受阳极效应的影响。措施：①将被检部位体厚较厚、密度较高的一侧置于阴极侧，可使影像的密度较为均匀，提高图像质量；②增大焦-片距可以减少阳极效应的影响。

三、影响X射线强度的因素

由式（2-10）可知，X射线的强度与靶物质的原子序数、摄影条件（管电压、管电流）等因素有关。此外，影响X射线强度的因素很多，也很复杂，除了上述因素外，高压整流方式、附加滤过、焦-片距等也会影响X射线的强度。

（一）靶物质对X射线强度的影响

从式（2-10）可知，在一定的管电压和管电流下，X射线强度的大小与靶物质的原子序数成正比。靶物质的原子序数越高，原子核电场越强，连续辐射的概率越大，产生X射线的效率就越高。靶物质原子序数不仅能影响X射线光子的数量，还对X射线光子的能量有一定的影响。当靶物质原子序数提高时，高能X射线数量的增加远大于低能X射线数量的增加。另外，随着原子序数的增加其相应的电子结合能亦提高，将产生更高能量的特征辐射。

X射线管选用钨或钨合金等金属材料作为靶物质，是因为它具有较高的原子序数（74）和较高的熔点（3370℃）。此外，还要注意区分靶物质的原子序数与两种不同辐射的关系。对于连续X射线，靶物质的原子序数决定X射线量的多少；而对于特性X射线，靶物质的原子序数决定产生特性X射线的波长。

（二）管电压对X射线强度的影响

X射线光子的最大能量等于被加速电子的动能，当管电流、靶物质原子序数确定时，随着管电压的升高，连续X射线谱的最短波长和最大强度所对应的波长均向短波方向移动，使得X射线的高能成分所占比例增加，X射线强度提高。另外，当管电压增大时，产生的电子数也会增加，撞击阳极靶面所产生的X射线的光子数量亦会增加，X射线强度增大。同时，管电压的峰值决定产生X射线的最大能量，只有在管电压为峰值时，才会产生最大或接近最大能量（最短波长）的X射线光子。如图2-8所示，当管电压增加时，其最短波长（λ_0）变小，其X射线高能部分增加，对应的X射线光子数量增多，波长范围变广。综上所述，X射线强度受管电压影响较大，由式（2-10）可知，X射线强度与管电压的平方近似成正比。

（三）管电流对X射线强度的影响

管电流大小并不影响X射线的质。在管电压一定的情况下，管电流大小决定了X射线量的大小。其他条件不变的情况下，X射线强度与管电流成正比。管电流增加时，撞击阳极靶面的电子数量亦增加，产生的X射线光子数就多，出射的X射线强度增大。通常在一定管电压下，可以通过调节管电流和曝光时间来改变X射线的强度。实际工作中，常用管电流和曝光时间的乘积（mA·s）反映X射线量的大小。

（四）高压波形对X射线强度的影响

X射线机高压发生器产生的是高压脉动直流电。不同的整流方式（如单相全波、三相六脉冲、三相十二脉冲、变频发生器等）所产生的高压波形的脉动率也不同。光子能量取决于X射线的最短波长，也即决定于管电压的峰值。当整流后的脉动电压越接近峰值，其X射线强度越大。

（五）附加滤过对X射线强度的影响

阳极靶内不同深度产生的X射线，首先经过靶物质自身的吸收，在达到受检部位之前，还要经过X射线管的玻璃壁、绝缘油和管套上出射窗口的滤过，这些滤过通称为X射线管的固有滤过，一般诊断X射线机的固有滤过在0.5~2mmAl。在X射线管出口下面所加的滤过材料称为附加滤过。固有滤过与附加滤过的总和称为总滤过。

医用 X 射线属于连续能谱，其中低能光子不能穿透受检体，对 X 射线成像不起作用，却增加了受检者的皮肤辐射损伤。为了获得高质量图像，同时尽量减少低能光子对人体皮肤和表浅组织的损伤，可以根据连续 X 射线在物质中的衰减规律，需要采用恰当的滤过措施。

附加滤过的主要功能是吸收低能 X 射线，医用诊断 X 射线机产生的 X 射线是连续 X 射线与特征 X 射线的混合，经过附加滤过，其质和量都会发生变化，并随着附加滤过层厚度的增加，能谱成分也会变化，高能成分的占比增加，光子能量范围（能谱宽度）变窄，提高了 X 射线的平均能量。

医用 X 射线机通常采用铝或铜铝复合材料作为滤过板，铝和铜分别对低能射线和高能射线有较好的滤过作用。医用 X 射线机一般采用单一的铝作为滤过板，但对于高千伏摄影 X 射线机，它经常采用铜铝复合滤过板。复合滤过板可以包括两层或多层不同的物质。在使用时，铜面向 X 射线管、铝面向受检者，这是因为光电效应在铜中能产生 8keV 的特征辐射，这种射线会增加受检者的皮肤损伤，可用铝层吸收，而铝的特征辐射只有 1.5keV，空气即把它全部吸收。

（六）摄影距离对照射野内 X 射线强度的影响

摄影距离是指焦点到探测器的垂直距离，又称焦-片距，焦-片距的变化会影响照射野内 X 射线的强度。照射野内 X 射线的强度与摄影距离的平方成反比，称为焦-片距与 X 射线强度的逆平方法则。在实际工作，影像技师可以通过减小焦-片距来降低曝光剂量，但从投影几何学的角度而言，这将会增大影像的半影而造成影像模糊，所以，摄影时要综合考虑各种摄影技术参数。

X 射线强度与其影响因素的关系见表 2-3。

表 2-3 各种因素对 X 射线强度的影响

影响因素（增加）	影响结果		影响因素（增加）	影响结果	
	X 射线的质	X 射线的量		X 射线的质	X 射线的量
靶物质原子序数	增加	增加	高压波形	降低	降低
管电压	增加	增加	附加过滤	增加	降低
管电流	不变	增加	摄影距离	不变	降低

（袁保锋　顾小荣）

第三节　X 射线与物质的相互作用

X 射线通过物质时，X 射线光子与物质发生相互作用，射线的一部分能量或全部能量转移给物质，如果吸收物质是生物组织，足够的能量可以沉积在细胞内，破坏其再生殖能力。相互作用过程中大部分能量转化为热能，产生非生物效应。X 射线与物质的相互作用过程，实质上就是 X 射线光子的能量在物质中传递、转移和吸收的过程，通过电离和激发把能量传递给其他物质，其能量被不同程度吸收。

X 射线与物质相互作用的过程复杂、形式多样，主要形式有相干散射、光电效应、康普顿效应、电子对效应和光核反应，医学诊断用 X 射线与物质的相互作用形式主要是前三种（即相干散射、光电效应、康普顿效应）。

一、相　干　散　射

相干散射（coherent scattering）也称为经典散射或瑞利散射，这个过程可用 X 射线光子的波动性加以说明。入射光子和束缚较牢固的内壳层轨道电子发生弹性散射（也称为电子的共振）。在此过程中，一个束缚电子吸收入射光子而跃迁到高能级，随即放出一个能量约等于入射光子能量的散射光子。由于束缚电子未脱离原子，故反冲体是整个原子，从而光子的能量损失可忽略不计。相干散射是 X 射线光子与物质相互作用中唯一不产生电离的过程。在整个医学诊断用 X 射线的能量范围内都会发生相干散射，不过所占比例很小，对图像质量影响不大，但在总的衰减系数计算中要考虑相干散射的成分。一般情况下，低能量的 X 射线光子（10keV 以下）与物质相互作用时发生相干散射。

相干散射的质量衰减系数（mass attenuation coefficient）与原子序数 Z 和入射 X 射线光子能量 hv 的关系可表示为

$$\frac{\mu_{coh}}{\rho} \propto \frac{Z}{(hv)^2}$$ （2-15）

式中 μ_{coh} 为相干散射线性衰减系数（linear attenuation coefficient），ρ 为物质密度。

二、光 电 效 应

（一）光电效应过程

能量为 hv 的 X 射线光子与物质相互作用时，与其原子的轨道电子发生相互作用，把全部能量传递给这个电子，而光子本身整个被原子吸收（光子消失），获得能量的电子挣脱原子束缚成为自由电子（称为光电子），原子的电子轨道出现一个空位而处于激发态，当外层电子跃迁到内层空穴时，将通过发射特征 X 射线或俄歇电子（auger electron）的形式很快回到基态，这个过程称为光电效应，如图 2-15 所示。光电效应多发生于低能光子和原子序数较高的物质作用时。

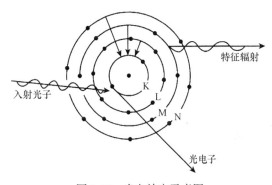

图 2-15 光电效应示意图

由能量守恒定律知，发生光电效应时，X 射线入射光子的能量 hv 和光电子的动能 E_e 满足下式

$$hv = E_e + E_b$$ （2-16）

式中 E_b 为原子第 i 层轨道电子的结合能，与原子序数和壳层数有关。

（二）光电效应作用系数

当 X 射线光子通过单位厚度的吸收物质时，因光电效应而导致的衰减称为光电线性衰减系数，用符号"μ_p"表示；而光电质量衰减系数，用符号"μ_p/ρ"表示。K 层和 L 层电子发生光电效应的概率最大，如果入射 X 射线光子的能量大于 K 层电子结合能，则 K 层电子光电效应截面占原子总截面的 80% 以上。当入射 X 射线光子的能量大于 K 层电子结合能时，实验和理论都准确地证明光电质量衰减系数与原子序数 Z、光子能量 hv 之间的关系可表示为

$$\frac{\mu_p}{\rho} \propto \frac{Z^3}{(hv)^3}$$ （2-17）

式（2-17）表明了光电质量衰减系数与 Z 的三次方成正比，随原子序数的增大，光电效应发生的概率迅速增加，也就是说，电子在原子中束缚得越紧，其参与光电效应的概率越大；光电质量衰减系数与光子能量的三次方成反比，随能量增大，光电效应发生的概率迅速减小。

光电效应发生的概率随光子能量的变化，如图 2-16 所示。用水代表类似于组织的低原子序数物质，铅代表高原子序数物质。水的质量衰减系数（μ_p/ρ）与 X 射线光子的能量在双对数坐标中呈线性关系，并且直线的斜率近似为 -3，这正是式（2-17）所示的关系。对于铅，在能量大约为 14keV

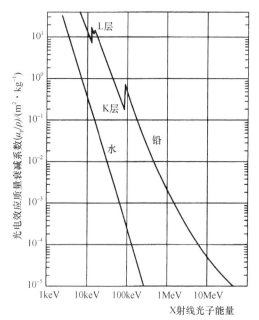

图 2-16 水和铅的光电效应质量衰减系数与 X 射线光子能量关系

和 88keV 处，关系曲线发生突升，这种现象称为边缘吸收限（edge absorption effect），对应于铅的 L 壳层和 K 壳层的结合能，这说明当 X 射线光子能量增加到等于某壳层电子结合能时，此壳层电子才发生光电效应，使 μ_p/ρ 阶跃地上升到较高的数值，然后随能量增加而下降。由于水分子中的氢原子和氧原子的 K 层电子结合能均小于 1keV，因而图中水的光电质量衰减系数曲线观察不到突变现象。

释放出光电子的原子变为正离子，原子处于不稳定的激发态，内层电子的空位立即被外层电子填充，原子随即释放出特征 X 射线，其能量等于两能级之差。特征 X 射线在离开原子前，又击出外层的轨道电子，即"俄歇电子"，俄歇电子的动能等于特征 X 射线的能量减去该电子在原子中的结合能。在人体组织中，特征 X 射线和俄歇电子的能量低于 0.5keV，低能光子和电子很快被周围组织吸收。光电效应的实质是物质吸收 X 射线使其产生电离的过程，此过程中产生的次级粒子有：①负离子（光电子、俄歇电子）；②正离子（失去电子的原子）；③特征辐射。

（三）光电子的角分布

相对于入射 X 射线光子的方向，光电子的角分布与光子的能量有关，即沿不同角度方向运动概率不同，形成光电子出射的角分布，如图 2-17 所示，在 0° 和 180° 方向没有光电子，当入射光子能量很低时，光电子与入射方向成 90° 角射出的概率最大；随着入射光子能量的增加，光电子的分布逐渐倾向沿光子入射方向。

（四）诊断放射学中的光电效应

在医用 X 射线诊断中，光电效应现象既有利亦有弊，利在于可以产生对比度较好的影像，原因为①光电效应发生过程中不产生散射线，大大减少了图像的灰雾；②可增加人体不同组织和对比剂对射线的吸收

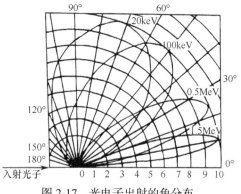

图 2-17 光电子出射的角分布

差别，产生高对比度的 X 射线图像，提高影像诊断的准确性。钼靶乳腺 X 射线摄影，就利用了低能 X 射线与软组织作用时光电效应发生的概率较高这个特点，可以产生较高对比度的图像。

光电效应的弊端在于入射光子因为光电效应现象全部被人体吸收，增加了受检者的辐射损伤。从影像质量保证与质量控制角度而言，在不影响影像诊断的前提下应尽量减少每次 X 射线检查的曝光剂量。由于光电效应发生概率与光子能量三次方成反比，利用这个特性在实际工作中可采用高千伏摄影技术，从而达到降低剂量的目的。不过，在乳腺 X 射线摄影中，要注意平衡对比度和曝光剂量之间的关系。

三、康普顿效应

（一）康普顿效应过程

能量为 $h\nu$ 的 X 射线光子与物质相互作用时，与其原子核外的电子（多为外层电子）发生非弹

性碰撞，光子损失一部分能量，并改变运动方向，电子获得能量而脱离原子，这个过程称为康普顿效应（Compton effect），又称康普顿散射。损失能量后的 X 射线光子称为散射光子，与入射 X 射线光子方向成 ψ 角射出；获得能量的轨道电子称为反冲电子，其脱离原子束缚与入射 X 射线光子方向成 θ 角射出，如图 2-18 所示。康普顿效应的主要结果是 X 射线光子能量被部分吸收而产生散射光子，散射光子就是实际工作中常说的散射线。

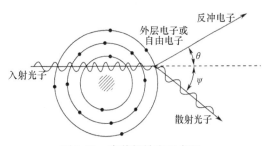

图 2-18　康普顿效应示意图

在康普顿效应中，只有光子能量远远超过轨道电子的结合能时，才可能发生康普顿效应，因此在推导有关的计算公式时，往往忽略结合能的作用，把康普顿效应看成是入射光子与处于静止的"自由"电子之间的弹性碰撞。根据能量守恒定律，发生康普顿效应时，入射 X 射线光子的能量 $h\nu$ 和反冲电子动能 E 满足关系为

$$h\nu \approx E + h\nu' \tag{2-18}$$

式中 $h\nu'$ 为散射光子的能量。

当入射 X 射线光子能量一定时，散射光子能量随着散射角增大而减少，而反冲电子动能将增大；当散射角一定时，散射光子能量和反冲电子动能都随着入射 X 射线光子能量的增大而增大。

（二）康普顿效应作用系数

当 X 射线光子通过单位厚度的吸收物质时，因康普顿效应而导致的衰减称为康普顿线性衰减系数，用符号 "μ_c" 表示；而康普顿质量衰减系数，用符号 "μ_c/ρ" 表示。

如前所述，康普顿效应是光子和"自由"电子之间相互作用的过程，而且入射光子的能量远远大于电子的结合能，这一点与光电效应有所不同，光电效应最可能发生于入射 X 射线光子的能量等于或大于电子的结合能的情况下。因此，在 K 层电子结合能以上，随着入射 X 射线光子的能量的增加，光电效应发生概率很快降低，康普顿效应变得越来越重要。实验和理论都准确地证明康普顿质量衰减系数与入射光子能量 $h\nu$ 之间的关系可表示为

$$\frac{\mu_c}{\rho} \propto \frac{Z}{h\nu}, \quad 即 \frac{\mu_c}{\rho} \propto \frac{1}{h\nu} \tag{2-19}$$

康普顿效应涉及的是发生作用的物质中的自由电子，从式（2-19）可知，其发生的概率与发生作用物质的原子序数 Z 无关，仅与物质的每克电子数相关。由于所有物质的每克电子数均十分接近（氢除外），故所有物质康普顿质量衰减系数几乎相同。

（三）散射光子和反冲电子的角分布

康普顿效应散射光子的角分布取决于入射光子的能量。散射光子可在 0°~180° 的整个空间范围内散射，反冲电子只可能出现在 0°~90° 的范围内，分别如图 2-19 和图 2-20 所示，分别给出了康普顿效应散射光子和反冲电子出射的角分布示意图。图中曲线上任何一点到 0 点的距离表示在该方向上散射光子或反冲电子的强度。随着入射 X 射线光子能量的增大，散射光子和反冲电子的角分布都趋向前方。

在康普顿效应中，小角度偏转的散射光子保留了大部分的能量，传递给反冲电子的能量较少。因此，小角度的散射线不可避免地要被探测器吸收，从而降低图像的质量。散射线的能量较大，滤过板不能将它滤除，即使使用滤线栅也不能全部去除。

（四）诊断放射学中的康普顿效应

在 X 射线诊断中，康普顿效应中产生的散射线要引起放射线工作人员足够的重视，因为散射

线会增加图像的灰雾而降低图像的对比度，同时也会增加受检者和工作人员的辐射损伤。在实际工作中，散射线对图像质量的影响主要与管电压的大小、肢体的厚度、照射野的选择和滤线器的使用情况有关。

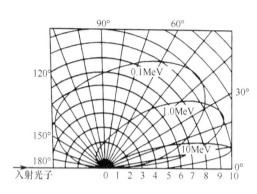

图 2-19　康普顿效应散射光子出射的角分布

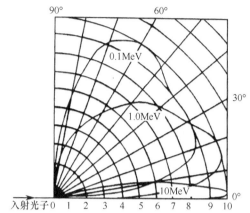

图 2-20　康普顿效应反冲电子出射的角分布

管电压增加，入射光子的能量增大，散射光子的能量也增大且散射角变小，与直进的、形成影像的有用剩余射线就越接近，对图像质量的影响就越大。

受检部位越厚，产生的散射线越多，对图像质量的影响也越大，在 X 射线摄影中，当受检部位厚度超过 15cm 时，一般需要使用滤线器来减少散射线的影响。

照射野增大时，照射野内接收的散射线增多，使得受检体接受的辐射量增加，所以，实际工作中，要选择合适的照射野。

为了减小散射线对图像质量的影响，常用的方法是使用 X 线束限制器和滤线器。目前，X 线束限制器大都采用多叶遮线器（缩光器），由两组四片铅板组成，带有中心线和照射野指示灯，可根据受检部位的大小调节照射野。滤线器主要由滤线栅构成。

四、电子对效应

（一）电子对效应过程

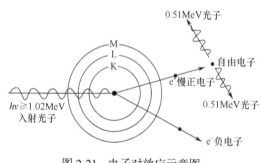

图 2-21　电子对效应示意图

当 X 射线光子从原子核旁经过时，在原子核库仑场的作用下形成一对正负电子，此过程称为电子对效应（electric pair effect），如图 2-21 所示。

电子对效应除涉及入射光子和轨道电子以外，还需要有原子核参加，才能满足动量守恒。在电子对效应发生过程中，因原子核质量大，它能获得的能量可忽略，因此可认为 X 射线光子能量的一部分转变为正负电子的静止能量 $2m_ec^2$，另一部分作为正负电子的动能 E_+ 和 E_-，即

$$hv=E_++E_-+2m_ec^2 \qquad (2-20)$$

由式（2-20）知，只有当入射 X 射线光子能量大于 $2m_ec^2$（1.02MeV）时，才可能发生电子对效应，超出了诊断用 X 射线能量的范围。对一定能量的入射 X 射线光子，电子对的动能之和为常数，但单个电子的动能可以取 0 到（$hv-2m_ec^2$）的任意值。正负电子的角分布与 X 射线光子能量的

关系和光电子与能量的关系相似，即随入射 X 射线光子能量的增加正负电子的角分布取向于光子的入射方向。

获得动能的正负电子在物质中通过电离或辐射的方式损失能量。当正电子停止下来时，它和一个自由电子结合而转变为两个光子，此过程称为电子对湮没，湮没时放出的光子属湮没辐射。根据能量守恒和动量守恒，两个光子的能量均为 0.51MeV，方向正好相反。虽然正负电子在耗尽其动能之前也会发生湮灭辐射，但发生的概率很小。电子对效应和湮灭辐射是质量与能量相互转换的最好例证之一，同时也是核医学显像的物理基础。

（二）电子对效应作用系数

当 X 射线光子通过单位厚度的吸收物质时，因电子对效应而导致的衰减称为电子对线性衰减系数，用符号"μ_e"表示；而电子对质量衰减系数，可用符号"μ_e/ρ"表示。实验证明，电子对质量衰减系数与原子序数 Z 和光子能量 $h\nu$ 的关系可分别表示为

$$\frac{\mu_e}{\rho} \propto Zh\nu \qquad (h\nu > 2m_e c^2) \qquad （2-21）$$

$$\frac{\mu_e}{\rho} \propto Z\ln(h\nu) \qquad (h\nu \gg 2m_e c^2) \qquad （2-22）$$

由式（2-21）、（2-22）可知，电子对质量衰减系数与作用物质的原子序数成正比；当能量较低时，随 X 射线光子能量线性增加；当能量很高时，随 X 射线光子能量的变化逐渐变慢。

五、光核反应

光核反应是光子与原子核作用而发生的核反应。是一个光子从原子核内击出数量不等的中子、质子和 γ 光子的作用过程。对于不同物质只有当光子能量大于该物质发生核反应的阈能时，光核反应才会发生，其发生率较低，从入射光子能量被物质所吸收的角度考虑，光核反应并不重要。但某些核素在进行光核反应时，不但产生中子并且产生放射性核素。光核反应超出了医学诊断用 X 射线能量的范围。

六、主要作用形式发生的概率

X 射线光子与物质相互作用的三种主要形式与 X 射线光子能量、吸收物质原子序数的关系各不相同，表现为对不同原子序数在不同能量范围，它们的作用截面占总截面的份额有变化。如图 2-22 所示，左侧曲线表示光电效应截面 σ_p 和康普顿效应截面 σ_c 相等，右侧曲线表示康普顿效应截面和电子对效应截面 σ_e 相等。在 10keV~100MeV 能量范围内，主要产生光电效应、康普顿效应和电子对效应三个基本过程。在低能端部分，除了低原子序数之外的所有元素均以光电效应为主；中间部分光子能量在 0.8~4MeV 时，无论

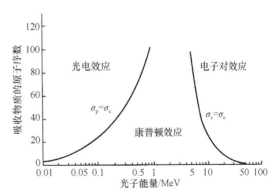

图 2-22　三种主要相互作用形式与光子能量、吸收物质的原子序数的关系

原子序数多大，康普顿效应都占主导地位；高能端部分电子对效应占优势。

在 20~100keV 的医学诊断用 X 射线能量范围内，X 射线在水、骨组织和碘化钠三种物质中发生的两种主要作用的概率见表 2-4。

表 2-4　诊断放射学中两种作用概率与 $\bar{Z}$ 和 $h\nu$ 的关系

X 射线能量/keV	水（$\bar{Z}=7.4$）		骨组织（$\bar{Z}=13.8$）		碘化钠（$\bar{Z}=49.8$）	
	光电效应/%	康普顿效应/%	光电效应/%	康普顿效应/%	光电效应/%	康普顿效应/%
20	70	30	89	11	94	6
60	7	93	31	69	95	5
100	1	99	9	91	88	12

　　表中水代表低原子序数物质；骨组织代表人体中的中等原子序数物质；碘化钠代表高原子序数物质。表中数据表明，随 $h\nu$ 增大，光电效应发生的概率下降。对低原子序数物质的水呈迅速下降趋势，对高原子序数物质的碘化钠呈缓慢下降趋势，中等原子序数物质的骨组织介于两者之间。20keV 低能 X 射线，各种物质均以光电效应为主。在整个诊断 X 射线能量范围内，引入体内的对比剂（如碘化钠），光电效应占绝对优势。

（赵英红）

第四节　X 射线在物质中的衰减

　　X 射线在传播及与物质相互作用过程中，X 射线强度的减弱，即为衰减，包括距离所致的扩散衰减和物质所致的吸收衰减两个方面。

　　距离衰减的规律为 X 射线强度与距离的平方成反比（真空条件下），这一规律称为 X 射线强度衰减的平方反比定律。在 X 射线成像中，因空气引起的衰减很小可忽略不计，故可认为一般摄影中该规律也成立。实际工作中，可通过改变 X 射线管焦点到探测器的距离来调节 X 射线的强度。

　　诊断用 X 射线通过受检体时，X 射线光子与受检体主要发生光电效应、康普顿效应和相干散射，在此过程中由于散射和吸收，使得 X 射线强度衰减。X 射线强度在物质中的衰减规律影响着所有的 X 射线成像（透视、摄影、CT、DSA 等）过程，同时也是放射防护工作的理论依据。

一、X 射线与物质相互作用系数

　　X 射线与物质相互作用的概率可用线性衰减系数和质量衰减系数表示。

　　1. 线性衰减系数　当 X 射线通过物质时，X 射线光子与单位厚度物质发生相互作用的概率，称为线性衰减系数，用符号"μ"表示，SI 单位是 m^{-1}。

$$\mu = \frac{-dN}{N} \cdot \frac{1}{dx} \tag{2-23}$$

式中 N 为单位面积上的光子数，$-dN$ 为测量到的光子数目的变化，x 为物质的厚度。

　　式（2-23）也表示了 X 射线光子束穿过物质时单位厚度上入射 X 射线光子数减少的百分数。线性衰减系数是入射 X 射线光子能量和物质原子序数的函数，与入射光子数无关，X 射线光子的能量越大，线性衰减系数越小。光子数的变化服从指数衰减规律，但必须满足单能窄束的前提条件。单能是指由能量相同的光子组成的 X 射线束，它具有单一的波长（频率）；窄束是指只有射线源发出的射线，不含有其他的散射线，确保与物质相互作用后产生的散射光子不被探测器接收。

　　对于每一种相互作用形式，可以定义相应的线性衰减系数，总线性衰减系数等于各种相互作用的线性衰减系数之和。

$$\mu = \mu_{coh} + \mu_p + \mu_c + \mu_e \tag{2-24}$$

式中 μ_{coh}、μ_p、μ_c 和 μ_e 分别为相干散射线性衰减系数、光电线性衰减系数、康普顿线性衰减系数和电子对线性衰减系数。

　　2. 质量衰减系数　由于线性衰减系数近似正比于吸收物质的密度，而物质的密度随材料的物理状态（温度和气压）变化，为了避开同吸收物质密度的相关性，故引入质量衰减系数来表示 X 射线光子与单位质量厚度物质发生相互作用的概率。由于质量衰减系数与物质密度无关，不管物质的热力学状态如何，它的质量衰减系数都是相同的，因此，在许多情况下，使用质量衰减系数比线性衰减系数更方便。它定义为线性衰减系数除以物质的密度，用符号"μ_m"表示，SI 单位是 $m^2 \cdot kg^{-1}$。

$$\mu_m = \frac{\mu}{\rho} \tag{2-25}$$

二、单能 X 射线在物质中的衰减规律

单能 X 射线在物质中的衰减可分为窄束和宽束两种情况来讨论。窄束是指入射的光子束窄到足以保证与物质作用后产生的散射光子不被探测器接收。一般情况下，只要光子束的宽度小于探测器至物质间距离的 1/10，就可认为是窄束。单能窄束 X 射线在物质中的衰减规律可表示为

$$I = I_0 e^{-\mu x} \tag{2-26}$$

式中 I_0 为入射前的 X 射线强度，I 为穿透物质后的 X 射线强度，μ 为线性衰减系数，x 为物质的厚度。

一般地，X 射线强度衰减到其初始值一半时所需某种物质的衰减厚度定义为半价层，它与线性衰减系数的关系可表示为

$$HVL = \frac{0.693}{\mu} \tag{2-27}$$

与线性衰减系数的意义相同，HVL 也是 X 射线光子能量和衰减物质原子序数的函数，HVL 表示该种物质对 X 射线光子的衰减能力。

实际工作中使用的 X 射线大多为宽束射线，而真正窄束只是理想状态。所谓宽束 X 射线是指含有散射线成分的 X 射线束。若把窄束改为宽束，此时探测器接收的 X 射线光子不但有穿透物质后的剩余 X 射线光子，而且还有与物质相互作用中产生的散射光子，探测器接收的光子成分比窄束增多。虽然仍可用式（2-23）定义线性衰减系数，但因为有散射光子的成分，它不再是一个常数，而与光子的能量、物质的原子序数、物质的厚度、照射野的大小和探测器与物质间距离等有关。显然，宽束 X 射线的衰减规律比较复杂，它可以在窄束衰减规律基础上加以修正，即

$$I = BI_0 e^{-\mu x} \tag{2-28}$$

式中 B 为积累因子，描述散射光子对辐射衰减的影响，反映了宽束衰减与窄束衰减的差异。积累因子表示在物质中所考虑的那一点的光子计数率与未经相互作用原发射线光子计数率之比，即

$$B = \frac{N}{N_n} = \frac{N_n + N_s}{N_n} = 1 + \frac{N_s}{N_n} \tag{2-29}$$

式中 N_n 为物质中所考虑的那一点的与未经相互作用原射线光子计数率；N_s 为物质中所考虑的那一点的散射线光子计数率；N 为物质中所考虑的那一点的总计数率，$N = N_n + N_s$。显然，对宽束射线而言 B 总是大于 1，在理想的窄束条件下，$B=1$。

三、连续 X 射线在物质中的衰减规律

上述的窄束和宽束 X 射线的指数衰减规律只是对单能 X 射线而言，实际使用的 X 射线束是由能量连续分布的光子组成。当穿过一定厚度的物质时，各能量成分衰减的情况并不相同，因此不遵守单一的指数衰减规律。连续 X 射线的衰减规律比单能 X 射线复杂得多。理论上，连续能谱窄束 X 射线的衰减规律可由下式描述：

$$I = I_1 + I_2 + \cdots + I_n = I_{01} e^{-\mu_1 x} + I_{02} e^{-\mu_2 x} + \cdots + I_{0n} e^{-\mu_n x} \tag{2-30}$$

式中 I_1，I_2，$\cdots$，I_n 表示各种能量 X 射线束的透过强度；I_{01}，I_{02}，$\cdots$，I_{0n} 表示各种能量 X 射线束的入射强度；μ_1，μ_2，$\cdots$，μ_n 表示各种能量 X 射线束的线性衰减系数；x 为吸收物质的厚度。

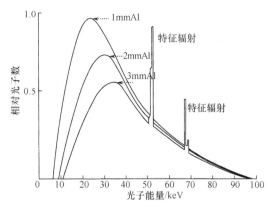

图 2-23　连续能谱 X 射线随吸收物质厚度的变化示意图

连续能谱的 X 射线束是由能量不等的各种光子组成的混合射线束,当连续 X 射线通过物质时,其强度和能量都有所变化。图 2-23 表示钨靶 100keV 时 1mmAl、2mmAl 和 3mmAl 对 X 射线能谱的影响,随着吸收质厚度的增加,X 射线束相对强度不断地减弱,能谱成分也不断地变化,低能成分减弱很快,高能成分的比率不断增加,X 射线的能谱宽度（光子能量范围）逐渐变窄,特征 X 射线的位置和最大能量位置不变。

连续 X 射线在通过物质时,剩余射线的强度和能量都有所变化,X 射线强度减弱变小、硬度变大,这是因为低能光子容易被吸收而使得 X 线束通过物质后高能光子占全部射线的比率相对提高的缘故。

根据连续 X 射线在物质中的衰减规律,采用恰当的滤过措施,可以达到兼顾图像质量与辐射防护的目的。滤过一般用铝当量（mmAl）表示,一定厚度的铝板与其他滤过材料相比较,对 X 射线具有相同的衰减效果,则此铝板厚度就是该滤过材料的铝当量。

单能 X 射线由于具有同样的穿透本领,无须滤过,其线质可用 X 射线光子的能量或半价层表示。但对连续 X 射线来说,光子能量不同,当通过滤过物质后,能量分布有不同的变化,要描述它的线质比较困难。在不需严格的能谱分析情况下,通常可用半价层、有效能量等表示。如果某一连续能谱 X 射线的半价层与某单能 X 射线的半价层相等,则可认为它们等效,此时单能 X 射线的能量称为连续 X 射线的有效能量。一旦测出连续 X 射线的半价层,可利用表 2-5 查出其有效能量。

表 2-5　单能 X 射线光子能量与半价层的关系

光子能量/keV	铝		铜	
	$\frac{\mu}{\rho}$(cm^2·g^{-1})	HVL/mm	$\frac{\mu}{\rho}$(cm^2·g^{-1})	HVL/mm
10	26.2	0.0083	224.2	0.00846
15	7.90	0.326	74.1	0.0105
20	3.39	0.760	33.7	0.023
30	1.12	2.30	10.9	0.071
40	0.565	4.56	4.88	0.159
50	0.367	7.02	2.61	0.297
60	0.277	9.30	1.60	0.485
80	0.201	12.8	0.768	1.01
100	0.170	15.2	0.462	1.68
150	0.138	18.7	0.223	3.48
200	0.122	21.1	0.157	4.94

四、X 射线在人体内的衰减

人体的组织、器官组成成分复杂,在医用 X 射线成像中不能照搬前述的 X 射线在物质中的衰减规律,需要根据人体组织、器官的特点掌握其衰减规律才能更好地完成医学影像诊疗工作。

（一）人体的物质组成

与医学成像相关的人体物质构成主要有骨组织、软组织、肺、消化道及腔内气体等。骨组织由胶体蛋白和钙组成，骨组织中钙占50%~60%，其中$Ca_3(PO_4)_2$约占85%、$CaCO_3$约占10%、$Mg_3(PO_4)_2$约占5%。软组织包括肌肉组织、脂肪组织和碳水化合物等，软组织内的水约占75%，蛋白质、脂肪组织和碳水化合物占23%，其他还有钾、磷、镁和钠等元素。表2-6为人体主要组织的元素构成及它们的质量百分数。

表2-6　人体主要组织的元素构成及它们的质量百分数　　　　　　　　（单位：%）

元素	脂肪组织	肌肉组织	骨组织	水
H	11.2	10.2	8.4	11.2
C	57.3	12.3	27.6	—
N	1.1	3.5	2.7	—
O	30.3	72.9	41.0	88.8
Na	—	0.08	—	
Mg	—	0.02	7.0	
P	—	0.2	7.0	
S	0.06	0.5	0.2	
K		0.3		
Ca	—	0.007	14.7	

（二）混合物和化合物的质量衰减系数

对于混合物和化合物组成的物质，其密度为ρ，所含各元素的质量衰减系数分别为$\left(\dfrac{\mu}{\rho}\right)_1$，$\left(\dfrac{\mu}{\rho}\right)_2$，$\cdots$，$\left(\dfrac{\mu}{\rho}\right)_n$，则其质量衰减系数为

$$\frac{\mu}{\rho} = \sum_i \left(\frac{\mu}{\rho}\right)_i P_i \tag{2-31}$$

式中P_i表示第i种元素在混合物或化合物中其质量占总质量的百分数。

如图2-24所示，构成人体的不同组织，其质量衰减系数随着入射光子能量的变化而变化。骨组织在低能区主要发生光电效应，其质量衰减系数略高于肌肉组织和脂肪组织；在高能区以康普顿效应为主，其质量衰减系数与其他组织相近。肌肉组织的质量衰减系数和水的相近，而脂肪组织的质量衰减系数稍低一点。

（三）混合物和化合物的有效原子序数

对于混合物和化合物常常采用有效原子序数来描述其对X射线的衰减性质。有效原子序数是指在相同的照射情况下，1kg混合物或化合物与1kg单元素物质所吸收的辐射相同时，则此单

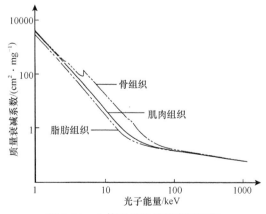

图2-24　人体组织的质量衰减系数

元素的原子序数就称为该混合物或化合物的有效原子序数（$\overline{Z}$）。在医用诊断 X 射线能量范围内，有效原子序数表示为

$$\overline{Z} = (\sum_i a_i Z_i^{2.94})^{\frac{1}{2.94}} \tag{2-32}$$

式中 Z_i 是第 i 种元素的原子序数，a_i 是第 i 种元素的电子百分比，其中

$$a_i = \frac{N_{gi}}{\sum_j N_{gi}} \tag{2-33}$$

式中 $N_{gi} = N_A w_i \left(\dfrac{Z_i}{A_i}\right)$，其中 w_i 是第 i 种元素的重量百分比，A_i 是第 i 种元素的原子量，N_A 是阿伏伽德罗常数。

式（2-32）可近似表示为

$$\overline{Z} = \left(\frac{\sum a_i Z_i^4}{\sum a_i Z_i}\right)^{\frac{1}{3}} \tag{2-34}$$

其中 a_i 为第 i 种元素原子在分子中的原子个数，Z_i 是第 i 种元素的原子序数。表 2-7 给出了人体部分组织的有效原子序数及物理性能。

表 2-7　人体部分组织的有效原子序数及物理性能

物质	有效原子序数	密度/kg·m³	电子密度/kg⁻¹	每立方米电子数/m³
空气	7.64	1.29	3.01×10^{26}	0.003×10^{29}
水	7.42	1.00×10^3	3.34×10^{26}	3.43×10^{29}
肌肉组织	7.42	1.00×10^3	3.36×10^{26}	3.36×10^{29}
脂肪组织	5.92~6.30	0.91×10^3	3.34×10^{26}~3.48×10^{26}	3.17×10^{29}
骨组织	11.60~13.80	1.65×10^3~1.85×10^3	3.00×10^{26}~3.10×10^{26}	5.55×10^{29}

在康普顿效应占比较高时，电子密度成为衰减的主要因素。例如，虽然骨组织比肌肉组织的电子密度小，但它单位体积中的电子数目多，相比之下，骨组织使得 X 射线衰减更明显。由表 2-7 看出，单位体积内的电子数，骨组织是肌肉组织的 1.65 倍，在以康普顿效应为主的衰减中，骨组织的衰减能力是肌肉组织的 1.65 倍。

医学诊断用的是连续、宽束 X 射线，其在人体中的衰减规律可表述为

$$I = BI_0 e^{-\mu' x} \tag{2-35}$$

式中 B 为积累因子，μ' 为受检体在有效能量、有效原子序数下的线性衰减系数，x 为被检体的厚度。

案例 2-3

患者 A（男性，38 岁，体重 83kg）与患者 B（男性，45 岁，体重 60kg），模拟 X 射线摄影（屏-片系统）中管电压均设置为 73kV。使用自动曝光控制系统（AEC），患者 A 自动选择 40mA·s，患者 B 为 28mA·s。患者 A 的体重及体厚均大于患者 B。

思考： 如果不使用 AEC 系统，在相同曝光条件下，患者 A 与患者 B 的图像会有何区别？

解答： 屏-片 X 射线摄影中，不使用 AEC 时，在相同曝光条件下，由于患者的体厚差异，对 X 射线的吸收不同，透过患者 A 到达胶片的 X 射线强度低于患者 B，比较所得 X 射线照片，患者 A 的 X 射线照片的密度低于患者 B（患者 A 的 X 射线照片偏"白"）。

五、影响X射线衰减的因素

影响X射线衰减的因素不仅与X射线本身有关，还与吸收物质的性质有关，主要有X射线能量、物质密度、原子序数、每立方米电子数和成像距离等。

（一）X射线能量

诊断用X射线在20~150keV的能量范围内，X射线与物质的相互作用中，线性衰减系数随入射光子的能量增大而减小；穿过相同的吸收体，射线束的高能成分透过率变大。对于低能光子，绝大部分通过光电效应被吸收，只有极少数光子透过。随着入射光子能量的增加，康普顿效应发生的概率增加，但就总体而言，不管哪一种作用占优势，都是入射光子的能量愈高，通过的光子百分数愈大。唯一的例外，就是对高原子序数的吸收物质并不完全遵守这个规律。

（二）吸收物质的密度

X射线通过人体时，吸收物质的密度越大，X射线衰减越多，X射线的衰减与物质的密度 ρ 成正比。在一定厚度时，组织密度决定着电子的数量，也就决定了组织阻止射线的能力，即组织密度对X射线的衰减直接相关。人体内除骨组织以外，其他组织的有效原子序数相差甚微，但由于组织密度的不同，因而可以形成不同密度差异的X射线影像。

（三）吸收物质的原子序数

吸收物质的原子序数越大，X射线衰减越大，即物质吸收X射线越多。透过量随入射光子的能量增加而增加的规律，对低原子序数的物质是正确的，但对高原子序数的物质，当入射光子的能量增加时，透过量还可能下降，这是因为当入射光子的能量等于或稍大于吸收物质原子的K电子结合能时，光电效应发生突变，即发生边缘吸收限现象。在X射线造影检查中，通常使用碘剂和钡剂，因为二者有着理想的K结合能（碘33.2keV，钡37.4keV），有更多的光电效应发生在K层，可产生高对比度的X射线影像。

（四）吸收物质的每立方米电子数

吸收物质的每立方米电子数越大，X射线衰减越大。X射线在物质中的衰减，主要是X射线光子与物质中的电子相互作用，电子数多的物质比电子数少的更容易衰减。

（五）成像距离

X射线的强度与距离的平方成反比，即X射线强度衰减的平方反比定律。在实际工作中，要合理选择成像距离，综合考虑X射线强度的变化、辐射剂量和图像半影等因素。

案例2-4

　　患者，女性，69岁，入院时拍摄X射线胸部后前位，使用站立位进行摄影，摄影距离180cm。两天后患者再次到影像科拍摄胸片，此时患者因无法站立，采用仰卧前后位摄影，摄影距离100cm。站立位时管电压为125kV，因摄影距离减至约二分之一，根据距离的逆平方法则，X射线强度增加4倍，为了防止过量曝光将管电压降为102kV。在AEC自动控制下分别得到立位1.5mA·s与卧位1.3mA·s的曝光参数，两者图像密度基本一致。

　　思考：胸部床边X射线摄影时如何设置曝光条件？

　　解答：由于患者卧床无法起身，使用床边机进行摄影检查。床边摄影的摄影距离一般为100cm，因摄影距离缩小，应根据距离平方反比定律降低曝光条件。

（赵英红　刘汪洋）

第五节 辐射防护的物理学基础

由案例 2-5 可以看出，原子能的开发和利用，在科学技术的发展上具有划时代的历史意义，而任何新技术的发展利用，在给人类带来方便和效益的同时，也会伴随着某些危害。辐射防护现已成为原子能科学技术中的一个重要分支学科，它是研究使人类免受或少受辐射危害的一门综合性的学科，它涉及原子核物理、放射化学、放射医学、放射生物学、放射生态学、辐射剂量学、核电子学等学科。

影像医学与核医学诊疗工作是利用高能射线对人体进行探查、诊断和治疗的实践性科学。由于放射线和放射性核素的固有特性，决定了人们既能从中受益，又会受到其直接或潜在的辐射伤害。因此，在实际工作中，必须强调辐射防护的法规意识，实施对电离辐射伤害的防护，保障医务工作者和公众的健康与安全。

本节将主要介绍医学照射中电离辐射的辐射量和测量方法；生物效应和损伤机制；辐射防护的基本原则和基本标准；影像医学与核医学放射防护的特点、剂量约束（dose constraint）和基本防护方法等。

一、电离辐射量

在电离辐射与物质相互作用的过程中，射线将施予物质一定的能量，并引起物质内部能量等特征的变化。辐射量及单位就是为描述辐射源、辐射场及辐射作用于物质时的能量传递，和受照物质内部的特征变化程度及演变规律而建立的特征量及其量度单位。

国际上选择和定义辐射特征量及单位的权威组织是国际辐射单位和测量委员会（International Commission on Radiation Units and Measurements，ICRU）和国际辐射防护委员会（International Commission on Radiological Protection，ICRP）。ICRU 和 ICRP 的职能主要是为临床放射学、放射生物学和放射防护学等领域归纳和给定电离辐射量及其单位的定义，并对这些量的测量和应用方法提出建议；推荐这一领域内最新的数据和知识。

（一）描述电离辐射场的物理量

电离辐射存在的空间称为辐射场，它是由辐射源产生的。按辐射的种类，辐射源可分为 X 射线源、γ 射线源、中子射线源、β 射线源等，与它们相应的辐射场称为 X 射线场、γ 射线场、中子射线场、β 射线场等。在对放射线的应用过程中需要定量了解、分析射线在辐射场中的分布。这种分布可以用粒子注量、能量注量等描述辐射场性质的量来直接表征。

1. 粒子注量（particle fluence） 是以入射粒子数目来描述辐射场性质的一个物理量。图 2-25 表示的是一个非平行辐射场的情况。假若以辐射场中某点 P 为中心划出一个小的球形区域，这样粒子可以从各个方向进入截面积为 da 的球体。如果从各个方向进入该球体的粒子的总数为 dN，则

$\mathrm{d}N$除以$\mathrm{d}a$的商，即定义为辐射场中P点处的粒子注量Φ，Φ的SI单位是m^{-2}。

$$\Phi = \frac{\mathrm{d}N}{\mathrm{d}a} \quad (2\text{-}36)$$

由于小球内的截面积可任意选取，对无论从任何方向入射到小球上的粒子，都可选取出相应的截面积。故ICRU定义的粒子注量不仅适用平行辐射场，也适用非平行辐射场。也就是说，粒子注量与粒子的入射方向无关。在一般情况下，通过单位截面的粒子数不等于粒子注量，只有在粒子单向平行垂直入射的特殊情况下才等于粒子注量。

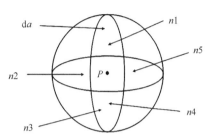

图2-25　非平行辐射场的粒子注量

在实际中遇到的辐射场是一种非常复杂的能量演变空间，其中每个粒子不可能都具有相同的能量。即使从辐射源发出时其初始能量相同（单能），进入物质后，由于相互作用，其能量沿着各自的轨迹和趋势逐渐减少，最后为零。因此，辐射场任何一点（任何一小球体范围），其射线粒子具有从$E_{\max}$到0的各种可能的能量，此时粒子能量计算公式为

$$\Phi = \int_0^{E_{\max}} \Phi_E \mathrm{d}E \quad (2\text{-}37)$$

式中Φ_E表示每单位能量间隔内的粒子注量，它定义为进入小球内能量介于E和$E+\mathrm{d}E$的粒子数与该球体的截面积的比值。

在辐射防护实践中，由于辐射源的性质可能随时会变，辐射特征量随时间变化的规律具有重要的研究意义，因此常用粒子注量率表征粒子注量在辐射场中随时间变化的速率。粒子注量率（particle fluence rate）$\dot{\Phi}$定义为

$$\dot{\Phi} = \frac{\mathrm{d}\Phi}{\mathrm{d}t} \quad (2\text{-}38)$$

它表示单位时间进入单位截面积球体内的粒子数。在辐射防护中，它表示单位时间内粒子注量的增加，粒子注量率的SI单位为$\mathrm{m}^{-2} \cdot \mathrm{s}^{-1}$。

2. 能量注量（energy fluence）　是用入射粒子能量来描述辐射场性质的一个物理量。除了用粒子数目，还可以通过辐射场中某点的粒子携带的能量来表征辐射场的性质。能量注量就是为此目的而引入的一个量，它用于计算间接致电离辐射在物质中发生的能量传递，以及物质对辐射能量的吸收。

能量注量Ψ定义为进入辐射场内某点处截面积为$\mathrm{d}a$的小球体内所有粒子的能量（不包括静止能量）之和$\mathrm{d}E_{\mathrm{fl}}$除以$\mathrm{d}a$所得的商，$\Psi$的SI单位是$\mathrm{J} \cdot \mathrm{m}^{-2}$。

$$\Psi = \frac{\mathrm{d}E_{\mathrm{fl}}}{\mathrm{d}a} \quad (2\text{-}39)$$

对于单能光子束，$\mathrm{d}E_{\mathrm{fl}}$就是光子数$\mathrm{d}N$与光子能量$h\nu$之积，即

$$\mathrm{d}E_{\mathrm{fl}} = \mathrm{d}N \cdot h\nu \quad (2\text{-}40)$$

单位时间内能量注量的增量，称为能量注量率（energy fluence rate）$\dot{\Psi}$，SI单位为$\mathrm{J} \cdot \mathrm{m}^{-2} \cdot \mathrm{s}^{-1}$。

3. 粒子注量与能量注量的关系　粒子注量Φ和能量注量Ψ都是描述辐射场性质的物理量，二者之间的关系为

$$\Psi = \Phi \cdot E \text{（能量为}E\text{的单能辐射场）} \quad (2\text{-}41)$$

$$\Psi = \int_0^{E_{\max}} \Phi_E E \mathrm{d}E \quad \text{（能量为连续分布的辐射场）} \quad (2\text{-}42)$$

式中Φ_E是同一位置粒子注量的微分能量分布，它等于进入小球的能量介于E和$E+\mathrm{d}E$的粒子数与该球体截面积的比值。

4. 谱分布　实际到达辐射场任一点的粒子，未必都有相同的能量。因而，上述的粒子注量Φ、

粒子注量率 $\dot{\Phi}$、能量注量 Ψ、能量注量率 $\dot{\Psi}$ 都存在按粒子能量的分布，简称谱分布（spectrum distribution）。谱分布有微分分布和积分分布两种形式。这里，以粒子注量、能量注量的谱分布为例来讨论。

特定位置上，粒子注量、能量注量按粒子能量的微分谱分布 Φ_E、Ψ_E，是指单位能量间隔内，能量为 E 的粒子构成的粒子注量或能量注量：

$$\Phi_E = \frac{\mathrm{d}\Phi(E)}{\mathrm{d}E} \tag{2-43}$$

$$\Psi_E = \frac{\mathrm{d}\psi(E)}{\mathrm{d}E} = \frac{\mathrm{d}\Phi(E)}{\mathrm{d}E}E \tag{2-44}$$

式中 $\mathrm{d}\Phi(E) = \Phi(E) \cdot \mathrm{d}E$ 和 $\mathrm{d}\Psi(E) = \Psi_E \cdot \mathrm{d}E$ 分别是能量在 $E \sim E + \mathrm{d}E$ 的粒子构成的粒子注量和能量注量。粒子注量微分谱分布的 SI 单位是 $\mathrm{m}^{-2} \cdot \mathrm{keV}^{-1}$。显然，粒子注量率微分谱分布的 SI 单位是 $\mathrm{m}^{-2} \cdot \mathrm{s}^{-1} \cdot \mathrm{keV}^{-1}$。

粒子注量、能量注量按粒子能量的积分谱分布 $\Phi(E)$、$\Psi(E)$，是指能量从最小值到特定能量 E（即累加终点）为止的那些粒子累计构成的部分粒子注量或部分能量注量

$$\Phi(E) = \int_0^E \Phi_E \cdot \mathrm{d}E \tag{2-45}$$

$$\Psi(E) = \int_0^E \Psi_E \cdot \mathrm{d}E \tag{2-46}$$

显然，如果式（2-45）和（2-46）中的累加终点扩大到 ∞，即可得到相关位置上由各种能量的粒子构成的全部粒子注量或全部能量注量。

5. 平均值 Φ_E 代表单位能量间隔内进入单位截面积小球的能量为 E 的粒子数，由这些粒子带来的能量为 $E \cdot \Phi_E$，因此，到达相关位置上粒子的平均能量为

$$\left(\overline{E}\right)_\Phi = \int_0^\infty E \cdot \Phi_E \cdot \mathrm{d}E \Big/ \int_0^\infty \Phi_E \cdot \mathrm{d}E \tag{2-47}$$

式中分子代表由各种能量的粒子带到相关位置上的总能量，由式（2-45）可知，分母就是到达相关位置的粒子总数。平均值 $\left(\overline{E}\right)_\Phi$ 中的下标 Φ，旨在强调该平均值计算中，用到的权重是粒子注量的谱分布。

（二）电离辐射与物质相互作用的物理量

辐射量及单位就是为描述辐射源和辐射场，以及辐射作用于物质时的能量传递和受照射物质内部的变化程度而设置的特征量及其量度。

1. 照射量 照射量（exposure）X 用来描述 X（γ）射线辐射场强弱。X（γ）射线可以使空气电离，电离所产生的电荷量与射线粒子的能量及数量有关，所以，可用 X（γ）射线在空气中产生的电荷量多少来间接表示辐射场的强弱。

照射量定义为：X（γ）射线的光子在质量为 $\mathrm{d}m$ 的空气中产生出的所有次级电子完全被空气阻止时，在空气中所形成的任何一种符号离子的总电荷量的绝对值 $\mathrm{d}Q$ 除以 $\mathrm{d}m$ 所得的值。即

$$X = \frac{\mathrm{d}Q}{\mathrm{d}m} \tag{2-48}$$

SI 单位为 $\mathrm{C} \cdot \mathrm{kg}^{-1}$，即库仑·千克$^{-1}$，没有专用名称。沿用的旧单位是伦琴，用符号 R 表示。1 伦琴为 1 千克空气中产生 2.58×10^{-4} 库仑的电荷量，即 $1\mathrm{R} = 2.58 \times 10^{-4}\mathrm{C} \cdot \mathrm{kg}^{-1}$ 或 $1\mathrm{C} \cdot \mathrm{kg}^{-1} = 3.877 \times 10^3\mathrm{R}$，另外，目前还使用毫伦琴、微伦琴等单位。

根据照射量的定义，$\mathrm{d}Q$ 中不包括次级电子发生轫致辐射被吸收后产生的电离。由于现有技术还不能对能量很低和很高的 X（γ）射线的照射量做精确的测量，因此，照射量实际仅适用于光子能量介于几千电子伏至几兆电子伏的 X（γ）射线。

照射量随时间的变化率称照射量率 $\dot{X}$，或称单位时间内照射量的增量。即

$$\dot{X} = \frac{dX}{dt} \qquad (2\text{-}49)$$

照射量率的 SI 单位为库仑·千克$^{-1}$·秒$^{-1}$（C·kg^{-1}·s^{-1}）。旧单位为伦琴·秒$^{-1}$（R·s^{-1}）、伦琴·分$^{-1}$（R·min^{-1}）、毫伦琴·小时$^{-1}$（mR·h^{-1}）等。

2. 比释动能　照射量是以电离电量的形式间接反映 X（γ）射线在空气中的辐射强度大小的物理量，它不能反映出射线在吸收介质中能量的转移过程。射线的吸收及其引起的效应直接取决于射线在介质中的能量转移。当间接致电离辐射在辐射场中与物质相互作用时，首先是间接致电离粒子将能量传给直接致电离粒子，然后直接致电离粒子再在物质中引起电离、激发，导致粒子的能量最后被物质所吸收。辐射剂量学中以比释动能（kerma）K 描述间接致电离粒子与物质相互作用时，传递给直接致电离粒子能量的大小。

比释动能 K 的定义为：不带电粒子在质量为 dm 的介质中所释放出的全部带电粒子的初始动能之和 dε_{tr} 除以 dm 所得的商。即

$$K = \frac{d\varepsilon_{tr}}{dm} \qquad (2\text{-}50)$$

式中 dε_{tr} 为间接致电离辐射在给定物质的体积元 dm 内，释放出来的全部带电粒子的初始动能总和。比释动能只适用于度量间接致电离辐射，但适用于任何物质。

比释动能的 SI 单位为 J·kg^{-1}；专用名为戈瑞（Gy），1Gy=1J·kg^{-1}。根据辐射场实际情况，也有毫戈瑞（mGy）、微戈瑞（μGy）等。

单位时间内比释动能的增量，称为比释动能率 $\dot{K}$，SI 单位为 J·kg^{-1}·s^{-1}。

3. 吸收剂量　比释动能所描述的是间接致电离辐射在介质中转移给次级带电粒子的能量，在辐射场中，次级带电粒子获取的能量一部分用于电离、激发，另一部分则转化为轫致辐射。轫致辐射是带电粒子与场物质作用时，能量直接转换成电磁辐射散发出去，因此在考虑吸收问题时不包括这部分能量。射线所引起的各种效应只与其在介质中用于电离和激发的能量有关，这些能量是射线真正在介质中所"沉积"的能量。射线在介质中所"沉积"的能量越多，即介质吸收的辐射能量越多，则由辐射引起的效应就越明显。辐射剂量学以吸收剂量（absorbed dose）D 来衡量物质吸收辐射能量的多少，并以此研究能量吸收与辐射效应的关系。

吸收剂量 D 为单位质量物质吸收电离辐射的平均能量，即

$$D = \frac{d\bar{\varepsilon}}{dm} \qquad (2\text{-}51)$$

式中 d$\bar{\varepsilon}$ 是任何电离辐射授予质量为 dm 的介质的平均授予能。

平均授予能 d$\bar{\varepsilon}$ 为进入质量为 dm 的体积元内的全部带电粒子和不带电粒子能量的总和与离开该体积元的全部带电粒子和不带电粒子能量的总和之差，再减去在该体积内发生任何核反应或基本粒子反应所增加的静止质量的等效能量。

对某一物质来说，在一定体积内接收的平均能量越多，则吸收剂量越大。不同物质吸收辐射能量的本领是不同的。因此，讨论吸收剂量必须说明物质种类。

吸收剂量的 SI 单位为焦耳·千克$^{-1}$（J·kg^{-1}），也称"戈瑞"，简称"戈"，用符号"Gy"表示。在放射剂量治疗学中，计算病人剂量和处方剂量时，为了方便，通常使用厘戈瑞（cGy）作为吸收剂量单位。

吸收剂量沿用的旧单位是拉德，符号记作"rad"。1rad=10^{-2}Gy。

各种辐射的生物效应，不仅与吸收剂量的大小有关，还与吸收的速率有关，是一个随时间的变化函数。因此需引入吸收剂量率的概念。吸收剂量率 $\dot{D}$ 表示单位时间内吸收剂量的增量。即

$$\dot{D} = \frac{dD}{dt} \qquad (2\text{-}52)$$

吸收剂量率的 SI 单位为焦耳·千克$^{-1}$·秒$^{-1}$（J·kg^{-1}·s^{-1}），其专有名称为戈瑞·秒$^{-1}$（Gy·s^{-1}）。

吸收剂量适用于任何类型的（带电和非带电的各种粒子）辐射及任何被辐射的物质。由于在同样照射条件下，不同物质，例如骨和软组织等吸收辐射能量的本领有差异，所以在涉及吸收剂量时，应该说明辐射类型、物质种类和照射位置。

4. 照射量、比释动能、吸收剂量之间的关系　照射量是以电离电量的形式间接反映辐射场强度的特征量，而吸收剂量和比释动能则是从射线能量转移的角度反映物质在与射线相互作用时，物质所吸收的射线能量，它们之间既有区别又有联系。即如果把 dε_{tr} 换算成等效的电荷数，即可从比释动能算出照射量。如果电离一对离子的平均消耗能量为 $\overline{W}_a$，则有

$$X = \frac{e}{W_a} \cdot \frac{d\varepsilon_{tr}}{dm} = \frac{e}{W_a} \cdot K \qquad (2-53)$$

式中 e 为一个电子的电量。

比释动能是非带电粒子传给全体次级电子的能量，吸收剂量是物质从全体电子吸收的能量，所以在同一物质中 dε_{tr} 与 d$\overline{\varepsilon}$ 应该是相等的，即

$$K = \frac{d\varepsilon_{tr}}{dm} = D = \frac{d\overline{\varepsilon}}{dm} \qquad (2-54)$$

式（2-54）要求次级电子产生的轫致辐射所转化的能量与次级电子传给物质能量相比小得多。一般在低原子序数和 X（γ）射线能量较低时，均可满足。

照射量、比释动能与吸收剂量是概念完全不同的辐射量，三者的区别主要体现在剂量学的定义和适用范围不同。

（三）辐射防护用辐射量

案例 2-6

　　两只双胞胎雄性犬，它们的体质状况完全相同，一只犬受到 γ 射线全身照射的吸收剂量为 12Gy，另一只犬受到中子（能量 100keV）全身照射的吸收剂量也为 12Gy，临床观察两只犬表现：①受照射后两只犬均出现呕吐和腹泻，但受到中子照射的犬临床症状出现更早，并伴有皮肤出血点和便血；②两只犬均诊断为急性放射病，受到中子照射的犬经抢救无效死亡，而 γ 射线照射的犬存活。

　　思考：（1）两只犬为什么吸收剂量相同但产生的生物效应不同？
　　（2）为什么要引入当量剂量的概念？

实际应用中最关注的是小剂量慢照射的辐射防护，在这种辐照中，损伤发生概率与辐照期间的积累剂量有正相关。辐射防护中常用的辐射量是与个体相关的当量剂量和有效剂量，与群体相关的集体当量剂量和集体有效剂量。

1. 当量剂量　辐射生物效应不是只由吸收能量大小决定，还与射线种类、能量大小有关。为描述生物效应发生的程度就必须对吸收剂量 D 加以修正，修正因子称之为辐射权重因数（radiation weighting factor）W_R。当量剂量（equivalent dose）H 可表示为

$$H = W_R \cdot D \qquad (2-55)$$

在辐射防护中，常常关注的是辐射对某器官或组织的生物效应，因此吸收剂量应取器官或组织的平均吸收剂量 D_T，则组织与器官的当量剂量的计算公式是

$$H_T = W_R \cdot D_T \qquad (2-56)$$

如果多种辐射作用于某组织与器官，则该组织与器官的总的当量剂量为

$$H_T = \sum_R W_R \cdot D_{T,R} \qquad (2-57)$$

表 2-8 为 ICRP 认定的辐射权重因数，它是根据外照射或内照射时的辐射种类和能量而确定的。

W_R 无量纲，故 H_T 与 D 的量纲相同，也是 $J \cdot kg^{-1}$，但专用名称为希沃特（Sv）。当量剂量随时间的变化率为当量剂量率。

表 2-8   不同辐射类型的辐射权重因数 W_R（ICRP 第 103 号出版物）

辐射类型	能量范围	W_R
光子	所有能量	1
电子和 μ 介子	所有能量	1
质子和带电 π 介子	所有能量	2
α 粒子、裂变碎片、重离子		20
中子	$E_n<1MeV$	$2.5+18.2e^{-[\ln(E_n)]^2/6}$
	$1MeV\leq E_n\leq 50MeV$	$5.0+17.0e^{-[\ln(2E_n)]^2/6}$
	$E_n>50MeV$	$2.5+3.25e^{-[\ln(0.04E_n)]^2/6}$

2. 有效剂量   为更准确地反映针对特性组织与器官的辐射损伤，还需对当量剂量进行加权修正，此修正因子称为组织权重因数（tissue weighting factor）W_T。人体的各个组织、器官 W_T 都小于 1，见表 2-9，对辐射敏感的组织、器官 W_T 较大，要求所有组织、器官的 W_T 总和为 1。W_T 的数值也由 ICRP 推荐。

表 2-9   器官和组织的权重因数 W_T（ICRP 第 103 号出版物）

组织或器官	W_T	$\sum W_T$
骨髓（红）、结肠、肺、胃、乳腺、其余组织	0.12	0.72
性腺	0.08	0.08
膀胱、食道、肝、甲状腺	0.04	0.16
骨表面、脑、唾腺、皮肤	0.01	0.04
	总计	1.00

注：其余组织：肾上腺、外胸（ET）区、胆囊、心脏、肾、淋巴结、肌肉、口腔黏膜、胰腺、前列腺（♂）、小肠、脾、胸腺、子宫/子宫颈（♀）。

经 W_T 修正后的当量剂量称为有效剂量（effective dose），用 E 表示。如果所受辐射包括了几种组织与器官，则辐射造成的有效剂量是各组织、器官有效剂量之和，即

$$E = \sum_T E_T = \sum_T W_T H_T = \sum_T W_T \sum_R W_R D_{T,R} \tag{2-58}$$

胸部透视和胸部摄影中，所辐射的组织和器官相同，但由于透视时 X 射线的曝光量远大于摄影（透视曝光时间较长），一般情况下，透视的有效剂量远大于摄影，因此，在常规胸部 X 射线检查中不建议选择透视方式。

实际测量当量剂量和有效剂量比较困难。为了计算放射性核素摄入体以后剂量的大小，可以采用放射性核素的生物动力学模型、参考用生理学参数及计算用体模。ICRP 采用男性和女性参考体模计算器官和组织的当量剂量。有效剂量针对性别参考人而定义。为了确定有效剂量，需先评价参考男人和参考女人的器官或组织当量剂量，然后通过平均来得出参考人的当量剂量，如图 2-26 所示。

表 2-9 中给出的组织权重因数，是对所有器官和组织的性别和年龄的平均值，包括男性和女性性腺。这种平均意味着这种方法只限于应用在放射防护中有效剂量的确定，特别是不能作为个人危险的评价。于是按照以下公式分别根据对参考男人和对参考女人的器官和组织 T 评估得到的当量剂量 H_T^M 和 H_T^F，计算出有效剂量：

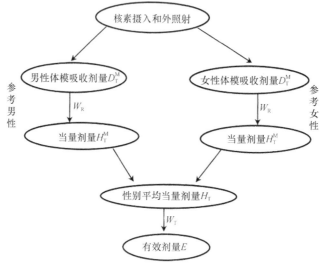

图 2-26　性别平均得到有效剂量

$$E = \sum_T W_T \left[\frac{H_T^M + H_T^F}{2} \right] \tag{2-59}$$

3. 集体当量剂量和集体有效剂量　统称为集体剂量。长期受低剂量辐射的人群不仅包括专业人员还涉及非职业人群，控制个体剂量工作非常重要，因此，引入集体剂量这个概念。

集体当量剂量（collective equivalent dose）S_T 是受辐射群体中每个成员所受当量剂量的总和。集体当量剂量的单位为人·希沃特。如果 N 个人所受当量剂量相同，则 S_T 为个人当量剂量的 N 倍。同样的概念也用于集体有效剂量（collective effective dose）。即每个人的平均有效剂量与人数的乘积为集体有效剂量 S，集体有效剂量的单位同集体当量剂量。

4. 待积剂量（committed dose）　是指放射性核素进入人体内的剂量积分估算。由于放射性核素进入人体的剂量估算涉及核素在体内蓄积、衰变、排泄等综合因素的影响，核素每时刻发生的衰变都会造成靶器官剂量，估算需要按一定规律拟合核素-剂量数学模型，如果核素进入体内滞留 50 年，就必须对 50 年的按每秒（时刻）剂量积分相加。根据待积剂量的概念还可以推导出待积当量剂量和待积有效剂量等。

待积当量剂量（committed equivalent dose）$H_T(\tau)$ 是指个人摄入放射性物质后，某一特定组织或器官 T 中接受的当量剂量率在时间 τ 内的积分，即

$$H_T(\tau) = \int_{t_0}^{t_0+\tau} \dot{H}_T(t)dt \tag{2-60}$$

式中 t_0 表示摄入放射性核素的时刻；τ 表示放射性核素对器官或组织 T 照射的时间期限（以年为单位），当没有给出积分的时间期限 τ 时，对于成年人隐含 50 年时间期限，而对于儿童隐含 70 年时间期限；$\dot{H}_T(t)$ 是对应于器官或组织 T 在 t 时刻的当量剂量率。待积当量剂量的 SI 单位为希沃特（Sv）。

待积有效剂量（committed effective dose）$E(\tau)$ 是经组织权重因子 W_T 计权修正后，受照人体相关器官、组织的待积当量剂量值的总和。其计算公式为

$$E(\tau) = \sum W_T \cdot H_T(\tau) \tag{2-61}$$

（四）常用电离辐射剂量之间的关系

如前所述，X（γ）射线照射空气形成辐射场，采用照射量（X）来评价 X（γ）射线辐射场的强弱；辐射粒子作用于靶物质，其能量被靶物质吸收的多少用吸收剂量（D）来表示；比释动能（K）

实际是 X（γ）射线等非带电粒子吸收剂量的一种特殊描述；由于不同辐射粒子造成的损伤效应各不相同，引入了当量剂量（$H_{T,R}$）的概念；不同的生物体或组织对同一辐射的敏感性存在差异，又出现了有效剂量（E）；待积剂量是指放射性核素进入体内的剂量积分估算；放射性核素进入体内要用待积当量剂量［$H_T(\tau)$］或待积有效剂量［$E(\tau)$］进行评价。这些电离辐射剂量之间的相互关系见图 2-27。

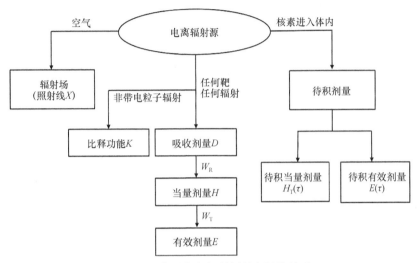

图 2-27 常用电离辐射剂量之间的关系

（五）电离辐射的测量方法

电离辐射的测量方法很多，主要利用了辐射产生的物理特性和化学特性，如热效应、电离效应、荧光效应、感光效应等。电离室法利用了电离效应，收集的电荷量可以表示照射量或吸收剂量；闪烁晶体法利用了荧光效应，将产生的光脉冲转变为电流脉冲进行放射性计数；热释光法利用了某些物质可以存储辐射能，受热后又会把辐射能以可见光形式释放出来的性质，由发光强度可以推算出相应的辐射量；感光法是利用胶片感光程度与辐射量相关的原理表示辐射量；放射性活度测量法，通过对射线的能量和强度进行测量，确定放射性核素的种类、性质和活度。

1. 电离室法测量照射量 隔离已知质量空气，测量给定质量的空气中由 X、γ射线释放出的次级电子在空气中所产生同种符号离子的总电荷量。自由空气电离室（标准电离室）是对照射量进行直接绝对测量的标准仪器。

2. 量热法测量吸收剂量 量热法是一种测量介质吸收剂量最直接最基本的方法。当受到辐射照射时，其吸收的射线能量只有小部分转化为化学能，大部分都以热的形式表现出来，由此导致介质升温，温度的变化直接反映了介质吸收辐射能量的程度。通过对温度精确的测量，可以间接测量单位质量介质能量，即吸收剂量。这就是量热计的基本原理。在吸收介质内需要测定吸收剂量的部位，放置一个体积较小的吸收体，作为量热计的敏感材料，它与周围介质必须绝热。吸收体吸收了射线能量后温度开始升高，借助微型测温器件（热电偶或热敏电阻）测出吸收体的升温，计算出吸收体吸收的热量，从而求出吸收剂量。另外，也可用电离室法间接测量吸收剂量。电离室测量的是照射量，吸收剂量通过计算而得出。

3. 热释光法测量吸收剂量 晶格内含有杂质或组成晶格的原子、离子缺位、错位，造成晶格缺陷，从而形成带电中心。晶格缺陷的带电中心具有吸引、束缚异性电荷的能力。当辐射照射剂量元件时，晶格中原子的价电子获得能量脱离原子束缚变成自由电子，自由电子会被带电中心吸引，从而重新被束缚。剂量元件吸收的辐射能量越多，束缚于带电中心的电子数目亦越多。当对热释光剂量元件重新加热时，可使带电中心束缚的价电子脱离吸引重新变成自由电子，同时以光的形式释放出能量来。发光强度的大小与束缚中心释放出的电子数目成正比，而电子数又与物质吸收辐射能量的多少有关。经过适当标定，可以测量剂量元件所在位置的吸收剂量。

4. 感光测定法 对胶片进行曝光，胶片中的感光物质（如溴化银）形成潜影，经过显影、定影处理，得到的照片其光学密度发生变化，变化程度与胶片吸收辐射能量的多少有关，在一定的剂量范围内呈线性关系。

5. 放射性计数法 用计数的形式来测量辐射场剂量的大小，盖革（Geiger）-缪勒（Muller）计数器 GM 最为常用。在 GM 计数管的阴极和阳极之间加上电压（几百伏至上千伏），当辐射入射到管内时，管内气体发生电离，且正、负离子分别向阴极、阳极运动。这些离子在运动过程中又与其他气体分子碰撞，产生新的电离，一次接一次的电离形成雪崩放电。每产生一次放电就会形成一个脉冲。脉冲信号的强弱主要取决于 GM 计数管的工作电压和辐射场剂量的大小。因此，确定了计数管的工作电压，即可测量辐射量。

6. 半导体剂量仪 半导体探测器是一种特殊的 PN 型二极管，也称固体电离室。主要用于测量高能 X 射线和电子束的相对剂量。当半导体探测器受到电离辐射时，会产生新的载流子（电子空穴对），在电场的作用下，电子空穴对很快分离并分别被拉向正极和负极，形成脉冲电流。

二、电离辐射的生物学效应

案例 2-7

世界上第一例辐射诱发癌症的报道见于 1902 年 10 月在德国汉堡医学会展，该患者 1898 年开始用右手检验 X 射线装置，1902 年被照射范围形成皮肤溃疡并发展成癌症，后虽截肢，但几年后因腋下转移而死亡。

1945 年美国在日本的广岛和长崎投下了两颗原子弹，至 2002 年统计，死于此次核爆炸的人数已超过 20 万，至今仍陆续有人死于核辐射所致的各种疾病，包括各种慢性放射病、白血病和多种癌症；海湾战争、科索沃战争中，多国部队分别向伊拉克、前南斯拉夫地区投放了贫铀弹。这些贫铀弹爆炸后产生了铀蒸气及大量贫铀尘，扩散到大气、水和土壤中，人体吸入和摄入后蓄积于肺、肝、肾等器官，通过辐射和化学毒害作用产生各种躯体损伤；1986 年 4 月 26 日，切尔诺贝利核能发电厂 4 号反应堆发生严重泄漏及爆炸事故。后续的爆炸引发了大火并散发出大量高辐射物质至大气层中，涵盖了大面积区域。这次灾难所释放出的辐射线剂量是广岛原子弹的 400 倍以上。事故导致 32 人当场死亡，上万人由于放射性物质的长期影响而致命或患有重病，至今仍有受辐射影响而导致的畸形胎儿。

此案例表明：放射性物质可给人类躯体及环境带来持续深远的影响，诱发各种相关疾病和癌症。

电离辐射作用于机体后，其能量传递给机体的分子、细胞、组织和器官，可通过某种机制产生一定的生物学效应。电离辐射将能量传递给有机体引起的所有改变，统称为电离辐射生物学效应（ionizing radiation biological effect），人类的放射损伤是一种严重的病理性辐射生物效应。为了在电离辐射应用中最大限度地获取利益的同时，保护自身和后代及其他物种免受电离辐射损伤，人们在辐射生物效应方面进行了长期不懈的研究。

（一）电离辐射生物学效应的表现

电离辐射的生物学效应表现既强烈又多种多样。它既能促进细胞分裂与生长、抑制生物体新陈代谢、诱发遗传性变异选育新品种，也能破坏细胞结构用于消灭病菌、害虫，还能用于疾病的诊断和治疗，但也会导致肿瘤及辐射病的发生。它无形、无色、无声、无味，其损伤经常不会马上表现出来，所以常被忽视。电离辐射损伤的程度不能简单地用接收多少辐射能量来衡量。例如，人体接受了 $10J \cdot kg^{-1}$ 的 X 射线的均匀辐射时就会致死，而紫外线照射致死的剂量是 X 射线剂量 $10^3 \sim 10^4$

倍；如果按接收能量而造成体温升高来看，机体温度仅升高 0.002℃，可见电离辐射产生的是非热生物效应。

电离辐射的剂量具有累积性，对生物体所造成的伤害大小与每次辐射的总和成正比。一般剂量下，电离辐射损伤的临床表现具有"潜伏期"，接受剂量越小，"潜伏期"越长，短者可为几小时、几天，长者可达数年，或以一定可能的形式出现在更长的时间里，或出现在被辐射者的后代身上，即表现为遗传效应。

■（二）电离辐射生物学效应的分类

1. 确定效应和随机效应 根据辐射损伤发生的条件和出现的临床表现，ICRP2007 年第 103 号出版物将电离辐射生物效应分为确定效应（deterministic effect）和随机效应（stochastic effect）两类。

（1）确定效应：当辐射作用于生物体的整体或局部组织时，构成该组织的相当数量的细胞被杀死，而这些细胞又不能由活体细胞的增殖来补充，从而使该组织或器官的功能受到影响，临床上可查出该组织或器官的严重功能性损伤，这样的发生机制产生的效应称为确定效应。确定效应的严重程度与照射剂量的大小成正比，且存在剂量阈值，通常为 0.1~0.2Gy。当剂量低于阈值时，因机体被杀死的细胞较少，不会引起组织或器官的功能性损伤，确定效应不会发生，在健康人中引起的损伤概率为零。随着剂量的增大，被杀死的细胞随之增加，当剂量增加到一定值时，其损伤概率上升到 100%，这个值为确定效应的阈值。超过阈值剂量后，损害的严重程度随剂量的增加而增加。除可引起组织或器官的功能损伤以外，射线还会损伤造血系统而导致次级组织损伤；也会有纤维组织替代功能细胞而减弱器官的功能。临床上的诊断结果取决于受照射组织的特定功能，例如眼晶体发生浑浊，而当性腺受到过量照射时可能引起暂时或永久不育。

不同的组织或器官发生确定效应的阈值大小不同。例如骨髓及造血系统、眼球晶状体及生殖系统的阈值较低，而造成皮肤辐射损伤的阈值较高。

在非正常情况下，急性辐射照射可以造成人类在内的生物物种的死亡。这是由于受到大量照射后，体内一个或多个器官系统严重损伤的结果。例如，当剂量超过大约 5Gy 时，会产生包括严重的胃肠道损伤的效应，当并发有骨髓损伤的情况下，可在 1~2 周内引起死亡。

（2）随机效应：电离辐射的能量沉积是一种随机性过程，即使辐射剂量较小时，也可能在细胞内靶体积中沉积足够的能量，并导致细胞变异，对于单个细胞的变异而产生的生物学效应是随机性事件，称这类辐射效应为随机效应。随机效应无剂量阈值，损伤的严重程度与受辐射剂量大小无关，随机效应发生的概率与所受剂量的大小成正比。需注意，这个剂量是累积剂量，因此，有日、月、年及终生剂量之说。随机效应分成两类：①损伤发生在生物体的体细胞内，可以诱发包括肺、胃、甲状腺及血液等组织器官的癌变，称致癌效应；②损伤发生在生殖细胞内，可以发生遗传性疾病，称遗传效应。

2. 躯体效应和遗传效应 电离辐射对机体的杀伤作用是诱发生物效应的基本原因。按辐射效应影响的广度，可把辐射对机体的危害分为躯体效应（somatic effect）和遗传效应（genetic effect）。躯体效应是发生在受照者本身的效应，遗传效应是指影响受照者后代的效应。

（1）躯体效应：机体细胞可分为体细胞和生殖细胞两大类，它们对电离辐射的敏感性和受损后的效应是不同的。机体所有组织和器官（生殖器官除外）是由体细胞组成，通常将出现在受照射者本身的效应称为躯体效应。躯体效应发生于体细胞，这类细胞的存活时间不能超过个体的寿命期限。躯体效应按其出现的范围又可分为整体效应和局部效应。整体效应如内、外照射引起的急慢性放射病等；局部效应即射线引起的皮肤和眼晶状体等局部损伤的效应。

（2）遗传效应：辐射对生殖细胞的损伤而影响受照者的后代，发生各种遗传性疾病，称为遗传效应。遗传效应发生于胚胎细胞，此类细胞的功能是将遗传信息传递给新的个体，使遗传信息在受照者的第一代或更晚的后代中显现出来。遗传效应分为两种：一种是显性突变，导致第一代子代遗传疾病；另一种是隐性突变，它对最初几个子代的影响很小，但后代遗传损伤的总数增加。从接受辐射到癌症发生的时间间隔可以从几年到数十年甚至更长。

3. 近期效应和远期效应　按辐射损伤出现的早晚，可把辐射对机体的危害分为近期效应和远期效应。当机体受到高剂量、高剂量率照射后，随着照射剂量的不同，照射后数小时或数周内发生的、临床上可以观察到的效应，称为近期效应。它表现为全身性效应，全身各个系统、器官都不同程度地受到损伤，其中以造血系统、消化系统和中枢系统损伤最突出。一次大剂量急性照射出现的急性损伤未得到恢复而延续下来，或在受照后近期未出现，经过一段时间后方出现的效应称为远期效应。

4. 小剂量低剂量电离辐射的生物效应　小剂量外照射的含义，包括两个方面：一是指一次照射较小的剂量，二是指长期受低剂量的慢性照射。国际上对小剂量的定义及其剂量范围尚无统一明确的规定，但小剂量电离辐射的特殊能量响应特性和生物效应一直是国际上电离辐射应用研究的热点。

（1）小剂量一次照射：机体受到一次小剂量照射后，在照后 60 天以内主要出现两方面的变化：①早期临床症状。多在受照后当天出现，持续时间较短，不经治疗一般数天后可自行消失，其表现以自主神经功能紊乱为主，如头昏、乏力、睡眠障碍、食欲减退、口渴和易出汗等。由于个体差异在受到相同剂量照射的情况下，有的反应较重，有的却无异常感觉。②血液学变化。主要变化是外周血白细胞总数和淋巴细胞绝对值减少。

（2）小剂量慢性照射效应：机体受到当量剂量限值范围内的长期照射，称为小剂量慢性照射或低水平照射。由于受照次数多、时间长，因而机体既有损伤的表现，又有修复和适应的表现。当修复能力占优势时，在相当长的时期内可不出现明显的损伤反应，如果机体修复适应能力差或累积剂量达到一定程度时，就可能出现慢性损伤性效应。临床症状可在接受辐射后几个月、数年或更长时间后才出现。主要有乏力、头晕头痛、睡眠障碍、记忆力减退、食欲减退、牙龈出血、脱发和性功能减退等。

（3）刺激效应：较大剂量的电离辐射已被公认具有降低免疫力和诱发肿瘤的作用。但低剂量电离辐射对免疫系统却具有一定的刺激或兴奋作用，同时它对生物生长发育、延长寿命、提高生育力、防癌和抗感染等方面具有有益的作用，能提高免疫能力，并能使小剂量预辐射照射后的大剂量辐射产生适应性，这种反转效应称为刺激效应或低剂量辐射兴奋效应（hormesis effect）。

（4）适应性反应：在提出低剂量刺激作用的同时，人们还发现低剂量预照射可以对另一次高剂量照射产生适应性反应（adaptive response）。与不接受照射的动物相比较，造血淋巴细胞的损害明显减轻。后来的一些研究证明，低剂量预照射后，对其后高剂量照射引起的致突、DNA 操作和致染色体畸变存在适应性反应。由于染色体畸变的适应性反映在不同个体和不同次培养时差异很大，因此有人怀疑所观察的阳性结果也许来自不同培养之间的差别而不是来自适应性反应。所以对于小剂量照射的远期生物学效应还需要继续进行深入研究。

（三）影响辐射生物效应的因素

影响辐射生物效应的因素很多，这里简单介绍几个主要的因素。

1. 与电离辐射有关的因素　照射剂量相同的情况下，因辐射种类不同，机体产生的生物效应也不一样。吸收剂量愈大，生物效应愈明显；剂量率愈大，效应愈显著；当总剂量相同时，分次愈多，各次照射时间间隔愈长，生物效应愈小；当吸收剂量和剂量率相同时，机体受照的部位不同，引起的生物效应也不同；其他条件相同时，受照面积愈大损伤愈严重；照射方式分为外照射、内照射和混合照射。外照射可以是单向照射或多向照射，多向照射由于组织接受剂量较均匀，故引起的效应大于单向照射。

2. 与机体有关的因素　不同种类的生物对辐射的敏感性差异很大，种类演化愈高，组织结构愈复杂，辐射敏感性愈高，如微生物的致死剂量要比哺乳动物高千百倍；即使是同一种类，由于个体的原因，辐射敏感性也不同；而同一个体，不同的发育阶段辐射敏感性也会各不相同，随着个体的发育过程，辐射敏感性降低，但老年机体的敏感性又比成年强；另外机体状态也直接影响辐射敏感性，比如，人在过冷、过热、过累、过饿、过虚和伤病等状态的耐受性都明显下降，辐射敏感性大大增加。不同器官、组织和细胞的辐射敏感性差异也很大，严格地说，没有一种组织完全不受辐射的影响。人类对辐射高度敏感的组织有：淋巴组织、胸腺、骨髓、肠胃上皮、性腺和胚胎组织等。中度敏感组织有：感觉器官、内皮细胞、皮肤上皮和肾、肝、肺的上皮细胞等。轻度敏感组织有：中枢神经系统、内分泌腺、心脏等。不敏感组织有：肌肉组织、软骨、骨组织和结缔组织等。

3. 化学因素 一些化学因素（辐射增敏剂、辐射保护剂等）可以修饰细胞、组织和器官的辐射反应，因此，在照射时必须考虑到化学因素的影响。

4. 环境因素 在低温、缺氧的情况下，可以减轻生物效应。

三、电离辐射损伤机制

电离辐射引起的生物效应，是一个非常复杂的过程，从机体吸收辐射能量到生物效应发生，要经过许多性质不同的变化。按放射生物学的观点，DNA（或基因组）和膜（特别是核膜）是受照细胞中的主要靶子，是引起细胞一系列生化变化的关键。染色体畸变是 DNA 损伤的结果。蛋白质和酶的辐射效应及一些重要代谢的紊乱，均为引起机体生理和病理变化的重要因素。在辐射引起上述损伤的同时，机体在一定范围内进行着反馈调节、修补和修复，试图减轻和改变这些损伤，这两种相反过程的消长和变化，决定着细胞的存活、老化、癌变和死亡。

（一）靶学说

1. 靶学说 靶学说认为，辐射生物效应是由于电离粒子或电磁波击中了某些分子和细胞内的特定（靶）结构的结果。射线辐射在靶上即引起某种生物效应；射线与靶区的作用是一种随机过程，是彼此无关的独立事件，"击中"概率服从泊松分布；射线在靶区内的能量沉积超过一定值便发生效应，不同的靶分子或靶细胞具有不同的"击中"数。按照这一学说，可根据受照射剂量的细胞或生物分子的比例来计算靶结构的大小，还可以进一步预测引起相同生物效应的不同射线的电离效率。

2. 电离辐射对靶细胞的损伤 按照现代生物学的观点，基因组 DNA 和生物膜是射线作用的靶，是引起细胞一系列生化、生理变化的关键。当然，蛋白质和酶的辐射效应及一些重要代谢的紊乱也不能忽视。

有增殖能力的哺乳动物细胞受一定照射，一部分丧失增殖能力，体外培养时不能形成细胞团；另一部分"存活"细胞仍保持增殖能力，体外培养时形成细胞团。"存活"细胞百分率随照射剂量增加而降低。剂量存活曲线（dose survival curve）是反映照射剂量与细胞死亡率之间的关系曲线。如图 2-28 所示，细胞存活率与照射剂量在半对数坐标纸上作图即构成剂量存活曲线。曲线是带"肩部"的指数曲线，肩部表示在低剂量区细胞存活率降低缓慢，肩部的大小反映了细胞对亚致死损伤的耐受力或修复能力。大多数哺乳类细胞受低 LET [射线粒子在其单

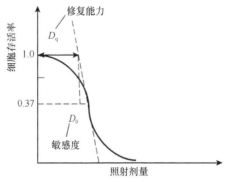

图 2-28 剂量存活曲线

位长度径迹上释放辐射能的多少称之为传能线密度（linear energy transfer，LET），其单位为 J·m^{-1} 或 keV·m^{-1}]辐射符合带肩部的剂量存活曲线。图中 D_0 是平均致死剂量（mean lethal dose），指存活曲线指数部分，即直线部分存活率每降低至 0.37 所需的剂量。D_0 是该直线斜率的倒数。D_0 的大小反映了细胞的辐射敏感性，哺乳类细胞的 D_0 值多在 1~2Gy。D_q 称拟阈剂量（quasi threshold dose），是在剂量存活曲线上存活率为 1 处划一横坐标的平行线，与曲线直线部分延长线相交，其所对应的剂量即为 D_q。

3. 靶学说的意义和局限性 靶学说对受照射后生物大分子的失活规律、辐射敏感体积的估计、靶相对分子质量的估算，以及在分子水平上评价不同品质射线对相对生物效能的影响等方面，具有

重要的指导意义。但由于历史及科学的局限性，经典的靶学说模型比较简单，对生物的复杂性认识不足，在使用上有一定的适用范围。尽管如此，靶学说在现代放射生物学中仍在应用和发展，如二元辐射作用理论建立的 DNA 双链断裂模型被看作是经典靶学说的发展。

4. 生物靶的调节作用　电离辐射损伤总是以离散的形式作用于靶部位，故辐射过程可以用靶理论从特殊靶受损的角度予以考虑。基因组 DNA 是公认的辐射作用细胞最基本的靶分子，辐射的生物效应是通过对细胞 DNA 损伤表现的。无论何种类型的辐射生物损伤，从发生机制上讲都是自由基对生物分子的损伤。而机体在受到照射时则会产生多种生物靶的调节作用，即具有对外来辐射进行自发地反馈调节、修补和修复细胞的功能。这种生物靶的调节和修复功能从本质上看可以归结为抵制和清除自由基的作用。

（二）辐射与自由基

电离辐射作用于机体外部或内部，使机体中的大分子（蛋白质、酶类）化合物激发或电离，产生自由基（free radical），造成分子结构的变化和生物学功能的改变，从而破坏组织细胞造成各系统的功能障碍，继而发生病理性变化。

自由基是带有一个或多个不配对电子的原子、分子、离子或原子团，具有极强的活性。为了使自由基显示出未配对电子特征，一般在原有原子、分子、离子或基团符号的上角、一侧或上方记一个圆点"·"，以显示带有未配对电子，但不表示未配对电子的数量。电离辐射时激发或电离的水分子经迅速的分子重组，产生大量高活性的自由基和水合电子等氧化活性基团，如羟自由基 $OH·$、水合电子 e^-_{aq} 和 $H·$ 自由基。它们可以通过以下几种途径造成组织或细胞的损害：①破坏细胞膜，使膜脂质过氧化，引起膜结构的破坏；②使细胞蛋白质氧化、脱氢，造成蛋白质的失活、结构改变、化学键的断裂，或使蛋白质交联和聚合，从而影响蛋白质的正常功能；③使糖链断裂和失活；④引起核酸的损伤，造成细胞死亡。核酸分子损伤发生后，若损伤严重不能修复，则细胞发生凋亡或坏死；若损伤程度轻可正确修复，则细胞恢复正常功能；若出现错误修复，产生基因突变，发生在体细胞可引发癌症，若发生在生殖细胞内，则会通过受精卵 DNA 复制和细胞分裂活动，把损伤传递给受照者后代，使其出现各种遗传缺陷，从而产生辐射所致的遗传效应。

在电离辐射致生物效应中，自由基的作用特别重要。因为：①自由基性质活泼，易与其他分子发生反应，它比电离作用产生的离子（如 H_2O^+）相对稳定得多，寿命也较长，故危害较大；②小分子的自由基可在介质中扩散，并在与其相遇的分子中获取所需电子，这使小分子自由基与距其产生部位较远的距离即可发生反应；③自由基影响其他分子的另一种方式，是将"多余"的电子传给邻近的分子，后者又将其传给另外的分子，接收此电子后变成自由基，这种链式反应可依次在一群分子中发生；④自由基除给出电子外，另一方面也可以从邻近分子中夺取电子，使后者变成自由基，也可发生链式反应依次涉及一群分子。机体有机分子的放射损伤几乎全是自由基作用所引起，若该有机分子在细胞中处于关键地位，则引起的变化可影响细胞的功能，导致辐射损伤，水分子的自由基引起约 1/2 的辐射生物效应，其余约 1/2 的生物效应起因于生物大分子的直接电离。

（三）直接作用与间接作用

当机体被辐射时，射线有可能直接与细胞中的关键部位（靶）作用，靶分子的原子被电离或激发，引起生物大分子损伤，称为直接作用（direct action）。直接作用与射线粒子在其径迹上释放的能量 LET 有关，LET 与粒子种类及能量大小有关，LET 越大，直接作用概率越高。直接作用造成的生物分子损伤效应称为直接损伤效应。如 RNA（核糖核酸）、DNA（脱氧核糖核酸）、蛋白质和各种酶类的化学结构改变。辐射剂量较大时，可使分子中的化学键发生断裂，造成代谢障碍。

生物分子处于射线的径迹外没有直接受到射线的作用，而是通过生物分子周围的介质发生辐射反应时产生自由基与生物分子作用，引起的生物分子损伤，称为间接作用（indirect action）。间接作用中，水分子是射线能量的直接接收者，生物分子并未直接接收射线的能量。由于机体内细胞的含水量较高（达 70%~80%），细胞内生物大分子存在于大量水的环境中，因此，间接作用在引起生物大分子损伤中具有重要意义。间接作用造成的辐射损伤效应称为间接损伤效应，它导致分子结构变化而生成新的有机化合物，发生代谢障碍，引起机体的病理变化。

无论直接作用还是间接作用，造成辐射损伤的原理相同，即高能辐射光子被生物分子破坏性吸收，导致分子结构和功能的改变，使细胞死亡或丧失正常的活性而发生突变。如电离辐射与 DNA 分子的作用机制为：①带电粒子与 DNA 分子的直接作用；②通过自由基与 DNA 分子的间接作用，即紧邻 DNA 处的水分子电离形成的自由基向 DNA 扩散，并将其能量转移给 DNA，从而使该分子发生化学变化，如图 2-29 所示。水受辐射分解后可产生离子和自由基。这些自由基具有过剩的能量而不稳定，会将能量转移给其他分子，使其损伤。

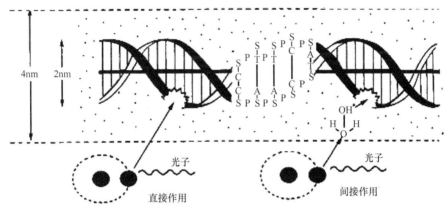

图 2-29　辐射对 DNA 的直接和间接作用

（四）原初过程和时间进程

辐射作用的原初过程包括物理、化学和生物化学三个阶段。物理阶段中，发生辐射能的吸收和传递、分子的激发和电离、自由基的产生及化学键断裂等；化学阶段中，能量的吸收和传递使细胞中排列有序的大分子处于激发和电离状态，特殊的生物结构也使电子传递和自由基连锁反应得以进行，从而导致初始生化损伤；生物化学阶段中，由于亚细胞结构的破坏引起酶的释放，代谢的方向性和协调性的紊乱导致初始生化损伤的进一步发展，从而引起生理生化变化直至病变或死亡。

对于辐射作用时间进程的划分，不同学者意见不同，其中代表性的主要有三个阶段，如表 2-10 所示。

表 2-10　电离辐射作用时间进程表

	时间/s	进程
物理阶段	10^{-18}	快速粒子穿过原子
	10^{-16}~10^{-17}	电离作用：H_2O 电离为 $H_2O^+ + e^-$，生物分子 B 直接电离为 B^+
	10^{-15}	H_2O 和生物分子的激发，产生 H_2O^* 和 B^*
	10^{-14}	离子–分子反应，如：$H_2O^+ + H_2O \rightarrow OH \cdot + H_3O^+$
		分子振动导致激发态解离，如 $H_2O^* \rightarrow OH \cdot + H \cdot$，$B^* \rightarrow B_1 + B_2$
	10^{-12}	转动弛豫，离子水合作用，如 $e^- \rightarrow e^-_{aq}$
化学阶段	$<10^{-12}$	e^- 水合前与高浓度的活性溶质反应
	10^{-10}	e^-_{aq}、$OH \cdot$、$H \cdot$ 及其他基团与活性溶质的反应
	$<10^{-7}$	刺团内水自由基之间的相互作用
	10^{-7}	自由基扩散和均匀分布
	10^{-3}	e^-_{aq}、$OH \cdot$、$H \cdot$ 及其他基团与低浓度活性溶质的反应
	1	自由基基本完成
	1~10^3	生物化学过程

续表

	时间/s	进程
生物化学阶段	数小时	细胞分裂受抑制
	数天	中枢神经系统及胃肠道损伤出现
	约1个月	造血障碍性死亡
	数月	晚期肾损伤、肺纤维样变性
	数年至数十年	癌症和遗传变化

四、电离辐射防护

人类自古以来一直生活在天然辐射场中并一直接受天然辐射源的照射，除此之外，随着科学技术的发展和进步，在某些生产实践中，人类还经常受到人工辐射源的照射。目前主要的人工辐射源有核武器爆炸落下的尘埃、反应堆与核电生产、医疗照射、科研与生产用放射源及核事故等。

医疗照射主要包括医学影像检查、介入放射诊疗、核医学诊疗和放射治疗中患者所受的照射(包括陪同人员所受的照射)，医务人员及科学研究志愿者所受的照射。医疗照射有外照射和内照射。医疗照射剂量是由诊断用的 X 射线或其他射线及注入人体内的放射性核素示踪剂和治疗用的体外照射源、宫内照射源及放射性药物产生的。医疗照射在个人和群体中引起的照射剂量是比较大的。仅 X 射线诊断的医疗照射所致的世界人均年有效剂量就达 0.4~1.0mSv。世界人均年有效剂量主要来自天然本底辐射和医疗照射，医疗照射平均剂量是可控的。

（一）辐射防护的目的和法规

1. 辐射防护的目的 为防止有害的确定效应发生，限制随机效应的发生概率，使之达到被认为可以接受的水平，应尽量降低辐射可能造成的危害。

确定效应具有剂量阈值，理论上只要将受照剂量控制在阈值以下就可以避免发生。因此，需制定足够低的当量剂量限值，把确定效应的发生概率降低到零。随机效应不能完全避免，其防护方法是使一切具有正当理由的照射保持在合理的最低水平，并不得超过为限制随机效应所制定的当量剂量。因此，辐射防护的主要内容就是制定辐射防护标准和监测方法；进行辐射防护监测并进行评价；研究辐射防护方法和采取可靠的防护措施；实施有效的辐射防护管理和医学监护等。

2. 辐射防护法规 电离辐射防护法规指国务院及有关部委颁布的监督管理辐射安全的行政法规。如共和国主席令、国务院令、国家卫生健康委员会令、公安部令、生态环境部令等，是辐射安全和放射卫生监督机构的执法依据，是职业人员在工作中的行为准则，同时也是受检者、放射工作者、普通公众维护个人权利的法律性依据。法规具有强制执行的特性。电离辐射防护标准包括由研究部门制定的关于质量、技术等方面的职业性国家标准、行业标准，是进行电离辐射防护监督与评价的科学依据。

（二）电离辐射防护的基本原则

为达到辐射防护的目的，ICRP 提出了辐射防护的三项基本原则，即辐射实践的正当化、辐射防护的最优化和个人剂量限值。这三项基本原则是相互关联的，在实践中不可偏废一方，它们构成了辐射防护体系的主体。

案例 2-8

在某促销活动中，顾客利用自己购买的发票抽奖。销售人员将涂有 [131]I 放射性核素的乒乓球作为获奖概率高的诱饵来欺骗消费者，其实暗箱中仅有一个涂有 [131]I 的球为一等奖，销售人员依靠携带的手表（一个小型放射性探测器）来示范暗箱中抓乒乓球的操作。

思考： 该操作违反了辐射防护的哪项基本原则？

1. 正当化原则 即指放射实践的正当化（justification of radiological practice）。任何产生电离辐射的实践都要经过论证，确定该项实践对人群和环境获得的利益必须超过付出的代价才为正当。如果拟议中的实践不能带来超过代价（包括健康损害代价和防护费用的代价）的净利益，就不应当被采用。显然，案例2-8违背了放射实践的正当化原则。

医学照射的正当化判断需要权衡利弊。对于重复性检查和妇女儿童人群也要引起足够的重视。

2. 最优化原则 放射防护的最优化（optimization of radiological protection）是指在确认辐射实践正当化的基础上，考虑到经济和社会效益后，遭受电离辐射的可能性、受照人员数量和个人所受剂量的大小，均应保持在合理的、尽可能低的水平。

最优化意味着防护水平应当是最佳的，取利弊之差的最大值，即在付出的代价和所得净利益之间的多种方案进行权衡，求得以最小的代价获得最大的净利益。

各种医学影像诊疗和放射治疗有着不同的特点和适应证，在选择时需充分考虑最优化原则。当然，防护最优化常常比较复杂，如肿瘤的放射治疗，降低剂量可能会影响治疗的效果，所以最优化应优先考虑放射诊疗中能获得多少可靠的信息，及在治疗性照射中达到的治疗效果。

在群体检查、CT诊断、介入诊疗及放射治疗等医疗照射中，要确保有符合要求的设备、技术及辅助设施，重视放射诊疗的质量保证。接受核医学诊治的患者要提供相应的指导，使患者的接触者受到尽可能少的照射损害。

医疗照射最优化的措施包括：①准确的临床判断和诊疗方法的选择；②对诊疗结果的正确解释；③科学的操作规程及参数选择；④合适的辐射源和防护设备。

案例 2-9

某医院为吸引更多的患者就诊，在其广告词中宣传："如在本医院做全面体检，可以免费赠送120元的CT检查（一次颅脑CT检查费用）"。

思考：如何从辐射防护角度看待这则广告？

解答：CT检查属于放射性诊断项目，是一种辐射实践。患者是否需要CT检查，首先要根据病情进行正当性判断，分析其获得的利益与受到的伤害之间的关系。医疗照射实践的正当化是在考虑了可供采用的不涉及医疗照射的替代方法的利益与危害之后，通过权衡利弊，证明医疗照射给受照个人或社会所带来的利益大于可能引起的辐射危害，该照射才是正当的。

CT检查中，受检者皮肤表面剂量为普通X射线摄影检查的几倍到几十倍，医院只看到眼前经济利益，不管其病情如何，不对CT检查做正当化判断，患者似乎得到了一些实惠，CT检查造成的随机效应一般不会马上察觉到，但造成的潜在危害有可能为日后埋下"隐患"。这是一起典型的医疗机构违背辐射防护基本原则的广告。

---

3. 个人剂量限值 剂量限值是指放射性职业人员和公众个人所受有效剂量或当量剂量的国家标准限值。应用原则与个人相关，适用于计划照射情况，又称个人剂量限值（individual dosage limit）。个人剂量限值是一个较为主观的界限，它不是"安全"与"危险"之间的一条分界线。在实践的正当化判断与防护最优化过程已有效地进行时，个人剂量限值的应用就会很少。

医疗照射不适用个人剂量限值的应用原则。ICRP在2007年颁布的第103号出版物中，不建议对患者和受检者个人实施剂量限值。因为医疗辐射需要的防护方法，不同于其他计划照射的防护方法，如在放疗中，用大剂量辐射的生物效应（例如杀死细胞）治疗癌症或其他疾病，为患者获取利益。

ICRP建议对医疗照射的剂量约束提供单独的指导，推荐使用诊断参考水平或医疗照射指导水平等作为针对性参照。对诊断和介入程序中的防护原则意味着避免不必要的照射，而在放疗中则将适当剂量准确注入待治疗靶位，避免健康组织受到照射。因此医疗照射防护原则的重点在于正当化和最优化。

正当化和最优化原则主要与辐射源有关，它们涉及的是对某种辐射源的利用和防护是否适宜；个人剂量限值与人有关，它涉及的是职业性从业人员和公众个人。个人剂量限值是不允许接受的剂量范围的下限，是不允许超过的，因此个人剂量限制不能直接作为防护设计和工作安排的依据。

（三）电离辐射防护的基本标准

为控制电离辐射的照射和放射性物质的污染，保护职业性工作人员和公众的健康与安全，相关部门制定了各类人员的各种照射剂量的限值，称为辐射防护标准。辐射防护标准是实施辐射防护的法定依据。世界各国的辐射防护标准都是根据 ICRP 的建议，结合各自的具体情况而制定的。辐射防护标准随着科学技术的发展和资料的积累，不断地被修改、更新和完善。自 1958 年到现在，ICRP 发布了一系列建议书，对辐射防护的原则和防护中的若干基本概念提出了一些新的建议。新建议根据科技发展水平把个人受照射剂量控制在相应的限制以下，其目的是为防止有害的确定效应，并限制随机效应的发生概率，使之达到被认为可以接受的水平。

1. 电离辐射防护的基本限值 分为职业照射和公众照射的基本限值。

（1）职业照射：①在限定的 5 年内平均年有效剂量 20mSv（5 年内 100mSv）；②任何 1 年的有效剂量不得超过 50mSv；③1 年中眼晶状体的当量剂量为 150mSv；④1 年中四肢（手和足）或皮肤当量剂量为 500mSv。

（2）公众照射：①年有效剂量 1mSv；②在特殊情况下，假如在限定的 5 年内平均每年不超过 1mSv，在单个的 1 年内可以允许有效剂量的数值大一些；③眼晶状体的年当量剂量为 15mSv；④皮肤的年当量剂量为 50mSv。

2. 电离辐射防护的导出限值 在辐射防护中，除了制定基本限值外，还常常需要提供其他相关量的限值。将需要限值的其他量通过一定的模式，同基本限值联系起来，由此得出的能反映基本限值的其他量的限值，称为导出限值或推定限值。

导出限值与基本限值之间关系的准确程度，取决于推导时所用的模式。比如表面污染导出限值，是指为了控制人的体表、衣物、器械及场所表面的放射性污染而规定的限值，由表 2-11 可知，工作服的放射性物质 α 和 β 污染表面的限值分别为 3.17×10^{-1} Bq·cm^{-2} 和 3.17×10^{0} Bq·cm^{-2}。

表 2-11 放射性物质表面污染导出限值

污染表面	α 放射性物质/Bq·cm^{-2}	β 放射性物质/Bq·cm^{-2}
工作台、设备、墙壁、地面	3.17×10^{0}	3.17×10
工作服、手套、工作鞋	3.17×10^{-1}	3.17×10^{0}
手、皮肤、内衣、工作袜	3.17×10^{-2}	3.17×10^{-1}

基于剂量限值可以确定职业照射的年摄入量限值（annual limit of intake，ALI），即放射性工作人员一年内摄入体内的某种放射性核素限量，由参考人员的待积当量剂量导出。对任一放射性核素，若一年内摄入数量等于 ALI 值，则相当于一年内受到全身均匀照射的剂量限值水平的危害。导出空气浓度（derived air concentration，DAC）指 ALI 除以参考人在一年工作时间吸入的空气体积（即 $2.4 \times 10^3 m^3$）所得的商。

对放射性工作人员，按每年工作 50 周、每周工作 40h、参考人每分钟吸入的空气量为 0.02m^3 计，则 DAC=ALI/（40×50×60×0.02）=ALI/（2.4×10^3）（Bq·m^{-3}）。此 DAC 值是基于放射工作人员年当量剂量值而导出的。

3. 特准限值 也称管理限值，是由行政主管部门制定的限制。它通常是作为放射性废物排放数量的限值。特准限值的设定，要确保个体或关键人群组的成员不会受到超过基本限值或次级限值的照射剂量。特准限值一般要比导出限值更严格一些，即其数值一般低于导出限值。

4. 参考水平 参考水平不是限值，是为了有效地实施防护，由放射防护部门确定的采取某一行动的剂量水平。对辐射防护工作中测定的任意一个量，都可以制定一个参考水平。凡遇到某一个量值超过或预测可能超过参考水平时，就应当采取相应的行动。最常用的参考水平有记录水平、调查水平和干预水平。

干预水平是指为降低因事故或误用放射源而产生的剂量或为缓减剂量的后果所采取的行动。只有预期补救行动带来的益处大于损害时才进行干预。比如核医学放射性物质不慎泼洒的剂量，可以通过尽早隔离污染区并在监控下疏散工作人员和患者等干预来降低。干预的形式、规模及持续时间均应是最优化的。干预不能使用剂量限值来约束，干预水平由国际或国家权威部门制定。只有在公众接触的辐射高于该干预水平值时，才考虑某种措施。

（四）医疗照射剂量的约束

1. 剂量约束与参考水平 剂量约束指对辐射源可能造成的个人剂量预先确定的限值，作为防护和安全最优化时的约束条件，是预期剂量的上限。计划照射中剂量约束值代表防护的基本水平，且将总是低于有关的剂量限值。在医疗照射中，剂量约束适用于受照人员及其亲属。

防护实践受医疗照射参考水平（reference level on medical treatment radiation）的约束。ICRP 第 103 号出版物指出，若计划允许发生的照射在该类参考水平以上时，即判断为不合适，因而应当设计并优化防护工作。选择的参考水平数值则依赖于所考虑的照射情况。

2. 医疗照射的参考水平 当受检者的剂量超过相应参考水平时就要进行技术优化，在确保获取必要诊断信息的同时降低剂量；反之，若受检者剂量低于参考水平，但不能保证诊断质量，也要采取相应的优化。受检者及病变的个体差异复杂多样，参考水平只能根据标准人的一般情况给出，因此在使用中要具体问题具体对待。

（1）放射诊断的医疗照射参考水平：根据 X 射线及摄影部位和体位，给出相应的医学照射参考水平。比如典型成年受检者 X 射线摄影、CT 检查、乳腺 X 射线摄影和 X 射线透视的剂量或剂量率的参考水平等，见表 2-12~表 2-15。

表 2-12 典型成年受检者 X 射线摄影的医疗照射参考水平

检查部位	摄影方位	入摄体表剂量/mGy·次$^{-1}$
腰椎	AP	10
	LAT	30
	LSJ	40
腹部、胆囊造影、静脉尿路造影	AP	10
骨盆	AP	10
髋关节	AP	10
胸	PA	0.4
	LAT	1.5
胸椎	AP	7
	LAT	20
牙齿	牙根尖周	7
头颅	AP	5
	PA	5
	LAT	3

注：①AP：前后位，LAT：侧位，LSJ：腰骶关节，PA：后前位；②入摄体表剂量系空气中吸收剂量（包括反散射），这些值是针对屏-片组合而言（钨酸钙增感屏，相对速度 200）。

表 2-13　典型成年受检者 CT 检查的医疗照射参考水平

检查部位	多层扫描平均剂量/mGy
头部	50
腰椎	35
腹部	25

注：由水当量体模旋转轴上的测量值导出；体模长 15cm，直径 16cm（头）和 30cm（腰椎和腹部）。

表 2-14　成年受检者乳腺 X 射线摄影的医疗照射参考水平

滤线栅	乳腺头尾位摄影平均剂量/mGy · 次$^{-1}$
不使用滤线栅	1
使用滤线栅	3

表 2-15　典型成年受检者 X 射线透视的剂量率参考水平

X 射线机类型	体表空气比释动能率/mGy · min^{-1}
普通医用诊断 X 射线机	50
有影像增强器的 X 射线机	25
有影像增强器并有自动亮度控制系统的 X 射线机	100

（2）核医学诊断的医疗照射参考水平：表 2-16 为典型成年受检者常用核医学诊断的活度参考水平。

表 2-16　典型成年受检者常用核医学诊断的活度参考水平

	检查项目	放射性核素	化学形态	每次常用最大活度/MBq
骨	骨显像	^{99m}Tc	MDP（亚甲基二磷酸盐）	600
	骨断层显像	^{99m}Tc	MDP 和磷酸盐化合物	800
	骨髓显像	^{99m}Tc	SC（标记的硫化胶体）	400
脑	脑断层显像	^{99m}Tc	ECD（双半胱氨酸乙酯）	800
	脑血流	^{99m}Tc	HM-PAO，ECD	500
甲状腺	甲状腺显像	^{131}I	碘化钠	20
	甲状腺癌转移灶	^{131}I	碘化钠	400
	甲状旁腺显像	^{201}Tl	氯化亚铊	80
心血管	心和血管显像	^{99m}Tc	HAM	800
	心肌断层显像	^{99m}Tc	PYP（焦磷酸盐）	600
肝和脾	肝和脾显像	^{99m}Tc	SC	150
	胆道系统功能显像	^{99m}Tc	EHIDA	185
肾	肾皮质显像	^{99m}Tc	DMSA（二巯基丁二酸）	160
	肾血流、功能显像	^{99m}Tc	DTPA	300
肺	肺灌注显像	^{99m}Tc	HSA（人血清白蛋白）	100
	肺断层显像	^{99m}Tc	MAA	200

3. 医疗照射对公众受照的约束　在医疗照射中，公众成员在候诊室等辐射有关场所附近偶尔会受到较低照射，必须知情可能的照射并自由做出选择，他们所受照射应按控制公众条款予以约束，所受到的照射不得超过 5mSv。

案例 2-10

被称为"为妇女造福工程"的百万妇女乳腺癌普查工作启动，普查工作采用的是 X 射线 CR 摄影和乳腺 B 超检查，属于收费性普查项目。目前在国内已经完成了少数普查，乳腺癌发现率为 1%左右。但该"工程"却受到了国内放射防护专家的强烈反对，国务院和卫生部为此已召开专题研讨会，就乳腺普查能否采用 CR 和可能带来的危害进行讨论。X 射线检查是一把双刃剑，一方面它可以诊断出疾病。另一方面，如果使用不当有可能诱发其他疾病。专家们称贸然采用没有影像质量控制的乳腺 CR 普查。将会使未患乳腺肿瘤的大多数妇女受到不必要的放射性照射。

思考：通过本节的学习内容谈谈你的认识和观点。

（五）电离辐射防护的基本方法

1. 内照射防护　放射性物质进入人体后，既具有生物化学毒性，又能以它的辐射作用造成人体损伤，这种作用称为内照射。内照射与外照射的显著差别是：即使不再进行放射性物质的操作，已经进入体内的放射性核素仍然在体内产生有害影响。

造成内照射的原因通常是因为吸入放射性物质污染的空气，饮用放射性物质污染的水，吃了放射性物质污染的食物，或者放射性物质从皮肤、伤口进入体内。因此内照射防护的主要目的是切断放射性物质进入人体内的各种途径，尽量减少或避免放射性核素进入人体的一切机会。使人体内放射性物质不超过国家规定的放射性核素年摄入量限值，减少或防止人体受到内照射的危害。其基本措施如下：

（1）防止放射性物质经呼吸道进入体内。空气污染是放射性物质进入体内的主要途径，应做到：①空气净化，尽量降低空气中放射性粉尘或放射性气溶胶的浓度；②换气稀释，利用通风装置不断排出被污染的空气；③密闭操作，把可能成为污染源的放射性物质放在密闭的手套箱或其他密闭容器中进行操作；④加强个人防护，操作人员应戴高效过滤材料做成的口罩、医用橡皮手套，穿工作服；在空气污染严重的场所，操作人员要戴头盔或穿气衣作业。

（2）防止放射性物质经口进入体内。避免水源、手、衣物等被污染或错误操作的发生。

（3）防止放射性物质经皮肤进入体内。手或皮肤有小创伤，要妥善包扎好并戴上手套，才能操作低水平的放射性物质；不准用有机溶剂洗手，避免增加皮肤渗透性。

（4）防止放射性物质不经过处理而大量排入江河、湖泊或注入地质条件差的深井，造成地面水或地下水源的污染。

（5）建立内照射监测系统。应对工作环境和周围环境中的空气、水源和有代表性的农牧产品进行常规监测，以便及时发现问题，改进防护措施。

2. 外照射防护　位于人体外的放射源对人体产生的照射称为外照射。外照射的特点是只有当机体处于辐射场中时，才会引起辐射损伤，当机体离开辐射场后，就不再受照射。对人体而言，外照射引起的辐射损伤主要来自 γ 和 X 射线、中子，其次是 β 射线。由于 α 射线在空气中的射程短，能被一张纸或衣服挡住，一般来说，α 射线不会造成外照射辐射损伤。外照射的危害有两种产生方式：一种来自于装置或设备使用时所产生的电离辐射，例如 X 射线机。另外一种来自于具有自发衰变规律的放射性物质所产生的电离辐射。前者随机器关闭，外照射危害即自动消除。而后者所产生的危害是持续性的，在其全部衰变成稳定核素之前，必须将其置于具有屏蔽性能的容器中封装起来，才可降低外照射的危害。

外照射防护的主要目的在于既保证达到电离辐射源的应用目的，又使得相关人员受到的照射保持在可以做到的最低水平。基本方法可归纳为时间防护、距离防护和屏蔽防护。在实际防护工作中，三种防护手段要互相权衡、合理调节、联合使用。

（1）时间防护：人体受照剂量的大小，正比于与放射源接触的时间。而时间防护就是利用这一原理，接触的时间越短，摆脱辐射的速度越快，所受到的照射就越少。所以时间防护是一种简单易行且无须经济代价的防护手段。要控制受照时间，放射工作人员就要事先做好操作计划，提高工作的熟练程度，掌握操作技巧，从而达到缩短受照时间的目的。

在某些场合下，如抢修设备或排除故障，工作人员不得不在强辐射场内进行工作，且可能持续一段时间，此时应采用轮流、替换方法，限制每个人的操作时间，将每个人所受照的剂量控制在拟定的限值以下。当然，这样安排并不能减少集体剂量，因此整个工作过程，要事先做好周密的计划，使得与完成这项工作相关的集体剂量保持在最低水平。

（2）距离防护：距离防护依据的基本原理是平方反比定律。对于外照射而言，观测点离源的距离比源的线性尺寸大 10 倍以上，放射源可被视为点源。如果忽略电离辐射在空气中的吸收和散射，那么辐射强度与放射源距离的平方成反比。例如，距离放射源 1cm 处的辐射强度为 I_0，距离放射源 5cm 和 10cm 处的辐射强度为 I_2 和 I_3，则 $I_2 = I_0 / d_2^2 = I_0 / 25$，$I_3 = I_0 / d_3^2 = I_0 / 100$。可见对外照射的防护，距离因子 d 为一重要因素。

距离防护对任何辐射源都十分有效。增大人体与辐射源之间距离的措施多种多样，常用的是使用灵活可靠的长柄操作工具，或者采用遥控设施远距离操作。操作室也要求有一定的面积和室高。

（3）屏蔽防护：是外照射防护的主要方法，诸如铅防护服、机房设计等，均涉及利用屏蔽对辐射的吸收。所谓屏蔽防护，是指在人体和辐射源之间放置能有效吸收放射线的材料，使穿过屏蔽材料后的射线强度降低到可被接受的水平，从而达到衰减或消除射线对人体危害的目的。屏蔽防护措施是否到位，直接关系到工作人员和公众的受照剂量和安全。对单能窄束 X（γ）光子辐射，经过屏蔽时其强度的变化遵从指数衰减规律。而实际情况较之复杂，主要是由于康普顿效应的存在，会产生能量较低的散射光子。散射光子偏离了原入射线的方向并离开屏蔽体，或在屏蔽体中几经散射后离开屏蔽体混入原入射线方向中，使原射线束展宽形成宽束射线。外照射防护中遇到的辐射大多是宽束辐射，在屏蔽防护设计中必须予以特别考虑。

（六）屏蔽材料的选择

1. 屏蔽性能　对不同射线屏蔽须选择合适的材料，选择医用屏蔽材料时需考虑：

（1）屏蔽材料的防护性能：屏蔽防护必须选择对射线的吸收能力强、散射量较小的物质。其选择原则必须根据辐射源特性来确定。

（2）屏蔽材料的结构性能：包括材料的物理形态、力学性质、机械强度和加工工艺等。分固定式和移动式：固定式屏蔽物指放射设施的防护墙、地板、防护门、观察窗等；移动式屏蔽物指铅屏风、铅手套围裙、铝套，以及运送、存储用铝罐、铅罐、石蜡罐等。作支撑结构的屏蔽材料应具高强度。有毒、有刺激性气味的材料不能用作屏蔽材料。

（3）屏蔽材料的稳定性能：稳定性能是关系到材料能否经久耐用。为了保证屏蔽效果不随时间而衰减，要求材料具备耐高温、耐腐蚀、耐辐射的特性。

2. 常用屏蔽防护材料　主要有屏蔽 X（γ）射线、屏蔽快中子和屏蔽高能电子的材料。

（1）屏蔽 X（γ）射线：一类是高原子序数、高密度的金属材料，如铅、钨等；另一类是低原子序数的通用建筑材料，如混凝土、砖等。

（2）屏蔽快中子：含氢量高的水、石蜡、有机玻璃、塑料制品及含较轻元素的材料，如石墨、高岭土等。

（3）屏蔽高能电子：材料包括铅、玻璃、有机玻璃等。

3. 铅当量　为了比较不同材料的屏蔽性能，常采用铅当量作为比较标准。铅当量是指达到与一定厚度的屏蔽材料相同效果的铅层厚度，单位为毫米铅（mmPb）。铅当量与射线的能量、材料的厚度、照射野的大小有关。

（七）医用诊断射线的防护

医用诊断射线包括 X 射线成像（透视、摄影、CT、DSA 等）及核医学成像（核素显像）。

1. X射线检查　对放射工作人员、受检者和公众的X射线防护，要对以下问题做出具体要求：

（1）X射线机的防护性能。辐射场中存在三种射线：①X射线管窗口出射的有用射线。②X射线管管套漏出射线。③诊断床、受检体中产生的散射线。在X射线管窗口设置固有过滤和附加过滤，对不同X射线机规定相应漏射线监测标准，比如透视、摄影及CT距焦点1m远处比释动能率不得超过1mGy·h⁻¹，口腔科X射线机规定为0.25mGy·h⁻¹。检查室内各类X射线机散射线不得超过0.15mGy·h⁻¹等。

（2）机房、辅助防护措施及个人防护用品。机房应尽量设置在建筑物底层；机房内应有通风、换气设施。X射线检查应尽量隔室操作，若介入手术等过程不能隔室进行，应采用坐位防护椅及卧位防护屏。工作人员和受检者必须自觉使用个人防护用品。

（3）X射线检查中有关防护的规范操作。①透视：尽量缩短曝光时间，缩小照射野，间断曝光观察。②摄影：限制曝光量，避免重复摄影，工作人员应隔室操作、观察。床边摄影时技师应远离X射线机，采用遥控器曝光。③CT：CT特别是多层螺旋CT检查剂量较大，应尽量缩小扫描范围，减少层数，对性腺、造血器官采用屏蔽防护。

（4）降低受检者剂量的技术方法。①降低受照部位剂量：选用适宜的焦-片距、管电压和滤过，采用DR摄影；②防止非检查部位受到多余照射：选择合适的照射野和恰当的摄影体位，注意非检查部位的屏蔽防护。

2. 核素显像　核素显像的防护包括放射性药房管理、放射性药物分发及放射性废物处理。

（1）放射性药房管理：核医学药房在收到放射性药物后要妥善保存，必须符合辐射防护的要求。

（2）放射性药物分发：在有屏蔽的防护罩或手套箱内进行，受检者接受药物后应立即由专门通道进入检查室，不得随意走动。

（3）放射性废物处理：残余药物及被玷污的注射器、防护手套等，应按射线种类、能量高低、半衰期长短分类按不同方式处理：①当废水的放射性活度降低到本底水平后可由下水道排出。②固体废物放射性活度下降到本底水平后可作一般废物处理。医院使用的核素均为短寿命核素，衰变到本底水平通常要经过10个半衰期。③长寿命核素药物的废物则需要运到官方指定的放射性废品库存放。

核医学科内的放射性物质的操作为开放性操作，切忌放射性药物通过口腔、皮肤、呼吸道进入人体形成内照射。

（八）放射治疗辐射的防护

1. 医用加速器的防护

（1）治疗室防护要求：治疗室和放射治疗工作场所必须通过环境影响评价和职业病危害预评价；屏蔽设计应考虑中子辐射防护；治疗室和控制室之间安装监视对讲设备；治疗室入口与加速器机房设置门机连锁装置和迷路；室外醒目处安装辐射危险警示标志；治疗室通风换气次数应达到每小时3~4次。

（2）安全操作要求：加速器使用单位必须配备放射治疗医生、物理师及技师；严格遵守各项操作规程，万一发生意外，立即停止辐照。

2. 医用γ照射治疗的防护

（1）γ源在贮存位置时，机头泄漏射线空气比释动能率的限值为：距源5cm各点小于200μGy·h⁻¹，距源1m各点小于10μGy·h⁻¹，最大不超过50μGy·h⁻¹；γ源在照射位置时，若源的活度小于185 TBq，距1m处机头泄漏射线的空气比释动能率不大于该处有用射线的0.1%；源大于185 TBq时1m处泄漏射线不大于有用射线的0.05%。

（2）准直器对有用射线透过率不大于2%；平衡锤对有用射线透过率不大于0.1%；γ源盒放射性泄漏造成治疗设备表面的β污染水平小于3.7Bq·cm⁻²。

（3）气路系统必须提供充足气压，保证抽屉在每日连续100次送源过程中不出现卡刹或中途停留现象。机头和准直器能在任何需要位置锁紧，并有防止机头压迫患者的保护措施。当停电或意外事故中断治疗时，放射源应能自动恢复到贮存位置。

（4）γ治疗设备应配备有用射线的监测仪表，并与源位开关连锁。

3. 对治疗者的防护

（1）放射治疗医师对患者病变的诊断、分期和治疗方式的利弊进行分析，选取最佳治疗方案并制定最佳治疗计划。

（2）采用适当的技术措施，保护照射野内外的正常组织器官。

（3）必须密切注意体外放疗中出现的放射反应和可能出现的放射损伤，根据病情变化需要，调整治疗计划。

（4）对体外放疗操作的防护，应根据肿瘤位置和对靶区剂量分布要求，正确使用楔形滤过板和组织补偿块，保证靶区吸收剂量的均匀性在±5%以内；对非照射部位，特别是敏感器官和组织，进行屏蔽防护。

（九）介入放射学的安全与防护

介入放射学（interventional radiology）是影像医学的重要分支，它是在医学影像设备（DSA）的引导下，以影像诊断学和临床诊断学为基础，结合临床治疗学原理，利用导管、导丝等器材对各种疾病进行诊断及治疗的一系列技术。在介入放射学迅速发展的同时，所带来的辐射损伤需引起足够的重视。

1. 介入诊疗中的辐射剂量 在介入诊疗中，受检者的受照剂量较高，而且所受辐射剂量的水平直接与 DSA 机型、防护条件和手术复杂程度等多种因素有关。表 2-17 列举了不同介入手术中的辐射剂量。不同类型疾病的介入诊疗受照剂量相差很大，同种疾病也会因具体情况差异较大。如在射频心导管剥离时，照射最长时间达 190 分钟，局部皮肤剂量达 8.4Gy，可直接导致患者皮肤和眼晶体损伤。

表 2-17　患者接受介入照射的时间与剂量水平

操作名称	曝光平均时间及范围/分钟	局部皮肤平均剂量及范围/Gy	剂量与面积乘积均值及范围/Gy·cm²	有效剂量均值及范围/mSv
	11.5（2.4~28）		93（33~402）	28.9（7.5~57）
	30（9~70）	0.15（0.05~0.3）	28.5（20~50.5）	
经皮腔内冠状动脉成形术（PTCA）	（60max）	1（43max）		10（140max）
	（56max）		42（266max）	
	43（3~53）	0.39	110（40~340）	
		0.1（1max）	143（83 SD）	
	12.8（0.1~180）	0.45（0.003~6.3）	58（0.5~810）	7（0.05~100）
经皮管腔血管成形术（PTA）	19.7（5.3~26）		68.5（22~150）	
	6		43.5（5~184）	
经皮颈静脉肝内门体支架分流术（TIPS）	46		354	
	42（27~108）		116（26~217）	
	50（31SD）		103（7~516）	
射频心导管剥离	21.4（142max）	0.9（6.2max）	56.4（12~184）	
	（190max）	（8.4max）	77.5（13~367）	
	28（3~109）		97.3（9~532）	
瓣膜成形术	53（40~120）		56	
			44	
	24（0.3~15）	1.1（0.013~7.0）	130（2~850）	20（0.2~140）
	37.4（8.1~58）		121（34~286）	
栓塞	23（1~75）		114（7~394）	
		（0.2~1.4）		（6~43）
		0.5	81.7	
			391（93~918）	
胆管引流		2.1	68.9（30~163）	

2. 介入诊断的剂量估算 可以直接用热释光剂量仪测量。将热释光片直接置于剂量分布区内，测出各部位吸收剂量值，再对组织权重因子加权，求出不均匀照射的有效剂量。

此外，还可以用面积剂量估算法的结果进行推算。测得吸收剂量乘以照射面积，SI 单位为 $Gy \cdot cm^2$。如某区域测得吸收剂量为 1Gy，照射野面积为 $20cm^2$，假设该照射野内剂量分布均匀，面积剂量为 $1Gy \times 20cm^2 = 20Gy \cdot cm^2$。

不同组织器官由面积剂量到有效剂量的转换因子如表 2-18。通过面积剂量与转换因子乘积估算出相应的有效剂量（在造影条件下无法由组织权重因子得出）。

表 2-18 介入操作不同解剖区域面积剂量有效剂量的转换因子（单位：$mSv \cdot Gy^{-1} \cdot cm^{-2}$）

介入诊断名称	解剖部位	转换因子	介入治疗名称	解剖部位	转换因子
脑血管造影	颈动脉	0.10	腹部血管造影（不含肾、肝）	肝脏	0.16
颈动脉血管造影	颈动脉	0.10	股动脉血管造影	股动脉	0.16
上肢血管造影	上肢	0.01	脑栓塞	颈动脉	0.10
下肢血管造影	下肢	0.01	AV 瘘血管扩张术	胸部	0.14
动静脉瘘管血管造影	胸部	0.14	胸部治疗操作	胸部	0.14
胸部血管造影	胸部	0.14	Stent 移出或插入	肝脏	0.16
肾血管造影	肾脏	0.16	TIPS	肝脏	0.16
经皮肝胆管造影术（PTC）	肝脏	0.16	肾造口术	肾脏	0.16
动脉-门静脉摄影术	肝脏	0.16	肾血管扩张	肾脏	0.16
肝脏血管造影	肝脏	0.16	腹部治疗操作（不包括肾和肝）	肝脏	0.16

3. 介入医师/技师的防护

（1）时间防护：提高操作熟练程度，尽量缩短曝光时间；

（2）距离防护：介入医师尽量远离 X 射线管，曝光时除术者及主要助手外，其他人员应尽可能避开 X 射线辐射；

（3）屏蔽防护：介入医师必须佩戴必备的防护用品。

（徐春环 高 杨）

第六节 X射线成像

一、模拟X射线成像

模拟 X 射线成像是区别于数字化 X 射线成像的一种成像方式，也称为传统 X 射线成像。采用传统 X 射线摄影、X 射线透视、X 射线造影、X 射线电视系统等成像技术，采集人体的形态学（人体组织器官形态、解剖结构特征等）和功能学等信息后，经过模拟方式的 X 射线能量传递、能量转换和影像信息保存等，最终以光学影像的形式显示在照片或荧光屏上。这样形成的一幅影像，称为模拟 X 射线影像。

（一）X 射线影像信息的形成

模拟 X 射线成像的发展中，主要采用两种成像模式，即 X 射线摄影和 X 射线透视，如图 2-30

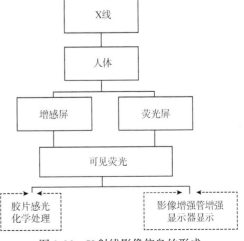

图 2-30 X 射线影像信息的形成

所示。这两种基本成像模式作为医学影像学的基础，在临床应用中相互补充。

X射线影像信息的形成条件包括：①具有X射线源：由X射线机产生的适合人体检查的X射线；②成像参数：每一次检查都必须根据人体的解剖学、生理学和病理学等因素，按照不同的摄影部位和技术特点，选择适当的X射线曝光条件（kV、mA、s等）。

X射线影像信息形成的基本原理：X射线有很强的穿透力，当一束强度大致均匀的X射线照射到具有三维空间分布的人体时，经过人体组织的吸收和散射而衰减，使透过人体的X射线强度分布出现差异。X射线强度在空间分布的不均匀性代表X射线影像信息已经形成（调制X射线），即X射线束在通过人体时已经载有人体的信息成分，X射线能量分布的差异记录了人体的状态。X射线信息影像不能为人眼识别，必须通过一定的采集、转换，显示系统将X射线强度分布转换成可见光的强度分布，形成人眼可见的X射线影像。

（二）X射线影像的显示

X射线影像的显示分成两种基本模式，即X射线照片影像和X射线电视图像。此阶段是把不可见的X射线影像再现为人眼可见的光学密度影像信息。

1. X射线照片影像　曝光后的X射线胶片经手工或自动冲洗机按一定的程序，经过显影、定影和干燥等处理过程，将潜影转变成为可见的密度影像，并以照片的形式固定下来。即采用化学成像的方法把记录在胶片上的X射线影像信息转换成光学密度影像，形成一幅X射线照片。X射线照片是黑白照片，须借助X射线观片灯，通过透射光将照片的光学密度分布转换为光的空间强度分布，形成视觉可见图像。

2. X射线电视影像　经影像增强器的荧光输入屏将X射线转换为可见荧光，荧光输入屏上的光强度信号由影像增强器放大为亮度很高的可见光图像,再通过摄像机摄取图像并进行光电信号转换，摄像管把光信号转换成视频信号，经过处理为全电视信号，最后在同步信号作用下输送到医用显示器上，还原为X射线电视图像。

X射线电视影像能实时、动态观察人体的组织结构。影像的观察效果取决于监视器荧光屏亮度、影像对比度、影像清晰度等因素。X射线电视影像为模拟信息，其主要缺点有实时观察视野不够大，图像转换过程中有变形、失真。

综上所述，模拟X射线影像的形成过程，一般经过X射线产生、X射线摄影、X射线照片影像形成等多个环节，每一个技术环节都可能使最初的X射线影像信息量发生变化，如图2-31所示。在X射线摄影过程中，必须掌握这些关键的技术环节，最大限度地获取并显示出人体的信息。

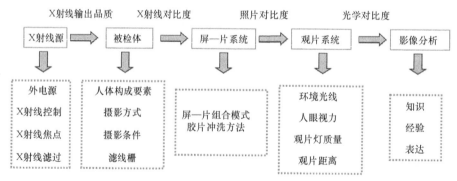

图2-31　模拟X射线影像的形成过程

（三）X射线成像相关理论基础

1. X射线束　在X射线成像技术中，X射线束作为信息的载体，具有：①与可见光相同的投影特性；②因受检者各组织间衰减不同而形成的吸收特性。

由于 X 射线管焦点输出的 X 射线是波长不等的多色 X 射线，所以线束的波长除了取决于阳极靶物质及管电压外，还与滤过有关。滤过包括固有滤过和附加滤过，通常以铝当量表示。

固有滤过包括：①X 射线管壁；②X 射线管组件（管套）内的绝缘油液；③X 射线管组件的射出窗等，三者叠加的铝当量为 X 射线管组件的固有滤过值。

附加滤过一般采用 0.5mm、1.0mm、2.0mm 等不同厚度的铝质滤过板。在高千伏摄影中还加用铜质滤过板，随着技术的发展，滤过板的材料还有钐、钼、钽等。以钽滤过板为例，钽滤过板不但能滤去低能射线，同时也能滤过高能射线，不同形状或不均厚度的滤过板还可用于控制图像密度。

其他具有特殊用途的滤过板有适形滤过板、楔形滤过板等,应用计算机技术的还有虚拟滤过等。

2. 散射线的定义及形成 在 X 线成像过程中，X 射线管发射的原发射线照射受检体时，一部分穿透受检体，一部分则产生光电效应和康普顿效应，从而使原发射线的强度衰减。透过受检体后的 X 射线束，一部分为带有衰减信息的剩余射线；另一部分则为与受检体作用形成的散射线（相对于原发射线而言，这部分射线也称为继发射线）。在 X 射线摄影中，随着管电压的增高，康普顿效应的概率增加，对图像质量的影响也随之增大。散射线的特点为：①波长较原发射线长（能量小）；②方向散乱，不规则。

3. 散射线对成像质量的影响 散射线使成像质量下降的主要原因为散射线使图像的对比度下降。因为从微观的层面上看，散射线在成像过程中形成了无数个光源（形成多源照射），干扰了成像光源的单一性。

4. 散射线的消除 减少散射线的最有效方法为应用滤线栅/器。在受检体与探测器之间放置滤线栅，使绝大部分赖以成像的、直进的剩余射线得以通过滤线栅而到达成像件，而散射线则大部分被滤线栅所吸收，如图 2-32 所示。

滤线栅的结构为宽 0.05~0.1mm、高 2.5~4mm 的铅条，夹持在间隔 0.15~0.35mm 的纸板或木板中，按一定斜率固定而成。X 射线摄影时，将滤线栅置于受检体和探测器之间，X 射线焦点至滤线栅的距离与滤线栅的焦距相等或接近，穿透人体的剩余射线与滤线栅的铅条方向平行，大部分散射线可被铅条吸收掉，如图 2-33 所示。

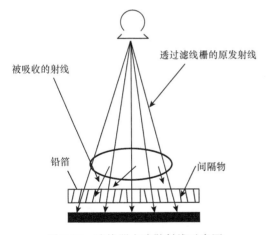

图 2-32 滤线器去除散射线示意图

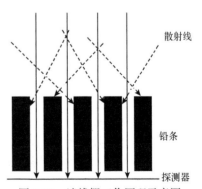

图 2-33 滤线栅工作原理示意图

5. 滤线栅的主要性能参数 主要包括栅比、栅密度和铅容积等。

（1）栅比（grid radio）R：定义为铅条高度与两铅条之间间隔的比值，即

$$R = \frac{铅条高度（h）}{铅条间隔（D）} \tag{2-62}$$

栅比的值一般有 5∶1、6∶1、8∶1、10∶1、12∶1、16∶1、34∶1 等多种，栅比越大吸收散射线的能力越强，摄影管电压较高时应选用栅比值较大的滤线栅。管电压在 100kV 以下时一般选

用 8：1~10：1 的滤线栅，在 100kV 以上时选用 10：1、12：1 的滤线栅。

（2）栅密度（number of strips）n：表示 1cm 滤线栅中的铅条数，即

$$n = \frac{1}{d+D} \tag{2-63}$$

式中 d 为铅条厚度。n 值大的滤线栅，吸收散射线能力强。

若铅条厚度为 0.05mm，间隔宽度为 0.3mm 时：

$$n = \frac{10mm}{(0.05+0.3)\ mm} \approx 29 \tag{2-64}$$

若间隔为 0.15mm 时：

$$n = \frac{10mm}{(0.05+0.15)\ mm} = 50 \tag{2-65}$$

（3）铅容积（lead content）P：表示 $1cm^2$ 滤线栅表面中铅的体积（cm^3），即

$$P = n \cdot d \cdot h \tag{2-66}$$

（四）模拟 X 射线图像质量评价

模拟 X 射线图像作为传递信息的一种形式，其信息量的多少取决于物理、生理及心理学的各种因素，但起决定性作用的主要是物理因素。在模拟 X 射线摄影中，X 射线图像的质量评价指标主要有密度（density）、对比度（contrast）、锐利度（sharpness）、失真度（distortion）和噪声（noise）等，主要受 X 射线管焦点、摄影条件、影像探测系统、受检体及图像处理等诸多因素影响。

1. 照片密度　在观察 X 射线照片时，看到的影像是存在黑白差异的，X 射线穿透较多处（如肺组织）影像较黑，X 射线穿透较少处（如骨骼、对比剂）影像较白，正是由于存在这种黑白差异才有我们看到的 X 射线影像。

对于模拟 X 射线成像，胶片乳剂膜的卤化银在 X 射线（穿透人体的剩余射线和散射线）的作用下，经冲洗还原为银原子后照片的黑化程度，称为 X 射线照片的密度（黑化度）。银原子沉积的越多，照片越黑，X 射线照片密度值越大。

X 射线照片的密度使用了光学密度这一物理量。以光强度 I_0 入射照片，经照片吸收后透过的光强度为 I，则透光率 $P=I/I_0$，而阻光率是透光率的倒数，所以阻光率 $S=I_0/I$，研究表明，人眼接受光强弱的感觉呈常用对数关系增减，因此，光学密度 $D=lgS=lg（I_0/I）$，如某点的透过率为 1/10，阻光率为 10，则 $D=1$。

照片的密度值可以通过光学密度仪测得，密度仪有狭缝光源和光电管，测量时将照片置于它们之间，就可以在密度仪上读出相应的密度值。

适合于 X 射线诊断的照片密度范围在 0.25~2.0，其中密度在 0.7~1.5 时信息最丰富，直接接受 X 射线照射的区域其密度值约为 3.0，胶片本底灰雾的密度值一般小于 0.2。

影响照片密度的因素有：

（1）管电压：感光效应约等于 kVp 的 n 次方，n 值在 2~4.5，具体与管电压、胶片类型和受检体厚度有关。实验表明，使用增感屏型胶片，受检者厚度为 16cm，管电压从 40kVp 上升到 150kVp 时，n 从 4 降至 2。在选择曝光条件时经常采用"一成法则"，即管电压增加一成（10%），感光效应增加一倍。

（2）毫安秒：即管电流（mA）与曝光时间（s）的乘积（mA·s）。在正常曝光的情况下，毫安秒与照片密度成正比，但在曝光不足或曝光过度时，密度值变化较复杂，相应的密度变化会小于毫安秒的变化，当毫安秒超过一定限度时，密度反而有所下降。上述现象是由于胶片的特性所决定，即胶片感度的非线性化（胶片反应的密度变化仅在约 2 个数量级的范围内与毫安秒成正比关系）。在实际 X 射线摄影工作中，X 射线机的电压降随管流增大而增大，导致 X 射线管输出功率下降，影响照片密度。

（3）焦-片距离：从X射线源到胶片的距离称为焦-片距，X射线强度与焦-片距的平方成反比。从充分利用X射线的角度而言，采用较小的焦-片距可以提高照片密度，但从投影几何学的角度而言是不可取的。因为缩短焦-片距会增加影像的模糊和放大失真，这对照片质量不利，所以焦-片距的选择要综合考虑各方面因素，不可偏废一方。胸部摄影焦-片距一般选择180cm，四肢选择90~110cm。

（4）增感屏：增感屏作为一种换能器件，将X射线转换成对胶片更为敏感的可见光，从而增强感光效应，提高照片密度。一般中速钨酸钙增感屏的增感效率在20以上，高速稀土增感屏则在100左右。应用增感屏可提高照片密度，但另一方面则会降低影像的锐利度，这种不利影响在高速增感屏中更为明显。

（5）胶片感光度：在同一照射量下，感光度高的胶片所得的影像密度大。胶片对影像密度的表现能力与胶片的感光特性有关。

（6）受检部位厚度、密度：照片密度随受检者厚度、密度的增高而降低，这是由于对X射线的衰减增加所致。

（7）照片冲洗因素：显影液配方、显影时间、显影液温度、显影液的老化程度都会对照片密度产生一定的影响。

（8）胶片的本底灰雾：本底灰雾是指胶片未经曝光直接进行显影、定影处理所得照片的密度。它包括片基密度（未经曝光直接定影后的照片密度，一般小于0.07）和化学灰雾，其和小于0.2（肉眼已经能够观察到），实际测得的X射线照片密度值也包括本底灰雾。

2. 照片对比度　X射线照片呈现的模拟像有低密度区（亮区）和高密度区（暗区），这种相邻组织的光学密度差异称为照片对比度（光学对比度）。如果密度表示该区银颗粒沉积量，而X射线影像对比度则表示银颗粒在X射线照片各区域中的相对分布。如以定量表述，则影像对比度是模拟影像上相邻两点间的光学密度（D_1、D_2）之差。其值等于照片上相邻两点透光强度（I_1、I_2）之比的对数值。用光学观点计量相邻两点的密度差，称为物理对比度。物理对比度表现在人眼感知方面，则称为生理对比度。两者之间有一定的差别，前者可用数值计算，后者则只能粗略地区分高低。物理对比度的计算式如下

$$K = D_2 - D_1 = \gamma \lg \frac{I_2}{I_1} \qquad (2\text{-}67)$$

式中D_1、D_2为X射线照片上相邻两组织影像的密度，I_1、I_2为两组织影像的透光强度，γ为胶片对比度值，γ值越大表示胶片的对比度越大。一般人眼所能感知的相邻光密度不小于2%~5%。

影响照片对比度的因素有：

（1）射线因素。①管电压：低千伏摄影时，骨、肌肉和脂肪等组织的吸收差异较大，获得的X射线照片对比度较高，高千伏时对比度较低；②毫安秒：从理论上讲，毫安秒对照片对比度没有直接影响，但是由于增加了毫安秒势必使照片密度加大，照片上原来密度较低的影像就会显示在胶片特性曲线的直线部分，从而改变照片对比度；③散射线：散射线会使胶片产生灰雾，它必然会降低照片对比度，所以减少散射线的影响，是X射线摄影中应特别注意的问题。

（2）受检者因素。①原子序数：原子序数较低的肌肉及脂肪组织发生光电效应较少，以康普顿效应为主，其对比度较差。对比剂的原子序数较高，以光电效应为主，其照片对比度较高，胃肠道造影和血管造影正是利用了这一特点进行的；②组织密度：相邻的人体组织密度相差越大，获得的照片对比度相对较高，胸部摄影时，虽然肺的组织密度与其他脏器相似，但因其含有较多的气体，同样可以获得良好的照片对比度；③厚度：相同密度、原子序数的组织，较厚部位的照片对比度比较薄部位低，这是因为较厚部位采用的管电压较高，引起散射线增多而降低照片对比度。

（3）屏-片因素。①增感屏：使用增感屏可以提高照片对比度，这是因为不同能量的X射线对荧光物质的激发存在差异造成的；②胶片γ值：γ值较大的胶片获得的照片对比度较高，即便是对

X 射线吸收差异较小的肌肉和脂肪，也能够在照片上分辨出来，乳腺摄影时要采用高 γ 值胶片的目的就是要获得高对比度的照片；③胶片对比度：胶片对比度越大，照片对比度就越高；④胶片的本底灰雾：本底灰雾会降低照片对比度；⑤照片冲洗因素：显影液温度偏高及老化也会降低照片对比度。

影响 X 射线照片对比度的因素很多，在实际工作中要特别注意其中的两种因素，一是选择合适的管电压，二是将散射线控制在最小范围内，以便获得对比度恰当的 X 射线照片。

3. 照片锐利度 半影的大小称为模糊度，是表示从一种光密度过渡到另一种光密度的距离，以其长度（mm）量度，模糊度与照片的锐利度呈负相关。

X 射线照片上的影像模糊包括：①X 射线管焦点引起的几何学模糊（H_f）；②受检体、X 射线管和胶片的相对运动产生的移动模糊（H_m）；③X 射线胶片和增感屏等感光材料产生的模糊（H_s）；④间接摄影中透镜及其他光学系统产生的光学模糊（H_o）等。在照片上观察到的模糊以上述四种因素为主，综合构成总模糊度（H），表示为各类模糊度值平方和的平方根

$$H = \sqrt{H_f^2 + H_m^2 + H_s^2 + \cdots} \tag{2-68}$$

当模糊数值 $H > 0.25$mm 时，肉眼即可感觉出模糊。假若相互紧密靠近的两点间距离等于或小于半影，则两点的影像融合，导致影像细节消失。模糊值增大可使照片对比度降低甚至消失。

照片上相邻组织密度的变化是逐渐的还是明确的程度即影像边界的锐利程度，称为锐利度。锐利度反映模拟影像中相邻结构边界上两点间密度的移行状态。照片锐利度以 S 表示，假设照片上不同密度的相邻两点 A、B，其密度值分别为 D_2、D_1，对比度 $K = D_2 - D_1$，如图 2-34 所示。如果密度由 A 点变化到 B 点的距离为模糊度 H，则锐利度 S 为

$$S = \frac{D_2 - D_1}{H} = \frac{K}{H} \tag{2-69}$$

S 与照片对比度 K 呈正相关，与照片模糊度 H 呈负相关，如图 2-35 所示。模拟影像边缘上两点间密度差别越大、半影值越小，目视的影像边缘越清晰，S 值越大。在 X 射线检查中，为了减小半影、增加锐利度，应尽量选择小焦点，增加焦-体距，减小体-片距。

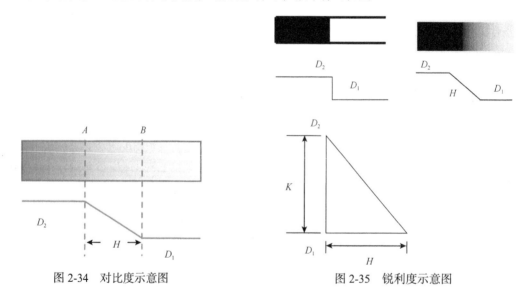

图 2-34　对比度示意图　　　　图 2-35　锐利度示意图

锐利度通常用分辨力作评价，对 X 射线照片上细微结构的分辨能力，称为分辨力，具体表现为某成像器件或材料（如荧光屏、电视系统、增感屏或胶片等）区分被照体细微结构的最大能力，分辨力也称解像度。

分辨力以每厘米或每毫米可分辨的线对数（$LP \cdot cm^{-1}$ 或 $LP \cdot mm^{-1}$）来表示。为了使测试结果标准化，一般使线条宽度与间隙宽度相等。

照片上模拟影像细节的分辨能力，即空间分辨力。可用照片的空间频率（LP·mm⁻¹）表示，通常使用分辨力测试板进行检测。分辨力 R 的计算公式如下

$$R = \frac{1}{2d} \tag{2-70}$$

式中 d 为分辨力测试板中能分辨的金属线径宽度（mm）。

分辨力首先取决于像素的大小，若像素大，则分辨力低。如模拟 X 射线摄影中，成像基本单位为银盐颗粒，其直径远远小于 CT 或 DR 等数字化成像方式中的像素大小，故模拟 X 射线照片的空间分辨力要优于数字化成像技术。

分辨力还受整个成像系统中各环节因素的影响，以 X 射线平片为例，包括胶片感光乳剂膜中的银盐颗粒大小及乳剂层的厚度、X 射线管的焦点、增感屏或影像增强器的性能、受检体的运动或不自主移动、间接摄影中透镜的光学特性等。X 射线照片上的分辨力是成像设备各元件的分辨力综合而成，总分辨力的倒数等于各元件倒数之和。因此，综合分辨力小于任何一个单元的分辨力。

在照片的光学密度值在 1.0~1.3 分辨力最大，密度值在 0.5 以下或 2.5 以上时，分辨力仅为最大值的 1/2 左右。

4. 照片失真度　X 射线摄影中，物体影像与实际物体在几何尺寸和形状上的改变程度称为照片的失真度。一帧对比鲜明、层次丰富的 X 射线影像，依靠优良的物理条件而成像的形态则取决于 X 射线投影过程中的几何条件。人体的三维结构透射为二维影像，必然会引起重叠后的空间位置失真。此外，由于 X 射线不是平行线束，而是呈锥形放射状，所以除中心线外，其余斜射线的投影也会产生放大与变形。

几何尺寸的改变称为放大，形态上的改变称为变形，即失真度有两方面的含义：放大与变形。X 射线焦点到接收装置的距离与焦点到受检体距离的比值称为影像放大率，为了减小放大率，应加大焦-片距、减小体-片距。

影响照片失真度的因素有：①焦-体距，该距离越大，影像放大越小；②体-片距，该距离越小，影像放大越小；③受检者的体位设计，受检部位的长轴应尽量与接收装置平面平行，以减小变形，否则，离开接收装置较远一端的放大率比较近的一端大，而使得受检肢体整体失真；④焦点与受检部位的相对位置，将受检肢体位置置于焦点的正下方，可以减小歪斜失真。

5. 图像噪声　实际上成像过程中会有许多因素引起图像密度在微观层面上的随机性变化，这种变化达到一定程度，进入识读者的视觉系统就会形成斑点（mottle）的感觉。影像上呈现的斑点会湮没微细信息的表达，而使图像质量下降，所以图像的斑点感是图像表达的负面效果。为了描述斑点感对图像识读时的干扰，通常借用声学术语中的噪声来表达。

在显示器上图像的斑点随机地显示于图像上，并且随时间的变化斑点显示的位置也在不断地变化（用"噪声"这一名词更合适）；斑点显示在 X 射线照片上则是位置不变的粗糙颗粒（用"斑点"这一名词更合适）。

（1）斑点形成的原因解析：在模拟 X 射线摄影中，斑点的成因主要有胶片斑点和增感屏斑点。由于胶片的基本成像单元为卤化银微晶体，虽然由粒径大的感光晶体构成的胶片其图像颗粒粗，斑点感也随之较明显，但与增感屏形成的斑点感相比则影响甚小，甚至可忽略不计。因为增感屏的成像基本单元为荧光晶体，与卤化银微晶体相比要小得多，且厚度仅为胶片的 1/10 左右，从斑点的定量描述中也充分证实此点。基于上述原因，一般在解析斑点的成因时，均着重于增感屏形成的斑点。

（2）增感屏的结构斑点与量子斑点：从微观层面而言，不论 X 射线胶片、增感屏或影像增强管，其成像面均由纳米级的微小晶体组成。晶体的尺寸及分布状况是结构斑点形成的原因。因成像器件结构方面的原因形成的斑点统称为结构斑点。量子斑点是由于入射光子的吸收密度的自然涨落引起的。在多数 X 射线摄影系统中，量子噪声所占的份额最大。

案例 2-11

受检者 A 拍摄胸片时，在曝光一瞬间发生咳嗽；受检者 B 拍摄足部正位片时，X 射线管的有效焦点面积设置较大而产生半影。两位受检者的 X 射线照片均产生一定程度的模糊。

思考： 两位受检者分别产生了哪种模糊？如何避免？

解答： A 为运动模糊，B 为焦点几何模糊。控制运动模糊的方法：取得受检者配合、受检者固定、缩短曝光时间、使用高感度屏-片组合；控制焦点几何模糊的方法：减少有效焦点的面积从而减小形成的影像模糊（半影）。

案例 2-12

男性，40 岁，体重 80kg，拍摄立位腹部平片，由于其体型较厚，生成的图像蒙上了一层"灰雾"，腹部低密度区的结构无法区别。检查设备后发现滤线器损坏，更换滤线器后再次为其拍摄腹部平片，发现"灰雾"现象有所缓解。

思考： 图像产生"灰雾"的原因是什么？除了使用滤线器外，还有何方法减少"灰雾"的产生？

解答： 受检者体型较厚，康普顿效应产生的散射线影响较大；减少散射线影响的方法有使用准直器、增大焦-片距、控制照射野、使用滤线器等。

二、数字图像基础

（一）数字图像的定义

图像虽为客观事物的视觉形象，但客观事物的双眼视觉感受为三维影像，而被记录在某种介质上则以二维的形式呈现。观察者根据本人的学识、经验进行形象思维，在脑中建立起"立体"的影像。

如图像元素的空间坐标和明暗强度呈连续变化，则该图像为模拟图像。模拟图像无法用计算机直接加以处理和分析。如图像元素的空间坐标和明暗强度是用离散数字表示，则该图像为数字图像，数字图像可以用计算机直接进行处理和分析。

数字图像，又称数码图像或数位图像，是以数组或矩阵形式表示的图像，其数字图像的单元为像素（pixel），像素是在模拟图像数字化时对连续空间进行离散化所得到的。每个像素具有整数行（高）和列（宽）位置坐标，同时每个像素都具有整数灰度值或颜色值，这些值经常用压缩格式进行传输和储存。

1. 图像矩阵与图像空间分辨力 图像矩阵的大小（像素数）一般根据具体的应用和成像系统的容量决定。其中正方形是较常用的一种形式。图像矩阵中的行与列的数目一般都是 2^N，这是由数字系统的二进制特性决定的。一幅图像中包含的像素数目等于图像矩阵行与列数目的乘积，数字图像是像素的集合，相邻像素点所对应的实际距离称为图像的空间分辨力。当图像视野确定后，空间分辨力由图像的行列像素数决定。

如果构成图像的像素数量少，像素的尺寸大，可观察到的原始图像细节较少，图像的空间分辨力低；像素数量多，像素尺寸小，可观察到的图像细节就比较多，图像的细节可见度高。描述一幅图像需要的像素量是由每个像素的大小和整个图像的尺寸决定的。在细节可见度一定的条件下，图像大比图像小需要的像素多，每个单独像素的大小决定图像的细节可见度。像素数量与像素大小的乘积决定视野。若图像矩阵大小固定，视野增加时，图像细节可见度降低。视野一定时，像素数与数字图像质量之间的关系如图 2-36 所示。

2. 灰度级数与数字图像灰度分辨力 计算机处理和存储数字图像采用的都是二进制数。模拟/数字（A/D）转换器将连续变化的灰度值转化为一系列离散的整数灰度值，这个过程叫作图像的量化（quantization）。量化后的整数灰度值又称为灰度级（gray level）或灰阶（gray scale）。灰度级之间的最小变化称为灰度分辨力。灰度级的数量由 2^N 决定，N 是二进制数的位数，常称为位（bit），常见图像该值取 8bit，表示图像灰度有 256 个等级，如图 2-37 所示，位数越高，灰度分辨力越高，图像的层次感越强，越清晰。量化等级越少，图像层次越欠丰富，灰度分辨力越低。

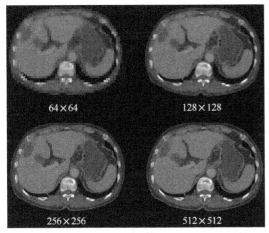

图 2-36 像素数与数字图像质量之间的关系

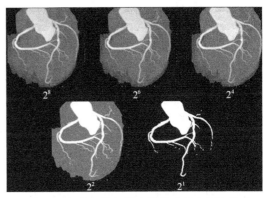

图 2-37 灰度级数与数字图像质量之间的关系

（二）数字图像的形成

数字图像一般通过下列三种途径生成。

1. 对模拟图像进行数字化而得 图像数字化包括采样和量化两个过程。一幅模拟图像可以经过 A/D 转换器将模拟图像转换为数字图像。转换器把图像的每条线都分成一行像素，这一过程称为图像的抽样（sampling）或采样。抽样后，图像被分解成在时间和空间上离散的像素，但像素的灰度值仍是连续值，还需把连续变化的灰度值变成离散的数字形式，即图像灰度的量化。然后将形成的数字图像存在存储器里。

2. 直接通过数字化成像设备产生 数字化影像设备可直接获得数字图像，如用数码相机拍摄的图像、DSA 图像、CT 图像、MR 图像、PET 图像等。

3. 通过计算机生成 可以通过一些绘图软件或者图像处理软件直接生成数字图像。

（三）数字图像的基本类型

医学影像中的数字图像主要分为二值图像、灰度图像、三原色图像和伪彩色图像等四种基本类型。目前，大多医学图像处理软件都支持这四种类型的图像。

1. 二值图像 二值图像的二维矩阵由 0、1 两个值构成，"0"代表黑色，"1"代表白色。由于每一像素取值仅有 0、1 两种可能，所以其数据类型为二进制。二值图像通常用于文字、线条图的扫描识别和掩模图像的储存。

2. 灰度图像 图像灰度矩阵元素的取值范围通常为[0，255]，因此其数据类型为 8 位无符号整数，常称 256 灰度图像。"0"代表纯黑色，"255"代表纯白色，中间的数字从大到小表示由黑到白的过渡色。二值图像可以视为灰度图像的一个特例。

3. 三原色图像 三原色图像分别用红（R）、绿（G）和蓝（B）三原色的组合来表达每个像素的颜色。三原色图像每个像素的颜色值（由 R、G、B 三原色表示）直接存放于图像矩阵中，由于每个像素的颜色需由 R、G、B 三个分量来表示，因此三原色图像的图像矩阵与其他类型不同，是一个三维矩阵。

4. 伪彩色图像 由于视觉的局限，人类对于灰度级的分辨能力仅 16~21 级。但对于不同亮度及色调的彩色分辨能力则可有上百倍的扩展。因此，利用视觉系统的这一特性，在原来的灰度图像中，依据不同的灰度值区域，赋以不同的色彩，使读者能更明细地区分这些不同灰度值所构成的图像。

（四）数字图像的维度概念

常见的数字图像按照信号所在维度的不同可以分为一维信号、二维图像和三维图像。

1. 一维信号　本质上是物理量在一维空间/时间（时空）上的分布，在形式上经常采用波形图表示，横坐标代表时空，纵坐标代表物理量的强弱，例如 CT 数据采集系统的输出是一维探测器阵列在某个角度探测到的 X 射线强度。

2. 二维图像　本质上是物理量在二维时空上的分布。在形式上经常采用二维灰度图像，横、纵坐标代表时空，灰度代表物理量的强弱，例如普通 X 射线影像。

3. 三维图像　是由一维信号及二维图像延伸而得来的，本质上是物理量在三维时空上的分布。在形式上经常采用三维灰度数据，如螺旋 CT 采集的容积数据。

（五）数字图像处理的基本方法

一幅数字图像实际上就是一个数字矩阵，所以可以对整个矩阵或者矩阵的一部分或者某个数据进行各种各样的数学处理，从而实现数字图像的处理。数字图像处理可以在空间域或变换域[如频率域（frequency domain）]完成，从而实现不同的处理效果。

1. 空间域处理　图像运算是指对图像像素进行运算。图像像素的特征可以用灰度值和空间坐标表示。因此，对像素的运算实际上即为对像素灰度值或坐标值的运算。参与运算的对象既可以是两幅或多幅图像中的相应像素，也可以仅为一幅图像中的像素，按一定规律进行的交换。

（1）点运算：输出图像每个像素的灰度值仅仅取决于输入图像中相对应像素的灰度值。换言之，点运算仅涉及原图像（输入图像），运算对象是输入图像像素的灰度值。点运算具有两个特点：①根据某种预先设置的规则，将输入图像各个像素本身的灰度逐一转换成输出图像中对应像素的灰度值（与该像素邻域内其他像素无关）；②点运算不改变像素的空间位置。因此，点运算也被称为灰度变换。

点运算是图像处理中一项既基本而又很重要的操作，一般用于特定要求的图像显示。除了应用在灰度直方图增强外，还有以下几种主要的应用：

1）图像反转：如果输入图像是一幅负像，希望以正像显示（反之也如此），就可通过图像反转完成。假设输入图像的灰度分辨力为 8 bit，即灰度范围为 0~255，则按式（2-71）映射关系进行灰度转换即可完成图像的反转。图像反转如图 2-38 所示，左边一幅图为正常胸部正位片，右图为反转运算后的反转像。

$$G_{out}(x, y) = 255 - G_{in}(x, y) \qquad （2-71）$$

2）线性畸变校正：成像过程中，某些环节可能会引入非线性。例如：有些胶片数字化仪的光-转换曲线存在拐点，换言之，当超出线性范围后，输出电信号的强度将不再与入射的光强度保持线性增长的关系。在这种情况下，只要已知在某些环节引入非线性的函数关系，就可以设计一个反函数，根据这个反函数对输入图像进行灰度变换，就能校正原来存在的非线性。

3）直方图匹配：又称直方图规定化，是指将一幅图像进行灰度变换，使其灰度直方图与另一幅图像的灰度直方图相等或近似，从而使前者具有与后者类似的色调和反差。

（2）代数运算：是指对两幅或两幅以上的输入图像中对应像素的灰度值作加、减、乘或除等运算后，将运算结果赋给输出图像相应像素的灰度值。这种运算的特点在于：①与点运算相似，代数运算结果和参与运算像素的邻域内像素的灰度值无关；②代数运算不会改变像素的空间位置。

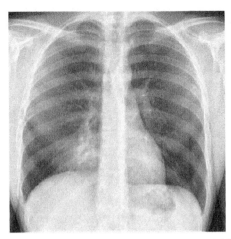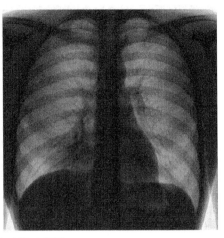

图 2-38　图像反转示意图

代数运算在图像处理中实用性很强,如用多幅图像相加或求平均值可以有效地消除或减弱静止图像中随机噪声的影响。此外,用图像相减的方法还可以从原图像中消除背景,以突出表现感兴趣对象。影像学中已广泛应用的 DSA 技术即为临床应用的实例。

(3)几何运算:几何运算有简单的运算(如平移、旋转、放大、缩小等),也有非常复杂的运算(如变形等)。一般的几何运算包含空间坐标变换和灰度变换两种。空间坐标变换确定运算结果中像素的坐标和原图像中对应图像坐标之间的关系。灰度变换则确定了运算结果中像素的灰度与原图像中对应像素及其相邻像素灰度之间的关系。因此,与点运算及代数运算不同的是:①几何运算的结果都会改变组成运算对象的各像素空间位置;②运算结果中各像素的灰度值可能不仅取决于原图像中对应像素本身的灰度值,有时还取决于其相邻像素的灰度值。

在图像配准(registration)处理技术中,会应用到各种几何运算,如图像相减就必须先将参与相减的各幅图像配准,否则就不能得到正确的图像差。又如:在用一系列相继排列的二维图像重构成三维图像时,也必须首先将这些二维图像互相配准。

2. 变换域处理　图像的运算等基本图像处理都是在空间域或空间坐标系中定义和描述的。但是在某些场合下,为了达到某种目的(通常是从图像中获取一些重要信息),需要将图像从空间域转换到其他域(广义地称它为变换域),经过变换后的图像将更为简便、有效、快速地进行处理和操作,这种数学技巧即为图像变换。图像处理中采用的变换方法很多,如傅里叶变换、离散余弦变换、Radon 变换、小波变换等,其中应用最广的是傅里叶变换。

傅里叶变换是将需处理的对象从原来的变量域(时间域或空间域)转换到频率域,简称频域。在频域中,该对象可以被分解成不同频率的组成部分,每个频率成分表达成具有各自频率、相位和振幅的正弦波,相位值和振幅值都是频率的函数。一个信号的所有频率成分,其振幅和相位的变化构成振幅频谱和相位频谱。不论是振幅谱或相位谱,都可用二维图像来显示。在这幅图像中,灰度值代表相应频率成分的振幅或相位的大小,而并非反映原图像像素的光反射特性,但频谱的变化可以反映出原图像灰度值的变化情况,如低频分量反映图像背景区域和慢变部分,高频分量反映图像噪声、边缘和跳变部分,直流分量则正比于图像的平均亮度。如图 2-39 所示,(a)图、(b)图分别是一名胶质瘤患者头颅 MR 原始图像和加入高斯噪声处理后的图像,(c)图、(d)图分别为两者傅里叶变换的振幅频谱。(d)中高频成分的幅度比(c)高。由此看出,图像傅里叶变换可使图像信息在空间域中不明显或难以表征的特点在对应的频率域中表现突出,从而方便识别和处理。

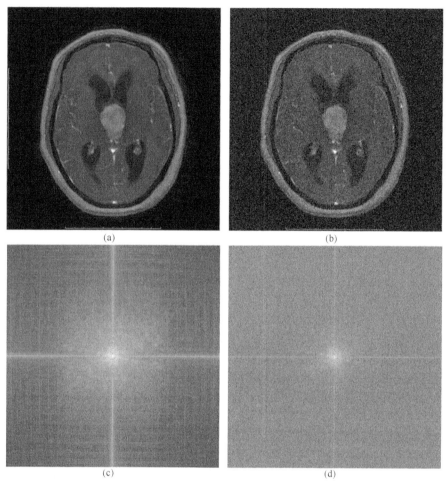

图 2-39　有无噪声的 MR 图像及傅里叶变换后振幅频谱比较

傅里叶变换和其他变换技术在图像处理和分析领域有着重要的地位和作用,如图像增强、图像特征提取、图像压缩与编码等图像复原等。

(六)医学影像中常见的数字图像处理方法

图像处理技术种类繁多、方法多样,医学影像技术中常见的图像处理技术主要有以下几种:图像增强、图像分割、图像配准及融合等。

1. 图像增强　是指根据应用的需要,人为地突出输入图像中的某些信息,抑制或消除另一些信息的处理过程。图像增强技术主要包括直方图修改、图像平滑、图像边缘锐化及伪彩色增强等。可以对整幅图像进行全局处理,也可以对其中的一部分进行局部处理;可以直接在图像所在的空间域中进行处理,也可以将被处理图像转换到另一个变换域内进行间接处理(如频率域);可以对每一像素进行独立的与其他像素无关的点处理,也可以在像素及其周围某一邻域内进行模板处理;可先对图像进行傅里叶变换生成图像的频率空间,再通过修改图像的傅里叶频谱进行处理。

2. 图像分割　对图像进行增强处理后,常将注意力集中在整幅图像的某感兴趣区域,即通常称之为目标或物体的那部分,并对这一部分图像作进一步分析和定量描绘。相对于目标而言,图像的其他部分则称之为背景,将目标和背景相分离并从整个图像中提取出目标的处理过程称为图像分割。

图像分割的实质是将一幅图像细分为构成它的子区域或子图像,属于同一个子图像的像素在某种性质上是相近的,而属于不同子图像的像素在某一种性质上相差较大。这里所指的性质可以是灰度、灰度梯度、纹理特征乃至相对空间位置等。因此,图像的分割过程就是按某种性质对像素进行识别和分类的过程。比较常见的图像分割方法包括：①基于区域的分割方法（阈值法、区域生长、区域分裂和聚合、分类器和聚类等）；②边缘检测（并行微分算子法、基于曲面拟合的方法、基于形变模型的方法等）；③结合区域与边缘技术的方法；④基于模糊集理论的方法；⑤基于神经网络的方法等。

　　图像分割是图像分析中重要的环节。只有准确地将目标从图像中提取出来，才能进一步对该目标作定量的描绘或其他处理。在许多情况下，图像分割时目标和背景之间的区分是模糊的，阅读者在分辨图像的目标和背景时，不仅要根据图像本身的物理性质，而且还要根据其本身积累的学识和经验作出判断，而这些学识和经验尚难以准确地用数学方式表达，这也是造成图像分割困难的原因之一。

　　3. 图像配准及融合　对于在不同条件下获取的两幅图像进行配准，就是要找到一个合适的相似性测度函数，然后通过求解得到一个空间几何坐标变换关系，使之经过求得的空间变换之后，两幅图像之间的相似性达到最大（或

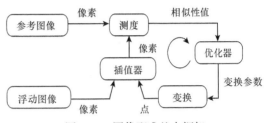

图 2-40　图像配准基本框架

者差异性达到最小）。医学图像的配准主要包括空间变换、插值方法、优化算法和相似性测度这四个主要过程，其框图如图 2-40 所示。医学图像配准自 20 世纪 80 年代发展以来，推出的方法有很多，根据不同的准则也有很多不同的分类。按照输入图像的模态可以分为单模态图像配准和多模态图像配准；按照配准所依据的图像特征可分为基于几何特征的配准和基于像素灰度的配准；按照空间变换的方法通常可分为线性变换和非线性变换。经图像配准后，多幅图像在空间域中达到几何位置的完全对应，将配准后图像进行信息的整合显示称为图像融合。

　　医学图像配准和融合有着密切的关系，特别是对多模态图像而言，配准和融合是密不可分的。待融合的多模态图像提供的信息一般具有互补性，常来自于不同的成像设备，例如解剖结构图像（CT、MR、X 射线图像等）和功能图像（SPECT、PET 等），它们的成像方位、角度和分辨力等因子都是不同的，所以这些图像中相应组织的位置、大小等都存在差异，若事先不对融合图像进行空间上地对准，则图像融合不可能达到预期效果。因此，图像配准是图像融合的先决条件，必须先进行配准变换，才能实现准确的融合。

三、计算机 X 射线摄影

　　计算机 X 射线摄影 CR 是使用可记录并由激光读出 X 射线影像信息的成像板 IP 为载体，经 X 射线曝光及信息读出处理，形成数字影像的一种摄影技术。

　　计算机 X 射线摄影 CR 是计算机技术和传统 X 射线摄影技术相结合的产物，它利用影像板 IP 取代了传统的屏-片组合，实现了图像数字化，但仍然使用原有的 X 射线摄影装置。CR 可以对所摄 X 射线图像进行各种后处理，使传统 X 射线摄影不易发现的微小病灶得以显示，对优化 X 射线摄影流程、提高影像诊断正确率具有积极的意义。近年来，随着 DR 技术应用的逐渐普及，CR 将逐渐淡出历史舞台。

（一）CR 图像的采集与显示过程

　　CR 图像的采集与显示过程如图 2-41 所示。

　　1. CR 成像基本原理　透过人体的剩余 X 射线被影像板 IP 接收并以潜影的形式储存于 IP 中，潜影经激光扫描读取，IP 被激光激励后，以紫外线形式释放出储存的能量，发出的荧光被集光器收集后送到光电倍增管，由光电倍增

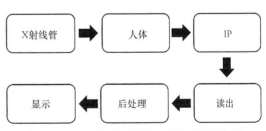

图 2-41　CR 图像的采集与显示过程示意图

管将其转换成电信号，经 A/D 转换成数字信号，完成图像信息的读取与数字化，数字信号被送入计算机处理，最终形成屏幕上的可见图像并被储存。

某些物质在第一次受到照射（一次激发光）时，能将一次激发光所携带的信息储存下来，当再次受到照射（二次激发光）时，能发出与第一次激发光所携带信息相关的荧光，这种现象称之为光激励发光（PSL），这种物质就被称为光激励发光物质。

普通的 PSL 物质的荧光非常微弱，难以利用。人们通过研究发现，掺杂二价铕离子（Eu^{2+}）的氟卤化钡（BaFX：Eu^{2+}；X=Cl、Br、I）的结晶，在已知的 PSL 物质中光激励发光作用最强。

掺杂的二价铕离子（Eu^{2+}）氟卤化钡晶体被 X 射线或紫外线长时间照射后，形成 F 中心，F 中心是晶体的一种点缺陷（晶体中周期性被破坏的格点），是一个卤素负离子晶格空位加上一个被束在其库仑场的电子（捕获电子），能吸收特定波长的可见光。掺杂的二价铕离子（Eu^{2+}）可以置换氟卤化钡中的钡离子而形成发光中心（luminescence center）。

当掺杂二价铕离子的氟卤化钡受到 X 射线照射时，产生电离，形成电子-空穴对，空穴被 PSL 络合体所俘获（空穴究竟被什么离子俘获现在还没有完全清楚。有三种不同看法，分别是被 Eu^{2+} 俘获、被氢离子俘获和被氧离子俘获），电子则被以往形成的卤素负离子空位捕获，形成亚稳态的 F 中心，这个过程储存了 X 射线的能量（即将 X 射线携带的影像信息记录下来，形成潜影）。此后当用特定波长的可见光（二次激发光）照射受到 X 射线激活的掺杂二价铕离子的氟卤化钡晶体时，F 中心吸收二次激发光，将捕获的电子释放，并把量子能量转移给 Eu^{2+}（能量的转移途径目前尚未完全清楚），Eu^{2+} 向低能态跃迁发出荧光。这个过程是通过二次激发光的激励，将储存的 X 射线能量释放出来。

当 X 射线初次照射掺杂二价铕离子的氟卤化钡晶体时，其吸收光谱在 37keV 处有一锐利、锯齿形的不连续吸收，这是晶体中钡原子的 K-缘效应所致。被 X 射线激活的掺杂二价铕离子的氟卤化钡晶体在受到二次激发光照射时，作为发光中心的二价铕离子可发出波长峰值为 390~400mm 的紫色荧光，荧光的强度主要取决于作为一次激发光的 X 射线的照射量，X 射线照射量与发射的荧光强度呈五位数的直线相关，如图 2-42 所示。这种关系为 CR 的成像提供了可能性，即能通过微小的 X 射线吸收系数差别，辨别出不同的组织结构；能在相当广泛范围的照相条件下得到稳定的数字化影像。

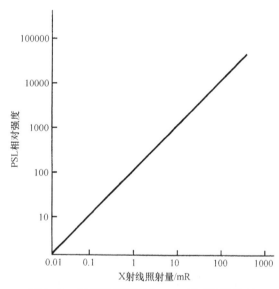

图 2-42　X 射线照射量与 PSL 相对强度关系

PSL 的强度与二次激发光的波长有关，PSL 的最大发射波长 λem（此波长的荧光强度最大）在 390~400nm，二次激发光的最大激发波长 λex（此波长激发出的荧光强度最大）在 600nm 附近。由于二次激发光的 λex 与携带 X 射线影像信息的 PSL 的 λem 不同，可以容易地区分二次激发光与 PSL，在获取 PSL 时，会有良好的信噪比（S/N）。

PSL 的强度还与二次激发光的功率有关，在一定的范围内，PSL 的强度随二次激发光的功率增大而增大。最理想的发光时间是当被 X 射线激活的 PSL 物质受到二次激发光照射时，能立即产生 PSL；一旦停照射，PSL 立即消失。但实际上 PSL 不会立即消失，而是在逐渐衰减。PSL 消失的速度对于所获取的 PSL 是否受到干扰至关重要，这是因为若 PSL 衰减速度慢，在二次激发光束移动扫描，获取 PSL 的过程中，如果扫描过的地方仍在释放 PSL，必然会对后面获取的 PSL 形成干扰，降低信噪比。

储存信息的消退环境的干扰：储存在 PSL 物质中的 X 射线信息会随储存时间（获取 PSL 前的时间）的延长而衰减，这是因为一部分被 F 中心俘获的电子会在获取 PSL 前逃逸，从而使二次激发光照射时，晶体的 PSL 强度减小，这种现象称为消退。消退现象是不可避免的，而且随储存时间的延长和储存温度的增高，消退会加快。

2. 四象限理论　CR 系统成像原理可以用直观的"四象限"理论进行解释，如图 2-43 所示。

第一象限（影像信息采集）横坐标表示入射到 IP 的 X 射线曝光量，纵坐标表示 IP 被第二次激励释放可见光的强度。第一象限表示 IP 的固有特征，即 X 射线辐射剂量与激光束激发的光激励发光（PSL）强度之间的关系。

第二象限（影像信息读取）储存在 PSL 物质中的影像信息是以模拟信号的形式记录下来的，要将其读出并转换成数字信号，需进行激光扫描，扫描完 IP，便可得到一幅完整的数字图像。

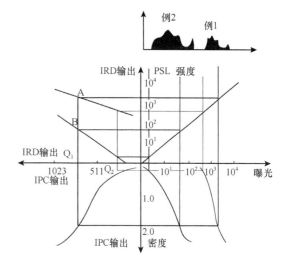

图 2-43　CR 系统的四象限理论

第二象限表示 IP 被第二次激发释放可见光的强度与 CR 影像的像素灰度值之间的转换关系，即由模拟信息转换到数字信息的关系。读出的影像信息被馈送到第三象限的影像处理装置（image processor controller，IPC）中。

第三象限（影像信息处理）表示图像的增强处理功能（谐调处理、空间频率处理和减影处理），该步骤描述了 CR 系统的输出信号与胶片光学密度之间的关系。送到第三象限的影像信息经影像处理装置处理，显示出可以独立控制的适用于诊断的影像，并最大程度地满足临床医学影像诊断的需求。

第四象限（影像再现）表示 CR 成像系统总体的再现能力，或结果输出图像的特性曲线。横坐标表示入射的 X 射线曝光量，纵坐标表示数字图像的影像密度。载入影像记录装置（image recorder controller，IRC）的影像信号重新被转为光学信号以获得 X 射线照片。到达第四象限的图像信号被重新转换为光学信号，并以具有处理特征的 X 射线照片方式显示。

"四象限"理论中，由于涉及 IP 的固有特性，第一象限在系统运行中是不能调节的，第二、三、四象限则可充分调节，实现各种图像处理功能。

（二）CR 系统的构成

CR 系统由 X 射线机、IP、激光阅读器、图像工作站、存储装置和胶片打印机等组成。

1. IP　是 CR 系统的关键元件，是采集 X 射线信息的介质，相当于传统屏-片 X 射线摄影的屏-片组合，以潜影的形式记忆 X 射线图像，可重复使用，但无法显示影像。它由保护层、PSL 物质层、基层和背面保护层等组成，其结构如图 2-44 所示。

IP 的特性包括：

（1）发射光谱与激发光谱：当 X 射线初次照射掺杂 Eu^{2+} 的 $BaFXEu^{2+}$ 晶体时，其吸收光谱在 37keV 处有锐利、锯齿形的不连续吸收，这是晶体中钡原子的 K-缘效应所致。被 X 射线激活的 $BaFXEu^{2+}$ 晶体在受到二次激发光照射时，作为发光中心的 Eu^{2+} 可发出波长峰值为 390~400mm 的紫色荧光，荧光的强度主要取决于作为一次激发光的 X 射线的照射量，如图 2-45 所示。

（2）时间响应特征：PSL 的强度与二次激发光的功率有关，在一定的范围内，PSL 的强度随二次激发光的功率增大而增大。荧光体被第二次激发后，其发射荧光的强度达到初始值的 1/e 的时间称为光发射寿命（light emission life），IP 光发射寿命为 $0.8\mu s$。

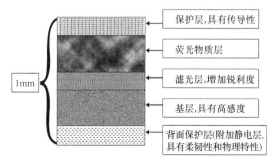

图 2-44 IP 结构示意图

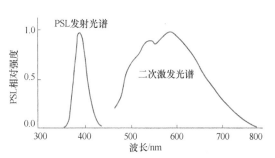

图 2-45 氟卤化钡的发射光谱与激发光谱

（3）动态范围：当 X 射线第一次激发 IP 时，其吸收光谱中于 37keV 处可见一个陡峭的快速吸收，系由成像层荧光体中的钡原子的 K-缘效应所致，此吸收特征与激光二次激发时发射荧光的特征无关。IP 发射荧光的量依赖于第一次激发时的 X 射线量，在 1：10 的范围内具有良好的线性。

（4）存储信息的消退：储存在 PSL 物质中的影像信息随储存时间（读取前的时间）的延长而衰减，这种现象称为消退。IP 的消退现象很轻微，读出前储存 8 小时，其荧光体的 PSL 量减少约 25%。随时间的延长及存储温度的升高消退速度增加。

（5）天然辐射的影响：IP 不仅对 X 射线敏感，对其他的电磁波等也敏感，如紫外线、a 射线、β 射线、γ 射线及电子等，会受到来自自然界放射性物质的照射而储存能量，在读取影像时出现一些微小的黑点，对影像形成干扰。为避免这种现象，IP 长期存放后再次使用时，应先用激发光线照射，以消除 IP 上可能存在的潜影。

2. 激光阅读器的构成与功能 带有潜影的 IP 暗盒送入激光扫描器，激光扫描器阅读有关信息，确认无误后，激光扫描器内的机械手将暗盒打开，由真空吸盘把 IP 吸出，用低能量高度聚焦和放大的红色激光扫描，对潜影进行处理，以高能量低强度的蓝色光激励发光信号释放出来，它的强度与接收器中吸收的 X 射线光子的能量成正比。然后，光激励发光信号从红色激光中分离，导入光电倍增管，将其转换成电信号，经 A/D 转换形成数字图像传送到影像工作站。当 IP 被读取后，IP 上的潜影信息随即被阅读器中的强光消除，由真空吸盘将 IP 送回暗盒中，机械手将暗盒关闭，经传送带将暗盒送出激光扫描器，以备重新使用。

阅读器有点激光扫描和线激光扫描两种。目前大都是采用点激光扫描，但对成像质量而言，二者无明显差别，线激光扫描装置相当于或稍好于点激光扫描装置。

激光阅读器的构成如下：

（1）激光源与强度控制：以红外固态激光二极管为光源；红外波长与氟氯化钡激励光谱相匹配，且与发射光谱波长易于区分；强度控制器：实时监测激光功率并进行校正。在激励曲线的直线部，波动必须小于 10%。

（2）线束成型光学装置：激光束需经过最优化处理后才可对 IP 扫描。固态激光器产生椭圆形激光束，在穿过 IP 时，形状、速度会发生变化，在读取过程中，即使整个 IP 的曝光量一致，边缘部与中央部的信号输出和空间分辨力也不同。

（3）线束偏导装置：使激光束沿着扫描线顺序激励 IP 上的每一点，该方向被称为快速扫描方向。低速扫描，旋转的转筒和固定激光束；较高速，电流计上安装反光镜；最高速，采用旋转的多边棱镜。

（4）传输环节：对 IP 的传送称为慢扫描方向。在快、慢扫描作用下，激光束可实现对整个 IP 的扫描，即实现了采样。目前激光阅读器均采用直线传输方式，要求 IP 的平移要相当稳定。

（5）集光器：收集 IP 受激后向外释放的可见光，并以最小损失传送至光电探测器。图像质量主要受这一环节的控制。IP 向外释放的荧光方向杂乱，集光器必须非常邻近 IP 表面，尽量多地收集荧光。

（6）光学滤波器作用：阻止激励光进入光电探测器。

（7）光电探测器：将IP发出的荧光转换为电信号。现在多采用光电倍增管（PMT）。

（8）模拟电子器件：光电探测器上呈现的是模拟信号，反映IP上的潜影和曝光量的变化。光电探测器探测到的信号有很宽的频率范围。在ADC之前除去这些高频信号。

（9）模数转换器ADC：包括采样和量化。ADC在控制电路的作用下产生数字图像。激光束对IP的扫描，将IP的空间变化转化成光电探测器的时间变化信号。

（10）影像缓冲器：暂存数字图像信息。

（11）擦抹装置：影像读取过程完成后，IP的影像数据可通过施加强光照射来消除，使得IP可重复使用。

3. 图像工作站 可对图像进行多种后处理，如放大、边缘增强、减影、窗宽/窗位调节、黑白翻转、旋转、添加注释及测量等，还具有查询及统计功能。常用的图像后处理技术包括：

（1）图像密度调整：通过调整图像密度可改善曝光过度或曝光不足图像的质量。

（2）图像放大：可对图像进行局部放大或整体放大，有利于观察微小病灶（如细微骨折）。

（3）图像移动：可将摆位时被摄部位未能居于探测器正中的图像调至正中位置，使图像更加美观。

（4）正负像转换：可以进行正、负影像的转换，即在透视影像和摄片影像之间转换。

（5）图像旋转：可对图像进行90°、180°的旋转及图像反转、倒转等。

（6）图像测量：可测量病灶的大小，还可测量夹角。

（7）添加注释：可在图像中加入注释，如文字、箭头等，以方便临床医生阅读。

（8）多幅成像：可将不同体位的X射线图像（如正位、侧位或斜位等）打印在一张X射线照片上，以利于对比观察。

（9）减少二次辐射：可对因分割摄影曝光剂量不一的图像密度逐一地进行调整，以保证诊断效果，减少受检者的二次辐射。

（10）能量减影：CR减影有时间减影（temporal subtraction）和能量减影（energy subtraction）两种方式，因CR采集影像信息的速度较慢，故时间分辨力不高，所以，一般采用能量减影的方式。能量减影是有选择地去掉影像中的骨骼或软组织信息，在同一部位、同一次曝光中获得一幅高能量影像和一幅低能量影像，由于这两幅影像中的骨骼与软组织信号强度不同，通过计算机加权减影（weighted subtraction）来实现这两幅图像的减影。结果分别是与骨骼相一致的信号被消除，得到软组织影像；与软组织相一致的信号被消除，得到的是骨骼影像，如图2-46所示。

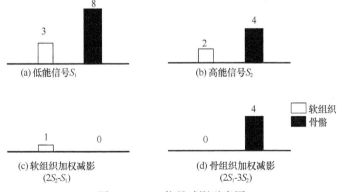

图2-46 CR能量减影示意图

4. 存储装置 所得的图像信息可以打印出X射线照片或刻于光盘中，也可以通过图像存档与传输系统（picture archiving and communication system，PACS）储存。

（三）CR 系统的评价

1. CR 的优点

（1）取代了传统的屏-片组合成像方式，实现了图像数字化；

（2）数字化图像便于存储、传输及远程会诊；

（3）曝光宽容度大，具有较大的动态范围，能使曝光不足或曝光过度的图像质量得到改善，减少了重复摄片。曝光剂量低于屏-片组合系统，一般可减少 10%~60%；

（4）IP 可重复使用，还可以利用原有的 X 射线装置，节省了资源；

（5）提高了影像的密度分辨力，使影像得以清晰地显示，扩大了诊断范围；

（6）影像后处理功能强大，灵敏度高，能够分辨出影像中较小的细节。

2. CR 的不足

（1）CR 系统的时间分辨力较低，不能实时得到所摄影像；

（2）与屏-片系统相比，图像的空间分辨力相对较低，曝光剂量相对较高；

（3）IP 成本高且易老化。

四、数字 X 射线成像

数字 X 射线成像 DR 是指在具有图像处理功能的计算机控制下，采用一维或二维的 X 射线探测器将 X 射线信息影像最终转化为数字图像信息并存储的技术。DR 具有强大的图像后处理功能，动态范围大、信息量多、成像速度快、工作效率高。图像可经激光相机打印成照片，也可以通过 PACS 或刻录光盘长期保存。20 世纪 90 年代后期，世界上第一块商业化的非晶硅数字影像探测器（平板探测器 FPD）在美国硅谷诞生，从此开启了改变 X 射线成像技术的新时代。

（一）DR 探测器类型

DR 主要分为直接成像技术和间接成像技术两大类。直接成像指入射的 X 射线通过探测器直接形成电信号；而间接成像需经探测器先转化为可见光图像，再转换成电信号输出。直接成像的探测器主要有非晶硒平板探测器（amorphous selenium FPD，a-SeFPD）和多丝正比室探测器；间接成像的探测器主要有非晶硅平板探测器（amorphous silicon FPD，a-SiFPD）和 CCD 摄像机型探测器，如图 2-47 所示，（a）图为非晶硒平板探测器，（b）图为多丝正比室探测器，（c）图为非晶硅平板探测器，（d）图为 CCD 摄像机型探测器。

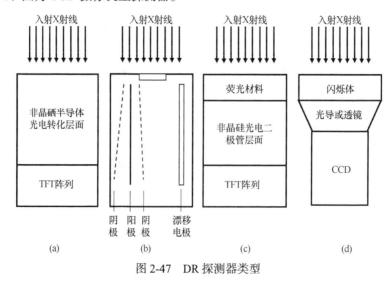

图 2-47　DR 探测器类型

1. 非晶硒平板探测器 是利用光导半导材料获得入射的 X 射线光子，直接将接收的 X 射线转换为电信号后，再由二维排列的薄膜晶体管 TFT 阵列产生的电信号读出，即可以获得数字化的 X 射线影像，这种方式的最大优点是完全克服了其他探测器由增感屏或闪烁晶体层中的光散射造成的图像模糊现象，且空间分辨力高，在 TFT 阵列上涂敷非晶硒层，其上是介质层和表面电极层及保护层等。

（1）结构：非晶硒平板探测器的结构主要由 X 射线转换介质、探测器单元阵列、高速信号处理和数字影像传输四个部分组成，如图 2-48 所示。

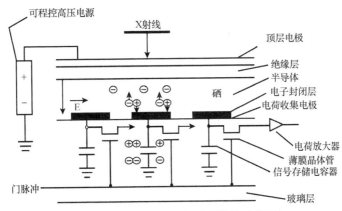

图 2-48 非晶硒平板探测器结构示意图

1）X 射线转换介质：位于探测器的上层，为非晶硒光电材料。它利用非晶硒的光电导特性，将 X 射线转换成电子信号。当 X 射线照射非晶硒层时，可产生正负电荷，这些电荷在偏置电压的作用下以电流的形式沿电场移动，由探测器单元阵列收集。

2）探测器单元阵列：位于非晶硒的底层，用 TFT 技术在玻璃底层上形成几百万个检测单元阵列，每一个检测单元含有一个电容和一个 TFT，且对应图像的一个像素。非晶硒产生的电荷由电容储存。

3）高速信号处理：由高速信号处理产生的地址信号顺序激活各个 TFT，每个储存在电容内的电荷按地址信号被顺序读出，形成电信号，然后进行放大处理，再送入 A/D 转换器。

4）数字影像传输：将电荷信号转换成数字信号，并将图像数据传输到主计算机进行数字图像的重建、显示和打印等。

（2）成像原理：如图 2-49 所示，当入射的 X 射线照射非晶硒层，由于导电特性激发出电子-空穴对，该电子-空穴对在偏置电压形成的电场作用下被分离并反向运动，形成电流。电流的大小与入射 X 射线光子的数量成正比，这些电流信号被存储在 TFT 的极间电容上。每个 TFT 形

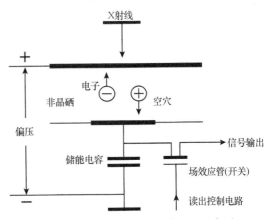

图 2-49 非晶硒探测器成像原理示意图

成一个采集图像的最小单元（像素）。每个像素区内有一个场效应管，在读出该像素单元电信号时起开关作用。在读出控制信号的控制下，开关导通，把存储于电容内的像素信号逐一按顺序读出、放大，送到 A/D 转换器，从而将对应的像素电荷转化为数字化图像信号。信号读出后，扫描电路自动清除硒层中的潜影和电容存储的电荷，为下一次的曝光和转换作准备。

2. 多丝正比室探测器 采用狭缝式线阵列探测器扫描装置，具有扫描剂量低、动态范围宽、重建

图像快、探测面积大（120cm×40cm）的特点，有低剂量直接数字化 X 射线机（low-dose digital radiographic device，LDRD）之称。由于采用线扫描成像方式，像素阵列仅有数排，需要连续曝光，且需按时间顺序，分时、逐行扫描接收 X 射线信号，扫描时间长，且空间分辨力较低（0.5LP·cm^{-1}左右）。

（1）结构：探测系统是由多丝正比室和数据系统组成的一个整体。多丝正比室是一个铝质密封腔体，尺寸为 450mm×200mm×50mm，一侧为入射窗，腔内装有漂移电极、阴极和阳极。漂移电极电位约为–6kV，阴极电位约为–3kV，阳极电位为零。阳极丝共有 320 个通道，间距为 1.2mm。腔内充以 Xe 和 CO_2的混合气体，压力约为 2.0 个大气压。数据采集系统由一块控制电路板和具有 640 个独立采集计数通道的 20 块计数电路板组成，每块计数板有通道输入的信号进行选通，放大整形和计数，并用逻辑电路采集两个独立通道之间的中间通道计数，使每块板输出变为 32 个计数通道。每个计数器为 16bit，每通道的最高采集率 2MHz。

LDRD 工作时，选择好曝光条件，点击采集功能，即开始一幅图像的扫描工作，整个扫描支架从下向上运动采集影像数据，每次曝光时间为 5~6ms。X 射线管的射出窗口被屏蔽材料阻挡成一个水平缝隙，经过限束器等使 X 射线束在入射人体前的前准直器上形成一个约 200mm×20mm 的窄条。再经前准直器上 1mm 的准直器缝隙，形成一个极窄的线状断面的扇形波束（200mm×1mm）。当射线入射人体后再经过一个约 1mm 的准直器缝进入多丝正比室探测系统，每根阳极连至一个计数器，记录 X 射线光子引起的计数脉冲。然后，把每个像素的统计数据（数字信号）高速传输至计算机重建图像。

（2）成像原理：多丝正比室是一个矩形密封腔体，腔内充填惰性气体，并设有漂移电极、阴极和阳极。阳极为水平排列的数百条金属丝，方向指向 X 射线管焦点，每一根金属丝均作为一个独立的采集通道。在阳极丝上下方各有一个垂直于阳极的网状阴极，在阴极网上方还有一个板状的漂移电极。因此，多丝正比电离室内共有两个电场，一个漂移电场和一个加速电场。

当 X 射线射入漂移电场时，X 射线光子能量使漂移电场内惰性气体分子电离，负离子奔向相对高电位的阳极金属丝，正离子被吸附在阴极金属板。当负离子进入加速电场时，将进一步引起雪崩反应，产生大量的离子云，其数量和直径与电场强度和气压有关。离子云再高速飞向阳极丝，每碰到一次就产生一个高速脉冲信号，将这些脉冲加以计数，就可以得到正比于入射光子的计数值。将水平排列的通道计数按位置排列，就可得到数字图像的一行记录，将这一行行的数字图像列出就可得到一幅平面数字图像，如图 2-50 所示。

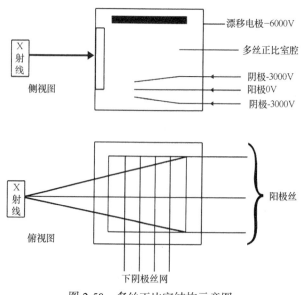

图 2-50　多丝正比室结构示意图

多丝正比电离室是一种高效的数字探测装置，它得到的信号很小，需要运用电子技术对信号进行放大、筛选、判别、整形、计数和贮存等。多丝正比电离室与数据采集系统组成一个完整的直接数字化的探测系统，有别于其他经过 A/D 转换的数字化探测器。

3. 非晶硅平板探测器 是以非晶硅光电二极管阵列为核心的探测器，使用的荧光材料是由碘化铯构成的闪烁晶体层，能将 X 射线转换为可见光，再由具有光电二极管作用的非晶硅阵列变为电信号，通过外围电路检出及 A/D 变换，从而获得数字化图像。这种成像方式因经过了 X 射线→可见光→电荷图像→数字图像的转换，亦被称为间接转换型平板探测器。

（1）结构：非晶硅平板探测器的结构主要由碘化铯闪烁晶体层、非晶硅光电二极管矩阵、行驱动电路及图像信号读取电路四部分组成，如图 2-51 所示。

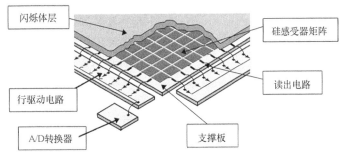

图 2-51 非晶硅平板探测器结构示意图

1）碘化铯闪烁晶体层：闪烁晶体层的厚度为 500~600μm，由紧密排列在一起构成针状的碘化铯晶体组成，针柱的直径约为 6μm，外表面由重元素铊包裹，形成可见光波导漫射。针状晶体的碘化铯可以像光纤一样把散射光汇聚到光电二极管，从而提高影像的空间分辨力。

2）非晶硅光电二极管阵列：探测器的阵列结构是由 139~200μm 的非晶硅光电二极管按行列矩阵式排列，若间距为 143μm 的 43cm×43cm（17 英寸×17 英寸）的探测器阵列则由 3000×3000=900 万像素组成。每个像素由具有光敏性的非晶硅光电二极管及不能感光的开关二极管、行驱动线和列读出线构成。位于同一行所有像素的行驱动线相连接，位于同一列所有像素的列驱动线相连接，以此构成探测器矩阵的总线系统。每个像素由负极相连的一个光电二极管和一个开关二极管对应组成，通常将这种结构称为双二极管结构（TFD 阵列），也有采用光电二极管-晶体管组成探测器的结构形式（TFT 阵列）。在常规诊断用 X 射线能量范围内，CsI 吸收性能优于 Se 材料及其他荧光体材料。CsI 与 Se 对不同能量 X 射线的吸收比较及厚度对吸收的影响如图 2-52 所示。CsI 针状体吸收 X 射线能力强，且有效减少散射，保证图像清晰度。理论上厚度越厚，吸收也越强，但太厚会导致图像分辨力降低。

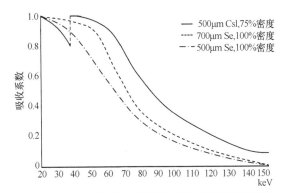

图 2-52 CsI 与 Se 对不同能量 X 射线的吸收比较及厚度对吸收的影响

（2）成像原理：处于探测器顶端的碘化铯闪烁晶体层接受 X 射线照射后，可将 X 射线转换为可见光，可见光激发碘化铯闪烁晶体层下的非晶硅光电二极管阵列，使光电二极管产生电流从而产生电信号，在光电二极管的电容上形成储存电荷。每一个像素电荷量的变化与 X 射线照射剂量成正比，同时该阵列还将空间上连续的 X 射线图像转换为一定数量的行和列构成总阵式图像。点阵的密度决定了图像的空间分辨力。在中央时序控制器的统一控制下，居于行方向的行驱动电路与居于列方向的读取电路将电荷信号逐行取出，转换为串行脉冲序列，经 A/D 转换为数字信号，获取的数字信号经通信接口电路传至图像处理器，从而形成 X 射线数字图像，如图 2-53 所示。

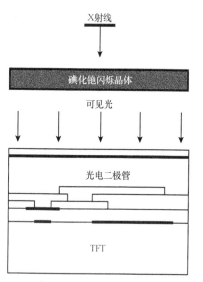

图 2-53 非晶硅平板探测器成像原理示意图

4. CCD 摄像机型探测器 CCD 摄像机型 DR 造价低、成像质量佳、易于安装维护，目前仍被广泛应用。

（1）结构：CCD 即电荷耦合器件，是一种半导体器件，可分多块和单块两种。

1）多块 CCD 探测器：该探测器主要是使用四个 $2cm^2$ 的 CCD 芯片作为探测器元件。当 X 射线照射时，透过人体的 X 射线投射到大面积的 CsI 平板上，立即转换成为可见荧光，四个不同位置上的高质量反射镜将荧光图像分割为四个等分的区域，按反射镜的方向确定光路，分别形成四幅独立的局部图像。四个 125 万像素的 CCD 镜头分别将采集到的光信号传送到镜头后部的 CCD 芯片上，由 CCD 产生光生电子，并通过数字化处理转化为数字信号，计算机重建图像，对定焦式光学镜头产生的几何光学畸变进行矫正，并完成四幅图像拼接整合，将其还原为一幅完整的 X 射线图像。四个 CCD 芯片组合成像的难点是由于透镜缺陷引起图像变形的问题，以及四个 CCD 图像的拼合问题。为了校正透镜光耦合系统产生的几何变形失真，并保证计算机图像拼接位置的可靠，四个 CCD 分别采集的原始图像面积都比实际拼合的图像增大 10%。多块 CCD 探测器多光路信号采集原理如图 2-54 所示。

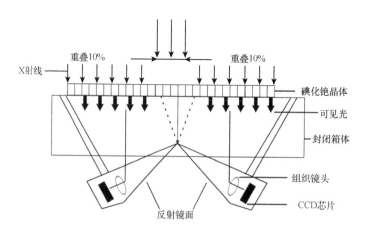

图 2-54 多块 CCD 探测器多光路信号采集原理示意图

2）单块 CCD 探测器：该探测器的 X 射线转换层采用大面积 CsI（Tl）（掺铊碘化铯，用铊激活）平板，探测器采用了大面积单片 CCD 芯片技术。作为信息采集的主体，成像单元由单个 $5cm^2$ 的大尺寸 CCD 芯片和大口径组合镜头组成。它在成像原理上没有图像的拼接过程。单块 CCD 探测器的基本成像过程为：透过人体的 X 射线投射到大面积 CsI（Tl）平板上并被转换为可见荧光；

整块反射镜面以 45°折射角将可见光导入 CCD 镜头；大口径光学组合镜头采集光信号，传送到镜头后部的 1700 万像素的 CCD 芯片；由 CCD 产生光生电子，通过电子学处理转化为数字信号；计算机重建图像并矫正定焦式光学镜头产生的几何学畸变，形成 X 射线图像。

CCD 探测器数字化 X 射线成像大致分为下面四个基本过程：①采用碘化铯或硫氧化钆等发光晶体物质做 X 射线能量转换层，入射 X 射线光子被晶体物质吸收后转换为可见荧光；②采用反射镜/透镜或光纤进行缩微和光传导，将信号按确定的方向导入 CCD；③光生电子产生，光生电子的数目与每个 CCD 吸收的光子数成正比，光生电子被检出形成电信号，迅速存入存储装置，存储装置积累的电荷量代表感光单元接受的光照射强度；④存储的电荷按像素矩阵的排列方式被移位于寄存器转移、放大，接着进行 A/D 转换，将模拟信号转换为数字信号。

（2）成像原理：X 射线透过受检者后，经滤线栅滤除散射线到达闪烁发光体（一般为 CsI），CsI 闪烁体将 X 射线信息影像转换为荧光影像，荧光影像经过一组光学反光系统反射、聚焦进入 CCD 摄像机（CCD 尺寸比较小），将荧光影像转换成数字电子图像，送给计算机系统进行图像处理、存储、显示、打印、传输等。其中，光学系统分为反射式、直射式、光纤式。

（二）DR 探测器性能比较

1. 非晶硒 FPD 与非晶硅 FPD 性能比较

（1）评价 FPD 指标：评价平板探测器成像质量的性能指标主要有两个：量子检测效率（DQE）和空间分辨力（spatial resolution），DQE 是指探测器探测到的光量子与发射到探测器上的光量子数目比。通常用输出信噪比的平方与输入信噪比的平方之比来表示

$$DQE = \frac{(S_{out} / N_{out})^2}{(S_{in} / N_{in})^2} \tag{2-72}$$

数值为百分数，数值越大图像质量越好。空间分辨力是指图像中每个像素的大小，或者用单位线度内能分辨线对的多少来表征。DQE 决定了平板探测器对不同组织密度差异的分辨能力，影响图像的对比度；而空间分辨力决定了对组织细微结构的分辨能力。

（2）DQE 性能比较：对于非晶硒 FPD 和非晶硅 FPD，影响 DQE 的因素主要是荧光体（闪烁体）材料，碘化铯对 X 射线的吸收能力强于硒，所以，非晶硅 FPD 有较强的密度分辨能力。

（3）SR 性能比较：影响空间分辨力的因素主要有两个：荧光体及晶体管大小。非晶硒 FPD 由于没有可见光的产生，不发生散射，空间分辨力取决于单位面积内薄膜晶体管矩阵大小。矩阵越大，薄膜晶体管的个数越多，空间分辨力越高，目前可以达到 $3\sim6LP \cdot mm^{-1}$。非晶硅 FPD 由于可见光的产生，存在散射现象，虽然采用针状体结构的闪烁体有效地减少了散射，但仍不可避免。所以，非晶硅 FPD 空间分辨力不仅取决于单位面积内晶体管矩阵大小，而且还取决于对散射光的控制技术。总的来说，间接转换平板探测器的空间分辨力不如直接转换平板探测器的空间分辨力高。

2. 不同类型探测器性能比较　见表 2-19。

表 2-19　不同类型探测器性能比较

DR 类型	优点	缺点
非晶硒 FPD	转换效率高、动态范围广、空间分辨力高、锐利度好	硒层对温度敏感，使用条件受限，环境适应性差，使用后期易出现伪影；成像速度慢，成像质量不稳定
MWPC	无本底干扰、放射剂量小、曝光容度大、动态对比度强、时间分辨力高	扫描时间长，空间分辨力低
非晶硅 FPD	转换效率高、动态范围广、空间分辨力高、环境适应性强、同等图像效果时辐射剂量小	采购价格及维护成本较高，空间分辨力低于非晶硒 FPD
CCD	技术成熟、采购价格及维修成本低、性价比高	肥胖患者及较厚部位拍摄效果不如其他探测器

（三）DR 成像的特殊功能

1. 数字能量减影摄影　X 射线束穿过人体组织的过程中，发生光电效应和康普顿效应而衰减。能量减影是利用骨与软组织对 X 射线光子的能量衰减方式不同，以及不同原子序数的物质发生光电效应的差别，反映出不同能量的 X 射线束衰减强度的变化，选择性地去除骨或软组织的信息，得出能够体现软组织或骨组织的特性图像。能量减影的本质是采用两种不同的曝光条件，如受检者一次屏气 200ms，用 80kV 和 120kV 进行两次曝光，分别得到人体较低密度和较高密度的影像。目前主要应用于胸部，能得到正常的胸片、软组织像和骨骼三幅图像。

2. 数字图像拼接摄影　分大面积照射野和狭缝照射野分段摄影两种方式，经后处理工作站拼接成连续的一幅完整图像。狭缝 X 射线接近平行垂直射入探测器，投影失真率小，图像拼接后更加真实。如拼接摄影成像时标准距离 150cm，X 射线管和探测器平行运动，速度分慢速和快速，曝光射野狭缝上下高度分别是 40mm 和 60mm，左右宽度任意可调，两次曝光照射野上下有 10mm 重合。临床常用于全脊柱和全下肢摄影，为术前测量、定位提供更精确、更直观的影像。

3. 数字融合体层摄影　是以传统 X 射线体层摄影几何原理为基础，并结合现代计算机图像处理技术的新型体层成像方法。传统 X 射线体层摄影是选择好角度后一次曝光轨迹得到一层纵断面像，而数字融合体层摄影是一次采集数个不同投影角度的投影数据，计算机进行图像重建处理，一次曝光轨迹得到数十层纵断面合成图像，体层间隔最小可到 0.5mm。数字融合体层成像与传统体层摄影相比辐射剂量大为减少，体层间隔可任意选择。

4. 动态数字 X 射线摄影　静态数字 X 射线平片显示和动态视频回放相结合的动态 DR，可消除单纯静态 DR 的盲拍缺陷，对病灶直接快速定位，其图像质量更高，配合临床诊断更加精准。

案例 2-13

患者，男性，60 岁，因"右侧胸壁疼痛一小时"入院；自诉一小时前因劝架被误伤，右腋下感觉疼痛，呈持续性疼痛，以深呼吸、咳嗽时疼痛加重，遂来院检查。查体：右腋中线位置皮肤稍红肿，无破溃，深呼吸、咳嗽时右侧胸壁疼痛明显，局部压痛（+）。初步诊断：肋骨骨折？患者在进行胸部正侧位片拍摄的过程中，因右侧胸壁疼痛，无法有效配合医生摆位。

思考： 此时应如何处理？

解答： 由于肋骨位于体表浅层，需要多角度地观察。动态 DR 检查不但可以减少 X 射线量，避免医源性损伤，还能客观全面反映肋骨骨折的 X 射线直接征象及间接征象；清晰显示骨折线及骨折断端对位、对线、旋转及分离情况和气胸、血胸、肺挫裂伤等并发症。腋前线肋骨骨折不伴错位时，可能仅有一侧斜位能够清晰显示所有骨折线。因此可使用动态 DR 透视下点片功能进行多角度地观察，使原本重叠的影像分离出来，并把最佳角度观察到的骨折情况进行点片拍摄。

（四）DR 成像的特点

1. 图像信息丢失少　相较传统屏-片系统，DR 成像环节明显减少，从而减少了图像信息的丢失。

2. 具有较高的图像对比度　DR 探测器系统的动态范围可达到 1∶5000 乃至 1∶10 000（理论上），可分辨组织密度差别小于 1% 的物体，具有很高的对比度及较大的曝光宽容度，DR 的密度分辨力高于模拟 X 射线成像。但 DR 的空间分辨力低于模拟 X 射线成像，这也是所有数字 X 射线成像技术的不足之处。

3. 摄影条件　DR 可以实现脉冲透视，并有图像冻结功能，可选取最佳时机冻结图像，可在无 X 射线照射的情况下观察和分析图像。

4. 计算机图像后处理　可以根据临床需要进行各种计算机图像后处理。另外，数字X射线成像不仅可以拍摄各种平片，还可以进行体层摄影、胃肠道双重造影及数字减影（造影减影与非造影减影、时间减影与能量减影），临床应用范围广。

5. 图像存储与数据共享　图像存储数字图像可以利用大容量的磁、光盘存贮技术长时间存储，且信噪比特性不会受影响。通过计算机对数字图像进行管理、显示、打印和输出；图像传输数字影像的另一个优势是便于传输，可实现数据共享。数字影像可以通过PACS与医院信息系统、放射信息系统及个人健康档案等联网，还可通过网络实现影像的远距离传送，进行远程会诊。

6. 计算机辅助诊断　计算机辅助诊断（computer aided diagnosis，CAD）是利用计算机对DR产生的影像进行定量分析，找出医生感兴趣的各种数据，并与生理参数的测量数据一起进行综合分析，再根据医生的需求完成对图像数据显示、记录、存储与传输。计算机的输出信息能够帮助医生改善诊断的准确性和图像解释的一致性。CAD是由具有专业知识和经验的医生在充分考虑了医学图像的计算机综合定量分析结果后，对病情做出的诊断，CAD可以提高医生的诊断水平。它可将医生个人有限的知识和经验、视力和精力变成计算机扩大了的能力，使诊断变得更为精确、科学。

五、数字减影血管造影成像

数字减影血管造影（DSA）是20世纪80年代出现的一种医学影像新技术，是常规数字X射线摄影与电子计算机相结合的一种检查方法，目前对各部位脏器血管和外周血管性疾病的诊断，DSA被视为"金标准"。DSA的出现使得血管造影临床诊断能够快速、方便地进行，也大大促进了介入技术，尤其是血管内介入技术的发展。

普通X射线造影虽然可以有效地提高血管或其他管腔与周边组织的对比度，但所获得的图像中仍然存在影像重叠的问题，若人体同一部位造影前、后两帧图像相减，则可获得只反应两帧图像有差异（造影）部分的图像，这就是减影技术。

DSA影像是将造影前后的数字图像进行相减，消除骨骼及软组织结构的干扰，使对比剂充盈的血管清晰显示，如图2-55所示，图（a）为普通造影图像，图（b）为DSA图像。

早期主要通过外周静脉注射对比剂来观察全身的动脉、静脉及心脏形态，人们曾对

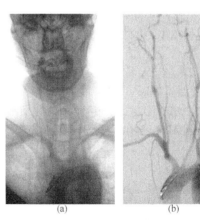

(a)　　　　(b)

图2-55　主动脉根部普通造影图像（a）与DSA图像（b）

这种新的技术寄予很高的期望。但是临床实践证明，外周静脉注药获得的减影图像分辨力低，血管影像模糊且相互重叠，易产生运动伪影（artifact），影像质量差。目前DSA的外围静脉法和中心静脉法基本废弃。

由于DSA性能的改进和介入放射学的发展，动脉DSA方法，特别是选择性和超选择性动脉DSA，已广泛地应用于全身部位血管造影。DSA技术已不只限于血管造影，目前已有数字关节造影、数字喉造影、数字脊髓造影、数字乳房造影、数字脾门静脉造影、数字内镜逆行胆胰管造影等多种应用的报告。随着DSA技术的发展，其应用范围在不断地扩大。

■ （一）物理学基础

数字减影血管造影是将注入对比剂前后摄取的X射线图像经数字化后通过减影、增强和再成像过程来获得清晰的纯血管影像的方法。

数字减影血管造影中用于数字化相减的图像信号取自平板探测器或摄像机的输出端,信号的强

弱由透过受检者的 X 射线强度决定。透视的 X 射线强度服从指数衰减规律。当单能窄束 X 射线通过两种均匀介质时，透过 X 射线强度 I 与入射 X 射线强度 I_0 之间的关系服从指数衰减规律，即

$$I = I_0 e^{-(\mu_B d_B + \mu_T d_T)} \tag{2-73}$$

或

$$\ln I = \ln I_0 - (\mu_B d_B + \mu_T d_T) \tag{2-74}$$

式中 μ_B、μ_T 分别为骨和软组织的线性吸收系数，d_B、d_T 分别为骨和软组织的厚度，这时把血管看作软组织。当血管内注入对比剂后，则

$$I_I = I_0 e^{-[\mu_B d_B + \mu_T (d_T - d_I) + \mu_I d_I]} \tag{2-75}$$

或

$$\ln I_I = \ln I_0 - [\mu_B d_B + \mu_T (d_T - d_I) + \mu_I d_I] \tag{2-76}$$

式中 μ_I、d_I 分别是碘对比剂的线性吸收系数和厚度。血管注入对比剂前、后透过 X 射线强度的对数差为

$$S = \ln I - \ln I_I = (\mu_I - \mu_T) d_I \tag{2-77}$$

即减影后的图像信号与对比剂的厚度成正比，与对比剂注入前、后血管的线性吸收系数有关，与骨和软组织的结构无关。因此在减影后的图像中可以消除骨和软组织等其他无关结构对图像的影响，突出显示充盈对比剂的血管。

（二）基本方法

DSA 有三种基本方法，即时间减影、能量减影和混合减影。

1. 时间减影　DSA 常用的减影方式为时间减影。它是在对比剂注入感兴趣区以前，将一帧或多帧图像作为蒙片（mask 像）储存起来，并与时间顺序出现的含碘对比剂充盈像逐一进行相减的方式。这样，两帧间相同的影像部分（例如软组织和骨骼）被消除，而对比剂流过血管引起高密度的部分被突出地显示出来。因为造影像和 mask 像两者获得的时间先后不同，故称为时间减影。这种减影方式易受受检者移动或动脉搏动等因素影响。

2. 能量减影　也称双能量减影、K-缘减影。血管内引入碘对比剂后，分别用略低于和略高于碘 K-缘能量（33keV）的 X 射线曝光。由于在这两种能量条件下曝光的影像中，碘在不同能量下衰减特征差别较大，而其他组织差别不大，因此将这两种能量条件下曝光的影像进行数字减影处理，可以突出减影图像中碘的对比度，消除其他无关的组织结构，这种减影方式被称为能量减影。

采用这种方法，两种能量的影像只能消除一种材料的图像。因此一幅减影像中不可能将软组织和骨骼同时抵消。能量减影要求 X 射线管的管电压能在两种能量间高速切换，因此增加了设备的复杂性，能量减影只能在专用 X 射线机上进行。

3. 混合减影　是在上述两种减影方式的基础上发展而来的。在混合减影中，对比剂到达前及到达后都进行高能和低能成像，先从高能和低能的减影图像得到一系列的双能减影图像，在这些双能减影图像中软组织像已经被消除了。再用时间减影法处理这些双能减影图像以消除骨骼等信息。由于软组织是使用能量减影法消除的，因此软组织的运动将不会产生影响。

混合减影方式综合了时间减影和能量减影两种方法的优点，但过程复杂，且 X 射线剂量高，目前很少使用。

（三）DSA 的参数性成像

常规 DSA 成像获得的是二维形态学信息，DSA 参数性成像（parametric imaging of DSA）是在获取 DSA 影像序列后，除了提取血管的分布、轮廓、数量、位置和管径等形态学信息外，还可以把记录到的视频信号量化为视频灰度值，进而得到作为时间函数的视频灰度曲线。该曲线间接反映了相关兴趣区内含碘血液的廓清过程，从曲线的峰值高度、曲线下面积、曲线的出现时间、曲线的最大斜率等一系列参数值中可以提取深（厚）度或容量性参数，从而获得一系列非形态学信息。

（四）DSA 融合技术

DSA 融合技术是通过将术前 CT 血管造影（CTA）扫描所得到的 3D 图像投影到术中二维（2D）透视图像（2D-3D 融合成像）上来实现术中三维（3D）图像可视化的技术。这为术中重要标记在透视图像中的可视化提供了机会，可以提高植入物导航的准确性。使用该技术可以减少对比剂用量和辐射剂量，缩短手术时间，可用于开窗或分叉的腹部血管内主动脉修复等。

1. 3D/3D 校准　是利用 CT 或 MR 的断层图像与旋转 DSA 的类 CT 图像进行匹配。优点：可利用计算机辅助进行自动校准，匹配精准误差较小。缺点：有一定概率会发生计算机自动匹配不准的情况，需手动匹配，对操作人员的要求较高，旋转 DSA 采集时射线剂量较大。

2. 2D/3D 校准　是利用 CT 或 MR 最大密度投影（MIP）或容积重建（VR）图像与 DSA 二维正侧位像进行校准。优点：操作简单，X 射线照射剂量较小。缺点：只有冠状位和矢状位的图像来进行校准，缺少断层图像，个别情况下不如 3D/3D 校准精准。

（五）DSA 图像质量控制

1. DSA 的图像后处理　包括窗口技术、空间滤过、再蒙片与像素移位、图像的合成或积分、匹配滤过和递推滤过、对数放大和线性放大、补偿滤过、界标等。

（1）窗口技术（window technique）：是通过调节窗宽（window width，WW）和窗位（window level，WL）来实现的。调节方式有分档式和随意式，前者的窗口数据根据不同部位所需要的灰度级进行设计，并在 DSA 检查前输入计算机内；后者的窗口调节则根据影像情况、病灶显示、诊断要求等，在 DSA 检查完成后进行。窗宽指显示图像所选用的灰阶范围，只有在这个规定范围内的不同数值，才有灰度级变化，窗宽的大小直接影响图像的对比，窗宽较窄时显示的灰阶范围小，图像的对比增强，适用于显示密度差别大的组织结构，如大血管的疾病；反之，窗宽较宽时显示的灰阶范围大，图像的对比差，但影像的轮廓光滑，层次丰富，适用于显示密度较接近的组织结构。窗位是指窗宽的上限及下限的平均值。选择窗位时，应根据检查要求，以观察的组织器官最佳密度值为窗位，再结合对比度要求，选择适当的窗宽。总之，窗位为显示组织器官灰度范围的中心，窗宽则以窗位为中心，通过选择其范围可以调节影像灰度。

（2）空间滤过（spatial filtering）：是数字成像方式中的后处理方法之一。影像中，随物体尺寸的减小，系统的敏感性也降低。这种性质可用调制转换函数（modulation transfer function，MTF）定量地表示。为补偿此种情况下 MTF 的下降，可以选择性地放大高空间频率，从而在影像上使一些小的结构，如血管的边缘部分被增强，使一些本来显示不清楚的结构变得较清晰。故空间滤过处理也称"边缘增强"。它是一个相对简单的后处理方法，可有效地提高影像的诊断性。但是，其伴随的一个问题是影像的噪声也随之增大。故在何种程度上施行空间滤过需要在所需的清晰度与增加的噪声间进行权衡。通常分为低、中、高空间滤过三种方式。

（3）再蒙片与像素移位：再蒙片即重新确定 mask 像，是 DSA 中最重要、最常用的有效校正配准不良的后处理方法，可以弥补造影过程中受检者轻微运动而造成的减影错位。其机制是：造影期间，对比剂团注流经血管时，产生一个曝光序列，假定第一次曝光被设定为 mask 像，而其后则为含对比剂曝光，从每个造影图像中减去 mask 像，就得到了一系列的减影图像。如果第一次 mask 像曝光时，受检者出现运动，那么最好的差值信号也会因移动性伪影而致图像模糊。在这种情况下，为获得较好的减影图像，可选择第二帧图像减去后面的造影像。像素移位（pixel shifting）是一种通过计算机内推法程序来消除移动伪影的技术。其机制是：有两帧图像，第一帧仅包括骨结构，第二帧包括来自含碘的血管信号，假定在两帧图像中有骨移动，那么减影图像中将产生一个骨配准不良的伪影。为了改善减影对的配准，可以将蒙片的局部或全部像素向不同方向移动一定距离，使之与对应的像素更好地配准。再经减影，骨信号将被消除，仅留下血管的影像。但是，一幅图像有数十万个像素，像素移动对影像的改善能力是有限的。

（4）图像的合成或积分：图像的合成是一种空间滤过处理技术，即来自一系列图像的所有像素值被叠加，一般将全部或部分蒙片和含对比剂充盈像分别叠加。图像积分能有效地使图像平滑，积分图像越多，图像噪声越低。新形成的两组合成图像，经减影可获得一幅低噪声减影图像，其实质是对一定时间内一系列图像的平均化。

（5）匹配滤过和递推滤过：匹配滤过是将系列减影图像加权以突出碘信号，降低背景信号的处理方法，该处理过程可降低曝光条件或对比剂浓度。递推滤过是应用视频影像处理方式，将图像加权后进行相加的方法，递推是将读出影像与前一段时间内的帧幅积分，通过多幅连续帧幅的重复，可以提高图像对比度，但同时降低了时间分辨力。

（6）对数放大和线性放大：在选择放大类型时，应考虑系统对感兴趣区的信号曲线。在 DSA 中，系统以线性和均匀性的形式来描述对比剂信号。"线性"指 DSA 信号随受检者体内投射碘浓度大小按比例变化。"均匀"则指含对比剂血管的显影程度是同样的，不受体内非碘结构重叠的影响。

（7）补偿滤过：是在 X 射线管与受检者之间放入附加衰减材料，在视野内选择性地衰减特定的辐射强度区域，以提供更均匀的 X 射线衰减。DSA 检查过程中，为了充分发挥系统功能，必须调整物体（即受检者的解剖结构）与系统的动态范围使其相吻合。物体的动态范围是成像部分的 X 射线衰减范围。人体解剖结构变化很大，通常动态范围由成像区域的密度范围决定。

（8）界标（1and mask）：是为 DSA 的减影图像提供一个解剖学标志，对病变区域血管做出准确定位，并作为疾病诊断或外科手术的参考。它用一增强了亮度的 DSA 减影像，与原始的未减影像重合，这样得到的图像同时显示不减影的血管与参考结构，即为界标影像。

2. DSA 的图像质量控制　DSA 的图像质量受多种因素影响，在实际工作中要做好质量控制工作。

DSA 系统性能稳定程度直接影响 DSA 的图像质量。只有大容量的高压发生系统，才能满足快速曝光要求，尤其是快速运动部位的 DSA 检查。曝光前，必须通过曝光测试，以准确测定不同部位所需要的 X 射线量，并根据体厚的变化和对比剂的流动情况，自动调节 X 射线剂量。为适应不同部位厚度的变化，应选择相应的焦点尺寸。另外，导管床、C 型臂及高压注射器的性能，既直接影响着其操作技术，也关系到相应参数的选择。

（1）伪影：是 DSA 成像过程中所造成的虚假影像。它降低了图像质量，并影响了对病变的观察。造成伪影的主要原因系组成减影对的两帧图像不能精确重合，如运动性伪影、饱和性伪影、设备性伪影等。

（2）图像噪声：图像亮度的随机变化称之为图像噪声，表现为斑点、雪花、网纹等结构异常。它降低了图像质量，对影像细节及低对比度的影像尤其明显。其产生的原因如 X 射线系统的量子噪声、电子噪声等。

（3）摄影技术：除了正确选择缩光器形状和影像增强器视野外，应灵活调整 X 射线管、被检部位及探测器的空间位置，让中心线对准兴趣区中心，并适当延长焦点到肢体的距离，以减少图像放大失真。

（4）造影方法的影响：动脉法 DSA 获得的图像质量明显优于其他方法。其中，以选择性和超选择性 IA-DSA 成像最佳。

（5）对比剂的影响：DSA 信号随血管内碘浓度的增加而增加，血管显影所需对比剂的最低碘含量与血管直径成反比。所以，我们应根据造影方法和检查部位的不同，选择相应的注射流率、注射总量、延时时间及采像方式；根据导管直径的大小及顶端的具体位置等情况选择对比剂浓度和用量，并注意注射压力略大于该血管内的实际压力。

（6）受检者因素：为取得受检者的配合，在 DSA 检查前应向其详细介绍检查过程，对其进行有关训练，并对受检部位进行附加固定。

案例 2-14

患者，男性，77 岁，CT 图像显示蛛网膜下腔出血后入院行局部麻醉下经皮股动脉穿刺 DSA 造影，检查过程中因颅内出血患者意识不清，肢体躁动不止，静脉内推注安定镇静效果不理想，运动伪影较多，影响 DSA 脑血管造影效果。

思考：在运动伪影较严重的情况下可以增加什么参数来减轻伪影？在不能重复造影的情况下应该使用哪种图像后处理方法来抑制运动伪影？

解答：可以增加采集帧数来减轻运动伪影。可以使用像素位移及更换 mask 像的方法来抑制运动伪影。

六、X 射线计算机断层成像

CT 的发明可以追溯到 1917 年奥地利数学家 Radon 提出的图像重建的数学方法，该方法当时应用于天文学的图像显示中，即通过物体的投影集合来重建断面图像；1938 年，Mubler 和 Gabrial Frank 首次提出利用图像重建进行 X 射线诊断，他们设想用一个圆柱形的透镜把照片上的图像投影到另一张胶片上；1961 年，美国天文学家 Oldendorf 通过 ^{131}I 发出的平行校正射线束，用碘化钠晶体光电倍增管检测器，做了"旋转-平移"试验，第一次实现了真正的医学断层图像重建；1963 年，美国物理学家 Cormack 进一步研究了 X 射线投影重建图像的方法，并将这一方法成功地应用于简单的模拟装置，他是应用数学方法重建图像获得物体吸收系数的最早研究者，为 CT 成像技术的研究打下了基础。1967 年起，英国 EMI 公司工程师 Hounsfield 开始用计算机研究重建技术，于 1971 年设计成功第一台颅脑 CT，同年 10 月获得了第一幅具有诊断价值的颅脑 CT 图像，1972 年应用于临床。这一发明在同年 10 月召开的北美放射学年会（Radiological Society of North America, RSNA）上得到了全世界的公认。Hounsfield 和 Cormack 共同获得了 1979 年度诺贝尔医学生理学奖。1974 年，美国 George Town 医学中心的工程师 Ledley 设计出了全身 CT 扫描机，使得检查范围从颅脑扩展到全身各个部位。

1985 年，滑环技术应用于 CT 技术中，为螺旋 CT（spiral CT）的研究提供了技术基础。滑环技术是利用碳刷在铜制的、静止的滑环上滑动，通过碳刷和滑环的接触导电实现 X 射线管作单向的连续旋转、曝光，同时，扫描床以一定的速度沿 z 轴方向匀速运动，探测器采集到的数据不是传统 CT 的单层数据信息，而是人体某段体积的信息，因此，螺旋 CT 扫描又称为容积扫描。

1991 年，以色列一家公司推出了双层螺旋 CT，扫描速度比单层螺旋 CT 提高了一倍；在 1998 年底的 RSNA 上，四家医疗设备厂家同时推出了 4 层螺旋 CT（X 射线管旋转一周可同时获得 4 幅图像）。多层螺旋 CT（MSCT）又称多排探测器 CT（multidetector CT，MDCT），其设计思路是在与扫描机架平面垂直的 z 轴方向上排布了多排探测器，分为等宽对称型和非等宽对称型。此后几年，MSCT 驶上了飞速发展的快车道，8 层、12 层、16 层、32 层、40 层、64 层、128 层、256 层、320 排动态容积 CT、双源 CT 及能谱 CT 相继涌现。其中有代表性的为 2001 年推出的 16 层 MSCT、2003 年推出的 64 层 MSCT、2005 年推出的双源 CT、2008 年推出的 320 排动态容积 CT 及 2009 年推出的能谱 CT。

CT 的发明是 X 射线应用于医学领域的一次重大突破、一个里程碑。X 射线平片是将人体的三维组织结构以二维图像的形式显示在 X 射线照片上，其结果是组织间相互重叠。如果相邻的器官或组织之间对 X 射线的吸收差异较小，则在 X 射线平片上难以形成对比，给影像诊断带来困难。CT 的发明解决了 X 射线平片影像重叠和密度分辨力低等方面的不足。随着相关技术的发展，CT 机的性能越来越高，功能越来越强大，临床应用范围也越来越广泛。它已经成为影像诊断、临床治疗不可或缺的手段之一。

在 CT 成像技术的发展过程中，CT 机的研发主要围绕着提高图像质量、缩短扫描时间、完善特殊扫描功能、降低辐射剂量等问题进行，经历了传统 CT、螺旋 CT 和多层螺旋 CT 三个主要发展阶段。

（一）CT 成像的数理基础

单能窄束 X 射线穿透均匀介质时，X 射线的衰减符合如式（2-26）指数衰减规律，将公式两边取对数整理后可得到

$$\mu = \frac{1}{x} \ln \frac{I_0}{I} \tag{2-78}$$

式（2-78）是测定物质线性衰减系数的基本关系式。CT 图像的重建就是根据不同的算法求解各体素（voxel）的线性衰减系数 μ 值，按矩阵排列后形成 CT 图像。

需注意，式（2-78）是在理想状态下，即 X 射线为单一能量窄束 X 射线，穿过介质为均匀、各向同性的，其线性衰减系数 μ 值才是唯一准确的。然而在实际使用中，一般 X 射线源发出的是连续 X 射线，人体也是非均匀介质的，不同能谱的 X 射线所对应的线性衰减系数 μ 值是有差异的。所以，每一体素内的线性衰减系数 μ 值在重建图像时都应该是按连续 X 射线谱中各种能量成分所占比例作为权重的加权平均线性衰减系数 μ 值，对于连续的线谱来说，可以用积分表示，也可以将其简单地看作是与该连续 X 射线谱有效能量相对应的线性衰减系数。为方便叙述，我们在后文中将平均线性衰减系数仍然称为线性衰减系数。

如图 2-56 所示，X 射线通过人体（即非均匀介质）某路径 L，将沿该路径分布的介质分成若干个非常小的体素，小到每个体素可被认为是一

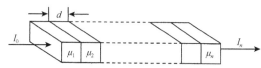

图 2-56　X 射线通过非均匀介质时的衰减

个均匀的介质，每一个体素厚度为 d，μ_1，μ_2，μ_3，$\cdots$，μ_n 为各体素的线性衰减系数。

当 X 射线通过第一个体素后的衰减为

$$I_1 = I_0 e^{-\mu_1 d}$$

当 X 射线通过第二个体素后的衰减为

$$I_2 = I_1 e^{-\mu_2 d}$$

当 X 射线通过第三个体素后的衰减为

$$I_3 = I_2 e^{-\mu_3 d}$$

$$\cdots\cdots$$

当 X 射线通过第 n 个体素后的衰减为

$$I_n = I_{n-1} e^{-\mu_n d}$$

将前一式代入下一式，消除中间项，则

$$I_n = I_0 e^{-(\mu_1 + \mu_2 + \cdots + \mu_n)\, d} \tag{2-79}$$

取其正值对数

$$(\mu_1 + \mu_2 + \mu_3 + \cdots + \mu_n)d = \ln \frac{I_0}{I_n} = p \tag{2-80}$$

求和为

$$\sum \mu_i d = \ln \frac{I_0}{I_n} = p \tag{2-81}$$

I_n 为 X 射线射出强度，即所穿透体素的投影（scanning），其将 X 射线的投影值和各个体素的衰减系数联系起来，若测得 X 射线的衰减值 I_n，则 p 即可得到一个以线性衰减系数 μ 为未知数的线性方程，由 I_n 所确定的 p 称为投影，投影值即 CT 扫描所采集到的数据。

若 X 射线束通过的路径 L 中的介质不均匀，则线性衰减系数值将连续变化，即线性衰减系数

是路径的函数，表达为连续变化的求和（即积分），线性衰减系数 $\mu(L)$ 为随路径 L 变化的函数

$$p = \int_{-\infty}^{\infty} \mu(L)\mathrm{d}L \qquad (2\text{-}82)$$

若 X 射线按不同路径扫描受检者，就会得到一系列的投影值，从而得到若干以衰减系数 μ_i 为未知数的线性方程，只要独立方程的数目等于体素的个数，即可得出所有体素的线性衰减系数 μ_i 值，由此得出线性衰减系数 μ_i 的二维矩阵而重建图像，这种方法称为方程法。但由该方法的原理可知，其运算量较大，所以一般不采用。

实际工作中，CT 图像重建多采用滤波反投影法（back projection）。该方法得到的投影值近似地反映线性衰减系数 μ_i 的二维矩阵分布。其原理为沿着扫描的反方向将所得的投影数值反投回各个体素，计算出各体素的线性衰减系数 μ，然后重建图像。

下面以四体素矩阵（设 $\mu_1=1$, $\mu_2=2$, $\mu_3=3$, $\mu_4=4$）为例介绍反投影法，X 射线通过 0°、45°、90°、135°四个方向进行投影，如图 2-57 所示，通过反投影计算，得到受检者的四体素内衰减系数 μ 的分布矩阵（其中的基数为所有体素内特征参数的总和）。

反投影重建会出现边缘失锐现象（即星状伪影）。在实际工作中，常把获得的投影函数作卷积处理，即设计一种滤波函数（filter function），对

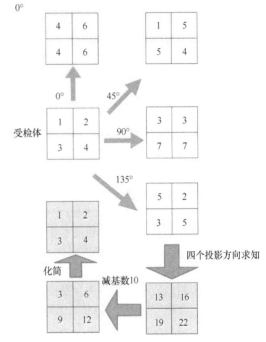

图 2-57　四体素矩阵投影计算示意图

获得的投影数值进行卷积处理后再反投影，得到的数值相较常规的反投影更接近于真实，消除了失锐伪影，这种重建方法叫作滤波反投影法（filtered back projection）。其处理图像的效果取决于滤波函数的选择。

在实际工作中，常常通过选择不同的滤波函数得到不同效果的图像。滤波函数又称为重建算法、卷积核、滤波器等，可以根据需要选择不同的重建算法得到不同显示效果的 CT 图像，常用的重建算法有三种：标准算法、高分辨力算法和软组织算法。①标准算法：通常在对分辨力没有特殊要求时采用，它兼顾了空间分辨力和密度分辨力；②高分辨力算法：适合于观察密度差异较大的组织结构，如骨组织、肺组织等，它强调空间对比分辨（空间分辨力高），图像边缘锐利，但图像密度分辨力较低，如乳突中耳的结构通过高分辨算法处理后，对比分辨明显增强；③软组织算法：适用于软组织图像的重建，一般用于观察密度差异较小的组织器官，图像柔和、平滑，如肝脏、胰腺、肾脏等部位的图像重建，可采用软组织算法。

（二）CT 成像中的基本概念

1. 体素与像素　把人体某个体层（一般为横断面或冠状面）分成按矩阵排列的若干个很小的体积单元，这些体积单元称为体素。体素是一个三维概念，每个体素中的线性衰减系数是一致的。体层又称断层，具有一定的厚度，如 1mm、5mm、10mm 等。CT 图像所对应的层厚就是体素的"高度"。

各向同性体素的概念是随着 MSCT 的发展而提出的，早期 CT 机中的体素是一个长方体，即 z 轴方向上（人体纵轴方向）体素高度（层厚）数值大于 x 轴和 y 轴。MSCT 可使体素在 x 轴、y 轴、z 轴的数值相等，使得像素在 x 轴、y 轴和 z 轴方向的空间分辨力达到一致，即各向同性体素。此

时，图像的空间分辨力得到了提高，部分容积效应减少。它与扫描层厚和视野（field of view，FOV）有关。如某 16 层 MSCT，矩阵为 512×512，当 FOV=25cm 时，扫描体素为 0.5mm×0.5mm×0.5mm；当 FOV=32cm 时，扫描体素为 0.625mm×0.625mm×0.625mm；当 FOV=38cm 时，扫描体素为 0.75mm×0.75mm×0.75mm。

一幅 CT 图像是由很多按矩阵排列的小单元组成，这些组成图像的基本单元称为像素，又称像元。像素是一个二维概念，每一个像素内密度均一，像素结构中的平均密度决定其灰度值。由于每个体素的线性衰减系数值是一定的，它在 CT 图像中是以像素的形式来反映的。

CT 图像是由一定数目由黑到白不同灰度的像素按矩阵排列所构成，这些像素反映的是相应体素的 X 射线吸收系数。不同的 CT 机、不同的扫描要求所得图像的像素大小及数目（即下述的矩阵）不同。大小可以是 1.0mm×1.0mm、0.5mm×0.5mm 不等，像素越小，数目越多，图像的分辨力越高，图像质量越好。CT 图像不仅以不同灰度显示其组织密度的高低，还可用组织对 X 射线的吸收系数说明组织密度高低的程度，具有一个量的概念。实际工作中，一般不用吸收系数，而换算成 CT 值（CT value）表示，用 CT 值来表示组织密度的高低，单位为 HU（Hounsfield unit）。

2. 扫描与投影   扫描是用 X 射线束以不同的方式、按一定的顺序、沿不同的方向对某一断层进行曝光，并用高灵敏度的探测器接收透射体素矩阵后的出射 X 射线束强度。从受检者出射 X 射线束的强度 I 称为投影（projection），投影的数值称为投影值，投影值的分布，称为投影函数。扫描是为获取投影值而采用的物理技术。

CT 扫描的方式有平移-旋转扫描、旋转-旋转扫描和旋转-静止扫描等。

（1）单笔形束平移-旋转扫描方式：扫描装置由 X 射线管和探测器组成，X 射线束被准直成笔直单线束，X 射线管和探测器围绕受检者作同步平移-旋转（T-R）扫描运动，如图 2-58 所示。这种扫描方式首先进行同步平移直线扫描，平移扫描完一个指定层面后，同步扫描系统转过一个角度，然后再对同一指定层面进行同步平移直线扫描。如此进行下去，直到扫描系统旋转到与初始位置成 180°。

（2）窄扇形束平移-旋转扫描方式：扫描装置由 X 射线管和 6~30 个探测器组成同步扫描系统。扫描时，X 射线管发出一张角为 3°~15°的扇形 X 射线束，6~30 个探测器同时采样，并采用 T-R 扫描方式。由于扇形束 X 射线同时被多个探测器接收，故一次扫描能同时获取多个扫描数据，这样就可以减少每个方向上平移的次数和增大扫描系统每次旋转的角度，使扫描采样的速度加快。窄扇形束扫描方式扫完一个层面时间为 10s 左右，如图 2-59 所示。

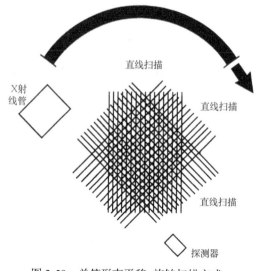

图 2-58   单笔形束平移-旋转扫描方式

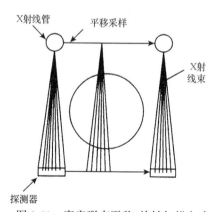

图 2-59   窄扇形束平移-旋转扫描方式

（3）宽扇形束旋转−旋转扫描方式：扫描装置由 X 射线管和 250~700 个探测器组成。X 射线管发出张角为 30°~40°能覆盖整个受检者的宽扇形线束，不再需要作直线的平移，只需 X 射线管和探测器做同步旋转−旋转（R-R）运动即可。当 X 射线管作 360°旋转扫描后，X 射线管和探测器需反向回到初始扫描位置，再做第二次扫描。宽扇形束扫描使得 X 射线的利用率提高，因 X 射线管轨道只有旋转运动，同步扫描装置可靠性也比 T-R 方式高。一个层面的扫描时间可降为 1 秒左右。螺旋 CT 及多层螺旋 CT 仍采用旋转−旋转扫描方式，但因采用了滑环技术，取消了往复式的旋转，为单向的连续旋转，如图 2-60 所示。

（4）宽扇形束静止−旋转扫描方式：扫描装置由 X 射线管和 600~2000 个探测器组成。这些探测器固定静止的排列在扫描架内形成探测器环，X 射线管发出 30°~50°宽扇形 X 射线束进行旋转扫描，如图 2-61 所示。与宽扇形束 R-R 扫描不同，在静止−旋转（S-R）扫描方式中，对于每个探测器来说所得投影值相当于以该探测器为焦点，由 X 射线管扫描一个扇形面而获得，此种扫描方式也称为反扇束扫描。此种方式扫描速度虽然提高了但校正困难、一致性差，随着旋转−旋转方式探测器稳定性的提高，旋转−静止方式退出了历史舞台。

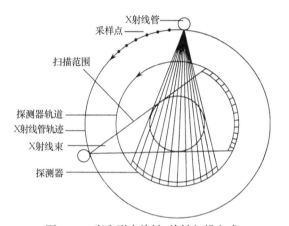

图 2-60 宽扇形束旋转−旋转扫描方式

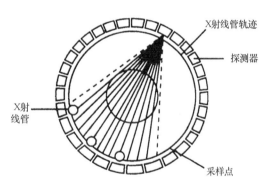

图 2-61 宽扇形束静止−旋转扫描方式

案例 2-15

1971 年，英国工程师 Hounsfield 设计并扫描出了第一幅具有诊断价值的头部 CT 图像，宣告了世界上第一台 CT 研制成功，1972 年投入临床使用，CT 的发明将医学影像学带入了断层成像和数字影像时代。

思考：（1）CT 和传统 X 射线摄影技术的主要区别是什么？

（2）CT 的发明过程中，在成像原理上需要克服的主要困难有哪些？

解答：（1）主要区别为 X 射线摄影为二维平面成像，CT 为断层成像；CT 为数字化成像，传统 X 射线摄影为模拟成像。

（2）需要在成像过程中对 X 射线衰减和投影成像之间关系进行换算，同时要将其准确还原成断层图像。

3. 准直宽度与层厚 在 X 射线管的射线出口处和探测器的前方分别设置前置准直器和后置准直器。前置准直器通过控制 X 射线束的宽度来确定扫描层厚，降低受检者的辐射剂量，减小半影对 CT 图像质量的影响，后置准直器可减少散射线的影响。准直器的材质一般为金属铅。

层厚（slice thickness）即层面厚度，层厚的定义为：在扫描野的中心处 X 射线扫描层面的有效宽度。层厚通常以在人体长轴方向上 X 射线能量分布曲线（也称为层面灵敏度曲线）的半高宽表示。层面越薄，图像的空间分辨力越高，但探测器接收的 X 射线光子数相对减少，使得密度分辨力下降。层厚的选择应根据检查部位、扫描要求进行，对于较小病灶，通常选择薄层扫描。不同的 CT 机可供选择的层厚组合不同，一般在 0.5~10mm。另外，薄层扫描可减小部分容积效应对图像质量的影响。

单层螺旋 CT 使用的是薄扇束，扫描层厚等于射线束宽度，也等于准直宽度。多层螺旋 CT 使用的是锥形线束，X 射线束宽度等于多层图像层厚的总和。对于等宽对称型探测器，扫描层厚由探测器的不同组合决定；对于非等宽对称型探测器，扫描层厚由探测器和准直器宽度共同决定。

4. 矩阵与视野 像素的二维排列即为矩阵（matrix），其大小影响着 CT 图像质量。如果构成图像的矩阵大，像素数量多，图像的密度分辨力就高，但计算机处理的数据量则增加、占用的存储空间也相应增大。在 CT 成像中，常用的矩阵有 256×256（65536 个体素/像素）、512×512（262144 个体素/像素）、1024×1024 等，目前以 512×512 矩阵最为常用。

视野又称孔径，分为扫描视野（scan FOV，SFOV）和显示视野（display FOV，DFOV）两种，单位为厘米。扫描视野一般是 12~50cm 的几个组合，有的厂家设计为连续可调。显示视野可以根据观察范围的大小而改变，重建图像像素的大小为 DFOV/Matrix，缩小显示视野或增大矩阵可以获得较小的像素值，提高图像的空间分辨力。显示视野不大于扫描视野。

5. CT 值与灰阶 X 射线穿透人体时，人体的组织密度是通过物质对 X 射线的线性衰减系数来体现的，不同的线性衰减系数 μ 代表着不同的组织密度，一般不用 μ 的绝对值来表示，而是用它对水的相对值表示，称为 CT 值，计算公式为

$$CT值 = K \frac{\mu_{物质} - \mu_{水}}{\mu_{水}} \tag{2-83}$$

式中 $\mu_{物质}$ 为某物质的线性衰减系数，$\mu_{水}$ 为水的衰减系数，K 为分度因数（常数），CT 发明的早期将 K 值设为 500，则 CT 值的单位为 EMI，目前将 K 值设为 1000，则 CT 值的单位为 HU。

CT 值的定义是以水为标准，其他组织与之比较后得出。水的线性衰减系数为 1，致密骨约为 2，空气约为 0（实际为 0.0013），所以，水的 CT 值为 0HU，致密骨的 CT 值约为 1000HU，空气的 CT 值为-1000HU，人们将-1000~+1000 分为 2001 个等级来表示 CT 值的差别。表 2-20 为人体正常的组织、器官的 CT 值，可以看出，组织密度越大其 CT 值越高。

表 2-20　人体正常组织、器官的 CT 值　（单位：HU）

组织名称	CT 值范围	组织名称	CT 值范围
致密骨	>250	脑灰质	30~40
疏松骨	30~230	脑白质	24~35
钙化	80~300	血浆	25~30
肌肉	40~80	血液	13~32
肝脏	50~70	渗出液	16~25
脾脏	47~65	水	0
胰腺	45~55	脂肪	−20~−100
肾脏	40~50	空气	−1000

CT 图像是将重建矩阵中的每一个像素经 D/A 转换成相应的亮、暗信号在显示器上显示，这些亮暗信号的等级差别称为灰阶，限于人的视觉极限，一般将灰阶分为 16 阶，每阶又有 4 个连续变化的灰度等级，所以共有 64 个连续的灰度等级，因 CT 值在-1000~+1000，所以每级分别代表约 31 个连续的 CT 值。

6. 窗口技术 CT 值有 2001 个分度，而人眼只能分辨 16 个灰阶，如果图像用 16 个灰阶来反映 2001 个分度，则每个灰阶的 CT 值范围为 2001/16=125HU，即人眼能分辨的相邻两个灰阶间的 CT 值差为 125HU，如果两种组织的 CT 值差小于 125HU 时，则人眼不能分辨。因此，为了分辨相

邻组织间微小的灰度差异，突出显示感兴趣区（region of interest，ROI）的信息，通常可以通过调节图像的对比度和亮度来完成，这种技术称为窗口技术，分为窗宽和窗位。

（1）窗宽：表示的是图像上 16 个灰阶内所包含的 CT 值的范围，在此 CT 值范围内的组织均可以以不同的模拟灰度显示。如窗宽为 90HU，则可分辨的 CT 值为 90/16=5（HU），即相邻组织 CT 值的差别在 5HU 以上时可分辨出来。

用 CT 值表示，放大灰度范围的上限 CT_{max} 和下限 CT_{min} 之差为窗宽，即窗宽=CT_{max}–CT_{min}。

窗宽主要影响 CT 图像的对比度，窗宽窄，图像的层次少，对比度强，每级灰阶代表的 CT 值幅度较小，可分辨密度差异较小的组织结构，如脑组织一般用较窄的窗宽（80~100HU）。若窗宽增大，那么每级灰阶代表的 CT 值幅度加大，图像对比度差，但轮廓光滑，适于分辨密度差别较大的组织，如观察肺组织用的窗宽为 1300~1800HU。

（2）窗位：是指窗宽上、下限 CT 值的平均值，换而言之，就是图像上黑白刻度中心点的 CT 值。如观察肝组织的窗位为 40HU、窗宽为 200HU，在显示器上 16 个灰阶的 CT 值范围为–60~140HU，即 CT 值在–60~140HU 的组织可以 16 个不同的灰阶清晰地显示出来，肝内组织 CT 值的差别大于 200/16=12.5（HU）就能分辨。

窗位用 CT 值表示，放大灰度范围的上限 CT_{max} 和下限 CT_{min} 的平均值为窗位，即窗位=（CT_{max}+CT_{min}）/2。

窗位主要影响 CT 图像的亮度，窗位低，图像亮度高，呈白色，而窗位高，图像亮度低，呈黑色，如欲观察骨组织，窗位就应较高（350HU 左右），观察肺组织时较低（–650HU 左右），观察腹部、纵隔等时的窗位以 40HU 左右为宜。

窗口技术纯属一种显示技术，合理地使用窗口技术，只能获取组织结构差异的最佳显示效果，不改变人体组织结构上的真实差异。

（三）CT 图像重组技术

通过对一系列薄层断面图像数据进行重组，可以获得多种显示效果的图像。CT 图像重组的目的是为了更全面、更直观地了解组织、器官或病灶的位置、大小、形态及与周围组织的关系。

重组图像的质量与软件性能、薄层断面图像质量、操作技术等因素有关。薄层断面图像的层厚越薄、层数越多，重组效果越好，如果层面太厚就会出现阶梯状伪影。另外，在重建薄层图像时要选择合适的滤波函数（重建算法），层间距选为层厚的一半效果会更好。

CT 图像重组的方法包括多平面重组、曲面重组、表面遮盖显示、最大/小密度投影、容积再现法和仿真内窥镜等。

1. 多平面重组（multiplanar reformation，MPR） 是将薄层断面图像数据重新组成三维空间中其他平面（冠状面、矢状面、任意斜面）的图像。重组出来的图像仍为二维的断面图像，它能从冠状面、矢状面、横断面或任意斜面上显示病灶与周围结构的关系，如图 2-62 所示。MPR 方法简单、快捷，能获得其他断面的图像而不需再次扫描，新的断面图像能真实地反映原断面图像中各结构的密度值和大小；其缺点是该重组图像仍为断面图像，不能反映病灶、器官的空间结构。

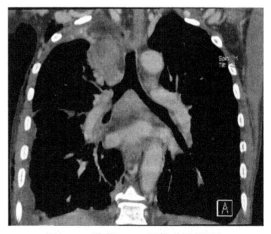

图 2-62 胸部 MPR 图像（冠状面）

2. 曲面重组（curved planar reformation，CPR） 是在 MPR 基础上改进的一种重组方法，即沿着感兴趣器官画一曲线，此曲线所确定的柱面截得一幅二维图像，它可以用任意柱面从任何方向截取体素数据，对于走向弯曲的器官（如血管），通过曲面重组可以得到沿一个方向展平的图像，如图 2-63 所示，可以测量出弯曲部分的真实长度。曲面重组显示血管时，如果所画曲面偏离血管中心，会造成血管局部狭窄的假象，另外，曲面重组会造成器官的变形。

3. 表面遮盖显示（surface shaded display，SSD） 又称表面阴影显示、三维表面重组。它是通过设定像素阈值（CT 值）对组织器官的表面轮廓进行重组的方法。先设定一个最低阈值，系统会将各像素的 CT 值与阈值比较，高于阈值的像素被保留下来，低于阈值的像素被舍弃，重组出来的三维图像不能显示内部结构，只能显示器官形态轮廓，如图 2-64 所示。

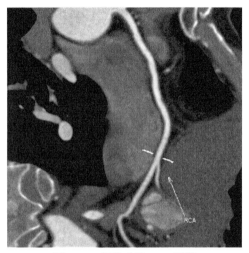

图 2-63　冠状动脉 CPR 图像

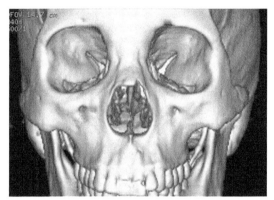

图 2-64　颌面部 SSD 图像

表面遮盖显示能表达病变与周围结构的空间关系，如颅骨、颌面骨、脊柱、关节等的三维重组图像，为制订手术方案、选择手术途径提供直观的影像学资料，并对大血管、喉部、胸部气道的显示也有帮助。

4. 最大密度投影（maximum intensity projection，MIP） 是以视线方向作为投影线，把该投影线上的最大密度值的像素投影到与视线垂直的平面上，再把全部投影数据进行编码并成像。MIP 是二维影像，其灰阶能够反映相对的 X 射线衰减值，可以显示血管瘤、血管狭窄、血管夹层、血管壁软斑块等，对于区分动脉钙化与血管内对比剂也有帮助，如图 2-65 所示。为了显示低密度的靶器官，可以在投影线上取最小值，这样就可以得到最小密度投影（minimum intensity projection，MinIP）图像，它主要用于显示气管，如图 2-66 所示。

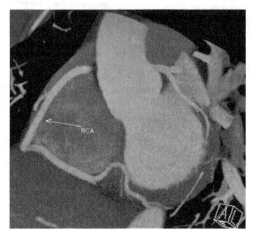

图 2-65　冠状动脉 MIP 图像

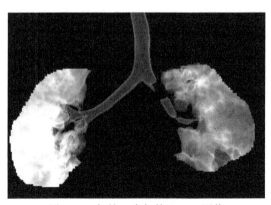

图 2-66　气管、支气管 MinIP 图像

5. 容积再现技术（volume rendering technique，VRT）　又称体积重建法或体绘制法。它是利用全部体素的 CT 值，通过功能软件，将表面遮盖技术与旋转相结合，并加以伪彩编码与不同程度的透明化技术，使表面与深部结构同时立体显示。该处理技术无须构造中间面，能最大限度地再现体素细节信息，如图 2-67 所示，常用于支气管、肺、纵隔、肋骨及血管的成像。

6. 仿真内窥镜（virtual endoscopy，VE）　是利用相邻组织结构间较大的密度差，对器官或组织相同密度值的像素部分进行表面重组，获得具有腔道轮廓的立体图像，如图 2-68 所示。成像方法有充气法和对比剂法两种，前者如鼻腔、气管与周围组织密度差较大；后者如血管内的对比剂与管壁及周围软组织间的对比较大。胃肠道、膀胱内通过以上两种方法均可获得 VE 图像。该处理技术能从狭窄或阻塞的远端动态、立体观察腔内病灶，但因其不能显示黏膜、无法进行活检，故对病变准确定性仍较困难，还不能取代纤维内窥镜。它主要适用于五官窦道、胃、结肠、胆道、膀胱、大血管等。

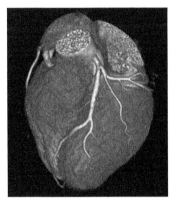

图 2-67　冠状动脉 VR 图像

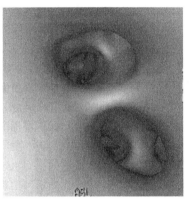

图 2-68　气管分叉处 VE 图像

案例 2-16

患者，男性，30 岁，因突发急性胸痛一小时入院，胸口呈撕裂样疼痛，D-D 聚体升高，急诊医生高度怀疑主动脉夹层，申请全腹 CT 增强。结果示阳性。

思考：若临床医生需了解夹层类型、累及范围、撕裂口位置等详细信息来制定手术方案，哪几种后处理方式可以为临床提供更为全面的信息？

解答：MPR、CPR、MIP、VR 等（VR 可以观察组织病变的空间定位及整体形态；MPR 及 MIP 可以在矢状面、冠状面、横断面及任意方向角度上清晰、立体显示血管走形）。

（四）螺旋 CT

1. 滑环技术　传统 CT 机的 X 射线管通过高压电缆与高压发生器相连，高压电缆及相关信号线缠绕在扫描机架的转盘上，扫描时 X 射线管只能作往复的圆周运动，不能连续旋转，一层扫描完后，X 射线管要回转复位，然后进行下一层的扫描，周而复始，所以限制了扫描速度、增加了机械故障率。

1985 年，滑环技术应用于 CT 成像技术中，这种方法类似于电动机的碳刷，碳刷在铜制的、静止的滑环上滑动，通过碳刷和滑环的接触导电使 X 射线管作单向的连续旋转，也就是用滑环代替电缆传递信号。

应用滑环技术的 CT 其扫描轨迹是螺旋线，故称之为螺旋 CT。根据传送电压的不同分为高压滑环和低压滑环。高压滑环方式，高压发生器位于扫描机架外，传递输出的电压为几万伏，易发生放电而导致高压噪声，降低了图像的质量，同时安全性差，目前已不采用；低压滑环方式，高压发生器采用体积小、功率大的高频结构，位于扫描机架内，与 X 射线管同时旋转，稳定性好，危险性小，但增加了旋转部分的重量。现在的 CT 机都采用低压滑环方式。

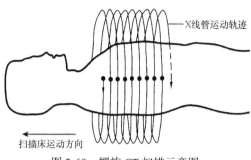

图 2-69　螺旋 CT 扫描示意图

2. 单层螺旋 CT　螺旋 CT 的核心是滑环技术，扫描时扫描床以一定的速度沿 z 轴方向运动，X 射线管连续旋转、曝光，一次扫描采集的是人体某段体积的信息，因此，螺旋 CT 扫描又称容积扫描（volumetric scan），如图 2-69 所示。根据 X 射线管和探测器的运动方式，螺旋 CT 仍属于"旋转+旋转"方式，但与第三代 CT 相比，扫描速度大大提高。单层螺旋 CT（single slice spiral CT，SSCT）是指 X 射线管旋转一周得到一幅 CT 图像。

（1）SSCT 的重建算法：螺旋扫描得到的数据是一个被检段的信息，X 射线的运行轨迹并不在一个平面上，而 CT 图像是断面的，所以，在重建图像时，算法与传统 CT 不同，需要采用内插法进行重建。

内插法是在重建图像的两端采集数据进行插值，使数据满足平面成像需要的方法。即取螺旋扫描数据段上的任意一点，将相邻两点扫描数据通过插值后，再做滤过投影并重建出一幅平面图像，SSCT 常用线性内插法（linear interpolation，LI），有 360°和 180°两种线性内插法。

360°线性内插法采用 360°扫描数据以外的两点，通过内插形成一个平面数据，优点是图像噪声小，缺点是实际重建层厚比标称层厚大，导致层面灵敏度曲线增宽，图像质量下降。

180°线性内插法采用靠近重建平面的两点扫描数据，通过内插形成新的平面数据，它采用第二个螺旋扫描数据，并使该数据偏移 180°，从而能靠近被重建的数据平面，优点是改善了层面灵敏度曲线，图像分辨力高，缺点是噪声增加。

特别指出，螺旋 CT 也可采用非螺旋方式扫描（多层螺旋 CT 情况相同），这种扫描得到的是真正的断面图像信息，重建时不需用内插法，在其他扫描技术参数相同的情况下，非螺旋扫描方式的图像质量优于螺旋扫描方式，实际工作中，对于颅脑、五官、脊柱、四肢关节等部位，如果不需要做三维重组，应尽量选择非螺旋方式扫描。

（2）SSCT 的螺距：螺旋 CT 的 X 射线管旋转一周，检查床移动的距离与 X 射线束准直宽度（即层厚）的比值称为螺距（pitch），简称为 pitch。pitch=0 时，相当于传统 CT 扫描；pitch=0.5 时，X 射线管旋转曝光两周扫描一层；pitch=1 时，X 射线管旋转曝光一周扫描一层；pitch=2 时，X 射线管旋转曝光半周扫描一层。采用较大的螺距可以提高扫描速度，但采集的原始扫描数据量减少，图像噪声增加、图像质量下降，一般适用于危急重症患者的快速扫描。采用较小的螺距，采集的原始扫描数据量增加、图像噪声较小、图像质量提高，但扫描时间长、辐射剂量大，在对图像质量要求较高时采用。

螺旋 CT 与传统 CT 相比，由于是容积扫描，提高了多平面和三维重组图像的质量；一次屏气可完成一个部位的扫描，不会遗漏病灶；可进行任意层面的回顾性重建；提高了扫描速度，使增强扫描的诊断意义加强，另外还可以减少运动伪影。

3. 多层螺旋 CT（MSCT）　传统 CT 或 SSCT 在扫描时，X 射线管旋转一周只能得到一幅图像，而 MSCT 则可得到多层图像，MSCT 自 1998 年推出以来，经过二十多年的发展，推出了众多产品，具代表性有的 4 层、16 层、64 层、128 层、256 层和 320 层，目前 MSCT 已经淘汰了传统 CT 和 SSCT 成为各大中型医院配置的首选。

MSCT 与 SSCT 最显著的不同是沿扫描床长轴（z 轴）方向上采用了多排探测器并采用多通道数据采集系统（data acquisition system，DAS），此外还有 X 射线管、高压发生器、计算机系统及图像重建方法的改进。

（1）MSCT 的探测器：SSCT 在 z 轴方向上只有一排探测器，MSCT 采用多排探测器，不同厂家设计的探测器排数和宽度组合方式也不尽相同,探测器排列的组合方式分为等宽对称型和非等宽对称型两种，如图 2-70 所示。MSCT 探测器的总数目一般在 5000~30000 个。

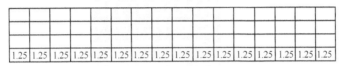

单位：mm

非等宽对称型探测器

单位：mm

等宽对称型探测器

z轴方向

图 2-70　MSCT 探测器结构示意图

表 2-21 是不同厂家、不同层数的 MSCT 在探测器排数、排列方式及 X 射线管旋转一周覆盖人体范围大小的比较。

表 2-21　探测器排数、排列方式的比较

层数	A 厂家	B 厂家	C 厂家	D 厂家
4 层	16 排、等宽、20mm	8 排、非等宽、20mm	8 排、非等宽、20mm	34 排、非等宽、32mm
16 层	24 排、非等宽、20mm	24 排、非等宽、24mm	24 排、非等宽、24mm	40 排、非等宽、32mm
64 层	64 排、等宽、40mm	40 排、非等宽、28.8mm	64 排、等宽、40mm	64 排、等宽、32mm

表 2-22 是不同厂家、不同层数的 MSCT 探测器组合方式的比较。

表 2-22　探测器组合方式的比较

层数	A 厂家	B 厂家	C 厂家	D 厂家
4 层	1.25mm×16	（1+1.5+2.5+5）mm×2	（1+1.5+2.5+5）mm×2	0.5mm×4+1mm×15×2
16 层	0.625mm×16+1.25mm×4×2	0.75mm×16+1.5mm×4×2	0.75mm×16+1.5mm×4×2	0.5mm×16+1mm×12×2
64 层	0.625mm×64	0.6 mm×32+1.2mm×4×2	0.625mm×64	0.5mm×64

等宽型和非等宽型排列方式的设计各有优缺点。等宽对称型设计，接收信息均匀、组合灵活、层厚可选择性强，能更好地适应锥形线束的采集与重建，便于系统升级，但探测器数目相对较多，其间隔易造成有效信息的丢失；非等宽对称型设计，探测器数目及间隔相对较少，X 射线利用率高、余辉少，但层厚组合的灵活性欠佳。

MSCT 多采用固态稀土陶瓷探测器，目前的高端 CT 机中，因钨酸铬、硫氧化钆（Gd_2O_2S）、人造宝石、纳米材料等对 X 射线的吸收率高、余辉时间短、稳定性好等特点被不同的厂家所采用。

（2）MSCT 的 X 射线管与 X 射线束：MSCT 的 X 射线管热容量一般大于 6MHU，散热率在750~1400kHU，这要求 X 射线管的设计要有较大的改进以解决散热问题。两项新技术被应用到MSCT 的 X 射线管中，一是可变焦点（动态焦点、飞焦点）技术，即阴极用两组灯丝，曝光时两个焦点快速（约 1ms）交替使用，使高速电子流分别撞击阳极靶面的不同区域，X 射线管内无轴承，无摩擦力，使用液态金属润滑油，可延长 X 射线管寿命，同时可以减少锥形线束半影区；二是电子束控金属 X 射线管技术，其阳极和阴极均固定在旋转轴上，并直接浸泡在绝缘油中，X 射线管工作时，不再是阳极旋转，而是在马达的带动下整个 X 射线管在旋转，阳极背面与管壁直接相贴，冷却油通过进出循环直接将热量带走，散热迅速，故称"零兆 X 射线管"。另外，MSCT 的 X 射线管一般都具有自动剂量调节功能（智能扫描），在对不同密度、体厚的部位连续扫描过程中自动跟踪并调节 X 射线剂量，在满足 CT 诊断要求的前提下，降低 X 射线剂量以达到延长 X 射线管寿命及减少受检者辐射损伤的目的。

MSCT 采用四棱锥形 X 射线束（厚扇束），可同时覆盖多排探测器，提高了 X 射线的利用率，线束宽度等于多个层厚之和。因中心部分与边缘部分探测器阵列的入射角不同，会产生锥形束伪影，这个缺点在采用较宽的探测器（z 轴方向上）设计时愈明显。

SSCT 的层厚仅由 X 射线束的宽度决定，X 射线束的宽度等于层厚，而 MSCT 的层厚不仅取决于 X 射线束的宽度，还与探测器阵列的不同组合有关，如同样 10mm 宽的 X 射线束，可由 4 排 1.25mm 探测器组成一个 5mm 探测器通道，获得 2 幅 5mm 层厚的图像，也可以由 2 个 1.25mm 探测器组成一个 2.5mm 探测器通道，获得 4 幅 2.5mm 层厚的图像。

（3）MSCT 的图像重建算法：为克服锥形线束伪影，MSCT 采用一些新的图像重建算法。锥形线束的边缘射线倾斜角变大、路径变长，在该位置的重建平面内没有可利用的垂直射线。在重建 z 轴某位置图像时，需将与此重建位置同一投影角的 z 轴上相邻两个探测器阵列的数据用于插值，并以此作为重建标准层面的投影数据，然后用二维反投影重建算法重建图像。图像重建前，需对 z 轴方向上的梯形边缘射线进行修正处理（预处理），方法有：一是优化采样扫描，即通过选择适当的螺距、缩小 z 轴间距，使直接成像数据与补充数据分开；二是 z 轴滤过长轴内插法，即在扫描获得的数据段内选定一个滤过段，并对该段内所有扫描数据作加权平均化处理；三是扇形束重建法，即将锥形束射线平行分割模拟成扇形束后再进行重建。

16 层及以上的 MSCT，图像重建的预处理方法各个厂家有所不同，常用的有：一是自适应多平面重建法，即将螺旋扫描数据中两倍的斜面图像数据分割成几部分，采样各自适配螺旋的轨迹和 240°螺旋扫描数据，并辅以适当的数据内插进行重建；二是加权超平面重建法，即将三维的扫描数据分割成二维，采用凸起的超平面做区域重建的方法；三是 Feldkamp 重建法，即沿扫描测量的射线，把所有测量的射线反投影到一个三维容积中，并以此计算锥形束扫描射线的方法；四是心脏图像重建方法，有单扇区、多扇区重建法。单扇区重建是回顾性心电门控获得扫描原始数据，用半重建技术进行重建；多扇区重建是利用心电门控的同期信息，从不同的心动周期和不同列的检查器采集同一期相，用不同角度半重建所需原始数据进行重建。单扇区、多扇区重建的区别在于前者的时间分辨力仅由 X 射线管的旋转速度决定，后者同时还受心率的影响。

迭代算法（iterative reconstruction，IR）在 CT 发展的早期就已经出现，但由于计算量较大，在很长一段时间内发展停滞不前。近年来，得益于计算机技术的飞速进步，迭代算法重新成为研究的热点。迭代算法的基本原理是：对于某个重建视角，首先在估计的物体图像上通过"前向投影"模拟一个综合投影，这是对沿着该视角的衰减的第一次估计，但存在较大误差。这种估计尽可能地模拟真实 CT 系统中 X 射线光子穿过物体并到达探测器的过程，通过将 X 射线光子的初始位置设置在一个小区域而非单独的点来模拟有限的焦点大小；在 X 射线光子和物体相互作用的建模过程中，通过计算光子在不同方向和位置进入体素的路径长度来考虑重建像素的大小和尺寸（而不是一个假想的点）；采用相同的方式，探测器单元的大小和形状通过探测器响应函数来建模。将综合投影与探测器采集的实际测量值进行比较检验，两者之间的差异代表了当前估计需要校正的误差，并对当前估计得到的图像进行校正。再将校正后的图像代入模型进行下一次综合投影模拟，并与实际测量值再次进行检验和校正。通过如此的反复迭代计算，对图像信息进行不断地检验和修正，直到误差降到最低，将修正的图像确定为最终的重建图像。在图像校正过程中，除了采用建立系统光学模型，还采用了系统统计模型，该模型分析每一个独立光子的统计波动的特征，并与正确的统计分布进行比较，有效地降低了统计波动引起的图像噪声。

（4）MSCT的螺距：MSCT的螺距定义为：X射线管旋转一周，检查床移动的距离与X射线束准直总宽度（层厚×层数）的比值。

（5）双源CT（dual source CT，DSCT）：

扫描架内安装两套X射线管、高压发生器、探测器，两只X射线管、两组探测器成90°角排列，两只X射线管分别为主、辅X射线管，其对侧分别为主、辅探测器，主探测器约成60弧度、Φ50cm，辅探测器约成32弧度、Φ26cm，如图2-71所示。两只X射线管同时曝光时，旋转90°即可得到180°的数据，使得单扇区采集的时间分辨力大大提高。

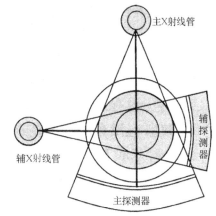

图2-71　双源CT结构示意图

双源CT可进行双能量成像，两只X射线管采用不同的管电压（80kV和140kV）同时进行扫描，所获得的低能、高能数据在位置和时间上一致。即可得到同一种组织在两种不同能量射线下的衰减特性，从而进行组织结构的辨别、定性、分离，如心血管混合性斑块定性、肾结石成分定性分析、去除骨骼遮盖、去除血管斑块等。另外，机体的软骨、肌腱及韧带结构由于其X射线衰减系数差异较小，在常规CT检查中无法加以区别显示，这些结构的成分中，胶原分子侧链中有密实的羟（基）赖氨酸和羟脯氨酸，它们对不同能量的X射线有较明显的衰减差异，因此，双能量成像可以将其与周围结构区别显示，扩展了CT检查的应用范围。

当然，双源CT并不总是同时使用两个射线源，常规检查、非心脏冠状动脉检查及非双能成像时与单源MSCT相同，只使用一个射线源。

（6）能谱CT：目前，几大主要CT生产厂家都在CT能谱成像方面做了大量的研究，并有相关的产品面世，采用的核心技术不尽相同：一是采用宝石材料探测器配合瞬时切换高压发生器技术；二是利用双源X射线管的电压差技术；三是采用三维球面纳米探测器技术；四是容积法电压差两次采集高低能技术。能谱CT具有能谱成像、低剂量、高清晰图像等特性，在临床应用中有效提高了诊断符合率。

能谱CT已经开展的项目包括肿瘤早期探查、去除金属伪影、病变良恶性鉴别、物质成分定性分析、血管狭窄及斑块精确分析等，另外，能谱CT还有着广阔的应用前景，如在肝脏代谢分析（铜代谢异常）、肝微小瘤灶早期发现与甄别、骨代谢异常（定量分析）、区分陈旧性及新鲜性出血等方面的研究。

（7）MSCT的优势：

1）因采用锥形X射线束，提高了X射线的利用率；

2）扫描速度大大提高，一次屏气可完成大范围容积扫描；

3）提高了图像的空间分辨力，特别是z轴的空间分辨力，实现了各向同性体素；

4）时间分辨力大大提高；

5）扫描速度的提高使得增强扫描的效果明显提高，对比剂的用量减少；

6）三维成像的效果更佳；

7）CT冠状动脉造影得到广泛应用。

（五）CT图像质量控制

CT图像质量的优劣直接影响着影像诊断质量及治疗水平，要获得优质的CT图像，必须对CT成像链中的每一个环节严格实施质量控制，熟悉CT机性能指标和检测方法，掌握影响CT图像质量的因素及质量控制的措施，切实做好CT图像的质量控制工作。

1. 评价 CT 图像质量的主要指标及影响因素

（1）密度分辨力（contrast resolution）：又称对比度分辨力或低对比分辨力，是在低对比度情况下（物体与均质环境的 X 射线线性衰减系数差别的相对值小于 1%），图像对两种组织之间最小密度差异的分辨能力，常以百分数表示。如"0.2%，5mm，0.45Gy"表示物体直径为 5mm，接收剂量为 0.45Gy 时，CT 的密度分辨力为 0.2%，即相邻两种组织密度差≥0.2 时可分辨，小于时则无法分辨。

1）影响密度分辨力的主要因素：噪声、信噪比和被检体的几何尺寸。噪声和信噪比是由 X 射线剂量和探测器的灵敏度决定的，探测器的灵敏度越高、X 射线剂量越大，则信噪比越高，相对降低噪声，密度分辨力提高；被检体的几何尺寸越大，信噪比越低，密度分辨力越低。

2）密度分辨力的检测：通常使用低密度体模进行检测。低密度体模是在直径 200mm、厚 15mm 的有机玻璃体中，排列若干组圆孔（每组 5 孔），孔内填充低 CT 值的液体，如图 2-72 所示。对低密度体模进行 CT 扫描，获得断层图像，通过主观视觉评价，可准确识别的最小圆孔孔径即为密度分辨力，检测中要求单次 X 剂量≤50mGy。

（2）空间分辨力：又称高对比分辨力（high contrast resolution），是在高对比度情况下（物体与均质环境的 X 射线线性衰减系数差别的相对值大于 10%），CT 图像对物体空间大小（几何尺寸）的鉴别能力，常以每厘米的线对（LP·cm⁻¹）或可分辨最小物体的直径（mm）表示，每厘米线对的数值越大或可分辨最小的物体直径越小，表示空间分辨力越高。

1）影响空间分辨力的主要因素：①像素及矩阵的大小，是影响空间分辨力的主要因素，像素越小、矩阵越大，图像的空间分辨力越高；②探测器的性能，目前的多层螺旋 CT 大多采用固态稀土陶瓷探测器，在 z 轴方向上多排分布，空间分辨力明显提高，且实现了各向同性体素；③采样率高低，采样率越高，空间分辨力越高；④重建算法，采用骨算法时空间分辨力高；⑤X 射线管焦点，焦点越小，空间分辨力越高；⑥设备噪声和被测物体间的密度差异。

2）空间分辨力的检测：通常使用高密度体模进行检测，如图 2-73 所示。扫描高密度体模，对获得的图像进行主观视觉评价，观察影像上的圆孔，可准确识别的最小圆孔孔径，即为空间分辨力。另外，调制传递函数法（MTF）也可以用来测定空间分辨力。该方法通过扫描正弦波测试卡，测量出图像的对比度随空间频率成函数关系变化，即调制传递函数，用每厘米线对数来表示（LP·cm⁻¹）。

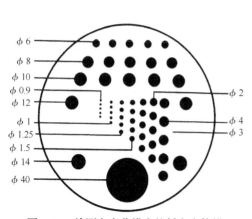

图 2-72　检测密度分辨力的低密度体模

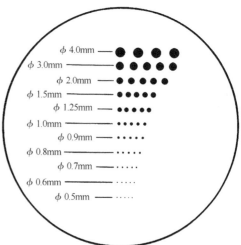

图 2-73　检测空间分辨力的高密度体模

目前，CT 成像系统用高密度体模测得的空间分辨力最高可达到 $\phi0.35$mm，一般可达到 $\phi0.5$~$\phi0.7$mm，用 MTF 方法测得的空间分辨力在 10~30LP·cm⁻¹，而传统 X 射线平片由于采用的是屏-

片组合，其空间分辨力可达 $100LP \cdot cm^{-1}$，因此，CT图像的空间分辨力不及传统X射线平片。

（3）噪声：图像噪声定义为扫描均匀物体的图像中，CT值在平均值上下的随机涨落，即CT值的标准偏差，表示为

$$\sigma = \sqrt{\frac{\sum(CT_i - \overline{CT})^2}{n-1}} \qquad (2-84)$$

图像噪声使图像呈颗粒性，影响图像的空间分辨力、密度分辨力和均匀度，尤其表现在低密度组织的可见度上。同时，噪声也决定了系统量子检测效率DQE。

噪声分为扫描噪声和组织噪声，主要有X射线量子噪声、测量系统形成的噪声、重建算法造成的噪声、电气元件噪声等。

1）影响噪声的因素：①如果X射线剂量不足，穿透人体被探测器接收的光子数受限，会造成矩阵内各像素上的分布不均；②扫描层面越薄，噪声越大；③高分辨力算法噪声较大；④散射线；⑤探测器及电子元件的性能下降、机械振动等。

2）噪声的检测：扫描一个均匀材料的水模，检测感兴趣区CT值的标准偏差。要求每天检测CT值，验收检验为±4HU，状态检验为±6HU，稳定性检测为基础值（验收检验）偏差±3HU。

（4）均匀性（even）：指在同一断面不同位置上的同一种组织成像时，是否具有相同的平均CT值。国家标准的定义：在扫描野中，匀质体各局部在CT图像上显示的CT值的一致性。

国家标准规定，每月都要对CT图像的均匀性进行检测。检测方法是配置匀质（水或线性衰减系数与水接近的其他均匀物质）圆柱形模体，使模体圆柱轴线与扫描层面垂直，并处于扫描野的中心；采用头部和体部扫描条件分别进行扫描，获取模体CT图像；在图像中心处取一大于100个像素点并小于图像面积10%的区域，测出此区域内的平均CT值和噪声；然后在相当于钟表时针3时、6时、9时、12时并距模体边缘1cm处的四个位置上取面积同于前述规定的面积区域，分别测出四个区域的平均CT值，其中与中心区域平均CT值差别最大的，其差值用来表示图像的均匀性。可见，最好的均匀性是0HU。在测出图像均匀性的同时，也能获得平均CT值和噪声值。国标对均匀性的验收检测要求为±5HU，状态检测要求为±6HU，稳定性检测要求为与基础值偏差为±2HU。

均匀性除受图像噪声影响外，还受X射线束硬化影响。硬化现象在图像上的分布越不均衡，则图像的均匀度越差。因此，校正硬化将有助于提高均匀度。但校正不充分或校正过度也会使均匀性变差。

除此以外，若在断层范围内有部分检测体超出了测量区，则会出现类似硬化校正的现象，也就是在不同的投射方向上得出的值之间会出现矛盾。在图像上表现为被监测体超出测量区的图像区域出现渐晕现象，而且越靠向测量区边缘越严重，导致密度的定量测量不准。

（5）伪影：被检物体中不存在而图像中却显示出来的各种不同类型的、非真实的假象称为伪影，受检者因素、设备因素、扫描条件不当等都可造成伪影，严格说部分容积效应和周围间隙现象也属于伪影。

1）受检者因素：①条状和叉状伪影，系受检者自主或不自主的运动所致，如呼吸运动、肠蠕动、心脏搏动等属于不自主运动，这些运动造成了重建后的图像产生粗细不均、黑白相间的条状伪影，为了减少运动伪影，提高管电流、缩短曝光时间是一种行之有效的方法；②细条状伪影，系被检部位相邻组织密度相差较大而采集的数据量不足时产生，可以通过加大曝光剂量来减少这种伪影，在观察图像时还可通过加大窗宽来相对地改善显示效果；③放射状伪影，系被检部位有高密度结构或异物所致，如枕外隆突、胃肠道钡剂、金属假牙和不锈钢钉等。

2）设备因素：由设备性能下降、调试不当、设备出现故障或参数出现偏差等造成，例如，①条状伪影，系CT取样频率较低、探测器间隙较大、D/A转换器故障和探测器故障等原因造成；②环状伪影，系数据采集系统的故障，如探测器漂移、探测器至主机的信号传递故障等，另外，X射线管寿命将尽、管内真空度下降时也会形成环状伪影；③指纹状伪影，多因X射线管老化造成；④假

皮层灰质伪影，颅脑 CT 图像中，骨与脑组织交界处有时会出现白雾状伪影，主要因偏角辐射引起，提高准直器的精度可减少此伪影；⑤模糊伪影，系图像重建中心与扫描旋转中心不重合时形成。

2. CT 图像质量控制的主要措施

（1）提高空间分辨力：采用高分辨力算法、大矩阵、小像素值、小焦点和增加原始数据量的采集可以提高空间分辨力。

（2）增加密度分辨力：增加 X 射线的剂量可以提高密度分辨力。

（3）降低噪声：X 射线光子能量增加四倍，噪声可减小一半；采用软组织重建算法密度分辨力高；层厚较厚时噪声较小。

（4）消除伪影：减少因受检者因素造成的运动伪影，避免因设备因素和扫描条件不当造成的伪影。

（5）减少部分容积效应和周围间隙现象的影响：对于较小的病灶，应尽量采用薄层扫描，并改变图像重建算法、设置恰当检查体位。

（6）合理选择成像参数：①管电压的选择，管电压决定了光子能量的大小、穿透能力的高低，增加管电压可提高图像分辨力、降低噪声。在保证图像质量的前提下，偏瘦的受检者、婴幼儿应适当降低管电压，以避免不必要的辐射损伤。②毫安秒的选择，应根据扫描部位、受检者胖瘦情况、层厚、病理情况等选择适当的毫安秒，一般部位较厚、肥胖者、薄层等要适当提高毫安秒的值。千伏和毫安秒决定了 X 射线剂量的大小，X 射线剂量大，图像分辨力高、噪声小、伪影少，但从辐射安全、X 射线管寿命的角度，应在图像质量、X 射线剂量、辐射损伤、X 射线管寿命等中找到一个平衡点。③视野的选择，根据不同的扫描部位、不同的扫描要求、不同的受检者，选择适当的扫描视野和显示视野，如扫描双侧肩关节，要选择最大的扫描视野，以免丢掉肩部组织，而扫描椎体、婴幼儿时，要选择较小的视野以提高图像分辨力。④层厚、层间距的选择，根据扫描要求及扫描部位的不同，选择适当的层厚与层间距，如较小的病灶处用薄层扫描可以提高图像的空间分辨力及病变的检出率，较大的病灶可适当选择较厚的层厚。⑤重建算法的选择，根据诊断及图像显示的要求，选择合适的重建算法，如内耳等骨结构选骨细节算法，肺组织结构选肺部高分辨力算法，腹部脏器选软组织算法。⑥螺距的选择，较小的螺距可以提高图像质量及三维重组的效果，较大的螺距可以提高扫描速度。⑦机架倾斜角度，对于头颈部冠状位扫描、椎间隙扫描等，要适当倾斜扫描架角度以满足扫描需要。

（路　青　顾小荣）

第三章　磁共振物理及成像

学习要求：

记忆：磁共振成像的物理学基础、磁共振信号的产生及空间编码。

理解：磁共振的弛豫、血管成像及功能成像。

运用：磁共振基本脉冲序列。

磁共振成像（MRI）是将核磁共振原理应用于人体内部而发展起来的一种革命性的医学成像技术。它没有电离辐射，能够从人体分子内部反映出人体组织器官的解剖与功能状态，早期发现病变，在临床实践中已经得到广泛应用，尤其在中枢神经系统、骨关节及软组织病变的诊断中，与其他成像技术相比具有明显的优势，磁共振成像仪如图 3-1 所示。

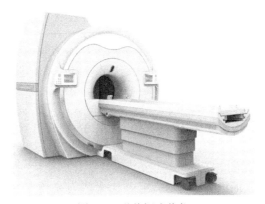

图 3-1　磁共振成像仪

第一节　原子核的自旋与磁矩

一、基 本 概 念

（一）角动量和旋进

物体上各点都绕同一直线做圆周运动称为转动（rotation），此直线为转动轴，角速度描述转动的快慢，单位为 rad·s^{-1}。这时角速度 ω 与频率 f（Hz）之间存在如下关系

$$\omega = 2\pi f \tag{3-1}$$

在质点运动中，质点的质量是质点惯性的量度，在物体定轴转动中，刚体的转动惯量 J 是描述转动惯性的量度。将质量与速度的乘积叫作运动物体的动量，刚体转动时的转动惯量 J 与角速度乘积叫作物体的角动量，角动量描述物体绕某一点或某一轴线做圆周运动，用 L 表示。角动量是一个矢量，其矢量方向由右手螺旋定则确定，如图 3-2（b）所示。

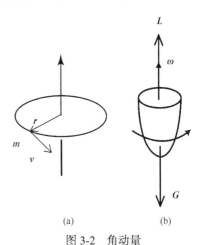

图 3-2　角动量

（a）质点的角动量；（b）自转物体的角动量

$$L = J\omega_0 \tag{3-2}$$

若质量为 m、速度为 v 的质点绕 O 点做圆周运动，该质点的角动量 L 为矢量 r 与动量 mv 的矢量积，如图 3-2（a）所示。

$$L = m(r \times v) \tag{3-3}$$

我们观察陀螺的转动会发现，当转动轴与重力方向一致时，它受到的重力矩为零，陀螺将不停地转下去，角动量保持不变；当转动轴与重力方向出现倾角时，陀螺在绕自身轴线转动的同时，其转轴还绕重力方向旋转，这种现象称为进动或旋进（precession）。

（二）磁场和磁矩

磁场是物质存在的一种形式，它存在于磁体、运动的电荷及电流周围的空间。磁相互作用是通过磁场这一特殊物质传递的，磁场会给电荷、载流导体及永磁体作用力。磁场强度 B 是描述磁场中某点的磁场大小和方向的矢量，单位为高斯（gauss，G）和特斯拉（tesla，T），两者关系为 $1T = 10^4 G$。

在面积为 A、电流为 I 的电流环中，由于电荷定向移动形成电流，根据洛伦兹定理可知，磁场对运动的电荷存在洛伦兹力，因此电流环每一部分 dl 的受力为

$$dF = Idl \times B \tag{3-4}$$

叉积表明该部分洛伦兹力垂直于电流元和磁场方向，方向按照右手螺旋定则。均匀外磁场作用于圆形电流环的合力为零，即合外力为零。偏中心力可能产生转动，描述物体转动的矢量是力矩，定义为

$$dN = r \times dF \tag{3-5}$$

式中 r 为位置矢量，由电流环中心指向 dF 的作用点，若 dN 之和不为零，电流环会围绕沿 dN 方向的轴转动。

均匀磁场中两个不同取向的电流环，环中元片段的受力如图 3-3 所示（每个环只画了一个 dl）。（a）图为垂直于磁场的电流平面没有净转动力矩；（b）图为与磁场方向成任意夹角的电流平面受到非零转动力矩作用。

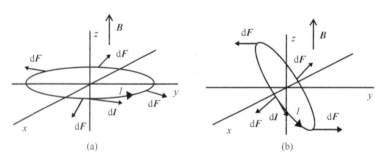

图 3-3　两个不同取向的电流环在均匀磁场中受力

（a）垂直于磁场的电流平面没有净转动力矩；（b）与磁场方向成任意夹角的电流平面受到非零转动力矩作用

随时间变化的磁场产生电场，随时间变化的电场也产生磁场，这种交变的、电场和磁场互为因果构成的统一客体称为电磁场（electromagnetic field）。电磁场是彼此相互联系的交变电场和磁场，变化的电场可以是由变速运动的带电粒子引起的，变化的磁场则可以是由强弱变化的电流所引起的。电磁场一经激发，可以脱离电荷或电流而独立存在，并按照各自的规律在空间运动、变化和传播，带电物体间的相互作用也是由电磁场来传递的。

在电磁场中，设想某区域内存在一个激发变化磁场的源，变化的磁场将在邻近区域中引起电场，由于最初该处没有电场，当出现了变化的电场，就会在附近引起变化的磁场，电场和磁场相互激发会离开其原来激发的源，由近及远的传播出去，也就是说，某处的电场和磁场若发生变化，这种变

化总是向四周传播出去，由麦克斯韦方程组可证明，电磁场传播具有波动的特性，故称为电磁波。电磁波就是在空间传播着的交变电磁场。

二、原子核的自旋

物质由原子构成，原子由原子核和核外电子组成，原子核包含质子和中子，质子带正电荷，质子数等于电荷数，也等于该元素的原子序数，一般用 Z 表示，中子不带电，质子数和中子数之和称为原子核的质量数，常用 A 表示。原子序数和质量数是原子核最基本的特性。

在微观世界中，构成原子的微观粒子，如电子、质子和中子，除了具有一定的大小、电荷、质量等属性外，还具有自旋（spin）的特性，所谓自旋是微观粒子或粒子系统的内在属性，就像其质量和电荷一样。微观粒子的自旋运动产生自旋角动量，可以简单地看成微观粒子的自转引起的，微观粒子除了做自旋运动外还做轨道运动，具有轨道角动量，因此，微观粒子具有自旋和轨道运动引起的自旋角动量和轨道角动量。原子核由质子和中子组成，中子和质子都具有自旋角动量和轨道角动量，因此，原子核的总角动量为质子和中子的自旋角动量与轨道角动量之和，称为"原子核自旋"。原子核自旋可以整体看成原子核绕自转轴旋转的角动量。

在宏观世界中，人们描述温度、速度、动量等物理量的取值都是连续的，而在微观世界中，物理量的取值是离散的、量子化的。原子核自旋也是如此，用自旋量子数 I 描述原子核的自旋状态，其取值只能取一系列的离散值。由于自旋量子数 I 是原子核的固有特性，因此，不同原子核具有不同的 I 值。根据量子力学理论可知，I 只能取整数或半整数，如 0、1/2、1、3/2、2、…，原子核自旋量子数 I 的取值与原子核内质子数和中子数有关。根据原子核内质子数和中子数是奇数还是偶数，讨论自旋量子数 I 的取值如下：①质子数和中子数都为偶数的原子核，其自旋量子数 I =0，这种核没有自旋，如 ${}^{12}_{6}\text{C}$、${}^{16}_{8}\text{O}$、${}^{32}_{16}\text{S}$ 等；②质子数和中子数都是奇数的原子核，其自旋量子数 I =1、2、3 等正整数，这种核具有自旋，如 ${}^{2}_{1}\text{H}$、${}^{14}_{7}\text{N}$ 等；③质子数和中子数，一个是奇数一个是偶数的原子核，其自旋量子数 I =1/2、3/2、5/2 等半整数，如 ${}^{1}_{1}\text{H}$、${}^{13}_{6}\text{C}$ 等。

为便于比较分析，对上述三种情况进行归纳总结，如表 3-1 所示。

表 3-1 原子核的自旋量子数和自旋

原子核的种类 （质子数/中子数）	质子数	中子数	自旋量子数	核的自旋
偶/偶核	偶数	偶数	0	无
奇/奇核	奇数	奇数	1, 2, 3, …	有
奇/偶核	奇数	偶数	1/2, 3/2, 5/2, …	有
偶/奇核	偶数	奇数	1/2, 3/2, 5/2, …	有

由原子核的自旋量子数，计算得自旋角动量 P_I，描述原子核自旋的大小，其计算公式如下

$$P_I = \frac{h}{2\pi}\sqrt{I(I+1)} \tag{3-6}$$

三、原子核的磁矩

原子核由中子和质子构成，中子不带电，质子是带有正电荷的粒子，原子核带正电，假设原子核的电荷均匀分布在它的表面上，由于原子核的自旋使得电荷也随之围绕自旋轴旋转，其效果相当于环形电流，结果使原子核周围出现磁场。为描述原子核自旋在其周围空间产生的磁场特性，引入原子核的磁矩（magnetic moment）μ_I 的概念，它是描述小磁体磁性大小及其所激发磁场方向的物理量，矢量方向垂直环形电流方向，与自旋角动量方向在同一直线上。

由原子核的自旋运动引起的自旋角动量和磁矩，存在一定的比例关系，如下

$$\boldsymbol{\mu}_I = \gamma \cdot \boldsymbol{P}_I \tag{3-7}$$

式中 γ 称为核的磁旋比，是原子核的特征常数。当 $\gamma > 0$ 时，磁矩和自旋方向相同，当 $\gamma < 0$ 时，两者方向相反，不同的原子核具有不同的磁旋比。根据量子力学推导得磁旋比公式为 $\gamma = g_I e /(2m_p)$，g_I 是核的朗德因子（无量纲），取决于原子核的种类，且能通过实验测量获得，m_p 为质子质量，e 为质子电荷，其数值与电子电荷相同。

将式（3-6）代入式（3-7）得

$$\boldsymbol{\mu}_I = \frac{g_I e}{2m_p} \hbar \sqrt{I(I+1)} = g_I \boldsymbol{\mu}_N \sqrt{I(I+1)} \tag{3-8}$$

式中 $\boldsymbol{\mu}_N = e\hbar /(2m_p)$，称为核磁子，是计算核磁矩的单位，其值为

$$\boldsymbol{\mu}_N = \frac{e\hbar}{2m_p} = \frac{eh}{2\pi m_p} = 5.05095 \times 10^{-27} \ (\mathrm{J \cdot T^{-1}})$$

原子核的磁矩与自旋一样，其方向在静磁场中有（$2I+1$）种可能取向。

原子核由于自旋具有磁矩，电子同样也具有磁矩，因此，原子的磁矩为原子核和电子的磁矩之和。对于多电子的原子，如果根据原子的构造算出电子的总磁矩不为零，原子核磁矩相对电子磁矩小得多，所以，此类原子的磁矩主要来自电子的总磁矩；如果电子的总磁矩为零时，核磁矩为原子的固有磁矩。

原子核的磁性非常微弱，日常生活中感觉不到它的存在。生活中遇到物质的铁磁性和顺磁性是由物质中原子的不成对电子产生的。由大量原子或分子构成的物质，从宏观上来看，有可能表现为顺磁性或逆磁性。顺磁性物质是电子总磁矩不为零的分子或原子构成的物质，不呈现宏观磁性，但当它处于外磁场中时，各分子或原子的磁矩会受到外磁场作用下转向外磁场，形成一个与外磁场方向相同的附加磁场，在宏观上表现出磁性。其实，物质的逆磁效应同样存在于顺磁物质中，只是由于在顺磁物质中，逆磁效应比顺磁效应小得多，主要表现出顺磁效应。对于具有电子闭合壳层结构的分子组成的一类物质，电子总磁矩为零，在外磁场的作用下，由于具有电子闭合壳层的结构，将在分子中产生感生电子环流，导致电子轨道偏转，使得产生的磁矩方向就与外磁场方向相反，这种物质就被称为逆磁性物质。如蜡烛燃烧时生成的气体就是反磁体，当蜡烛的火焰放在磁铁两极间，就会看到火焰上部的气体向磁场外偏斜。

另外一类物质（如铁 Fe、钴 Co、镍 Ni）含有非成对电子，电子总磁矩不为零，由于这些电子在相邻的原子之间形成很强的磁耦合，它们的电子总磁矩都有序地排列着，各分子磁矩都有规则地取向一致，以致在无外磁场的条件下，这种作用导致很强的自发磁化，使其表现出宏观的磁性。在外磁场存在的条件下，这类物质被磁化产生与外磁场方向一致附加磁场。它们的磁化能力要比顺磁性物质与逆磁性物质大几个数量级。即使在外磁场撤去后，仍保持一部分磁性，该类物质称为铁磁性物质。

案例 3-1

临床上在去除血液中的特殊细胞时，首先对血液做化学处理，使生理细胞黏附超微磁性颗粒，从而使细胞磁化，然后在强梯度磁场的作用下分离出细胞，从而将特殊细胞（肿瘤、白血病等细胞）除掉，该项技术在白血病的治疗中，已成功地用于人体的骨髓移植。

思考：利用磁化现象进行物质分离的基本原理是什么？

解答：磁性液体用于分离技术的原理为：把两种密度不同的需要分离的非磁性材料放入磁性材料液体中，然后在外加磁场作用下使磁性液体的密度为上述两种物质密度的平均值，其中密度大于磁性液体的物质下沉，而另一种密度小于磁性液体的物质就会浮起来，从而实现将密度不同的物质分离开来。

（梁保辉）

第二节 静磁场中的磁性核

自旋不为零的原子核称为磁性核,只有磁性核才能与静磁场相互作用产生磁共振现象,在生物组织中有很多的磁性核,如 $^1_1$H、$^{14}_7$N、$^{13}_6$C、$^{19}_9$F、$^{23}_{11}$Na、$^{31}_{15}$P、$^{39}_{19}$K 等,各磁性核的特性参数如表 3-2 所示。磁性核在磁共振成像过程中所产生的信号强度对图像质量及成像时间起到重要作用,磁性核对磁共振信号强度的影响主要取决于两个因素:一是磁性核在组织中的浓度;二是磁性核产生磁共振信号的强度。由于氢核占生物组织原子数的 2/3,且磁化强度也是人体常见磁性核中最高的,所以选择氢核作为临床核磁共振成像常用的磁性核,而其他磁性核的核磁共振成像受多种条件限制还无法用于临床。

表 3-2 生物组织常见磁性核的特性参数

核素	相对含量	相对灵敏度	自旋量子数	磁矩 μ_N	磁旋比/($\times 10^8$rad·s^{-1}·T^{-1})
$^1_1$H	99.98%	1	1/2	2.7927	2.6753
$^{13}_6$C	1.1%	0.016	1/2	0.70216	0.6728
$^{14}_7$N	0.36%	0.001	1	0.40357	0.1934
$^{19}_9$F	100%	0.830	1/2	2.6273	2.5179
$^{23}_{11}$Na	100%	0.093	3/2	2.2161	0.7031
$^{31}_{15}$P	100%	0.066	1/2	1.1305	1.0840

一、自旋角动量和磁矩的空间量子化

(一)自旋角动量的空间量子化

将磁性核置于外磁场 B_0 中,自旋角动量将受磁场力矩作用而定向排列,即自旋的空间量子化。在直角坐标系中取 z 轴与 B_0 同向,根据量子力学理论,原子核自旋与外磁场之间的夹角并不是连续分布的,而是由原子核的磁量子数 m 决定的,原子核的自旋角动量在外磁场方向的投影 P_z 只能取一些不连续的数值,其计算公式为

$$P_z = \frac{h}{2\pi}m = \hbar m \ (m = I, I-1, I-2, \cdots, -I) \tag{3-9}$$

式中原子核的磁量子数共有($2I+1$)个可能取值,对应于核自旋在空间的($2I+1$)个可能取向,如图 3-4 所示,例如核自旋角动量为 $I=1$,有 $m=0$、$m=1$ 和 $m=-1$ 三种取向,对于 $I=3/2$ 的自旋核,有 $m=3/2$、$m=1/2$、$m=-1/2$ 和 $m=-3/2$ 四种取向。对于核磁共振成像常用的磁性核(氢核),它的自旋量子数为 1/2,磁量子数 $m=1/2$ 和 $m=-1/2$ 两种空间取向,由式(3-9)可知,自旋角动量在外磁场 z 方向上的最大投影通常用 P_{max} 表示,其值为 $\hbar I$,P_z 的各种可能取值之间相差为 $\hbar$ 的整数倍。

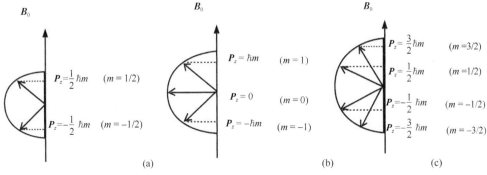

图 3-4 自旋角动量的空间量子化

(a)$I=1/2$;(b)$I=1$;(c)$I=3/2$

（二）核磁矩的空间量子化

原子核自旋角动量在外磁场 $\boldsymbol{B}_0$ 作用下，自旋角动量按照磁量子数沿 z 方向空间量子化取向，同样原子核的磁矩在 z 方向也进行空间量子化取向，根据自旋角动量和核磁矩的关系式（3-7），得核磁矩在 z 轴上的投影为

$$\boldsymbol{\mu}_z = \gamma \boldsymbol{P}_z = \gamma \hbar m \quad (m = I, I-1, I-2, \cdots, -I) \tag{3-10}$$

核磁矩在外磁场 $\boldsymbol{B}_0$ 方向有（ $2I+1$ ）个可能取向，图 3-5 为原子核的自旋量子数 $I=1/2$、$I=1$ 和 $I=3/2$ 的核磁矩空间取向示意图。对于氢核，由于自旋量子数 $I=1/2$，磁量子数 $m=\pm1/2$，即磁矩在外磁场中仅有两个不同的取向，氢核磁矩在 z 方向上的分量分别为 $\frac{1}{2}\gamma\hbar$ 和 $-\frac{1}{2}\gamma\hbar$。原子核磁矩在外磁场方向的最大投影为 $\boldsymbol{\mu}_{\max} = \gamma \boldsymbol{P}_{\max} = \gamma \hbar I$，原子核的自旋角动量和核磁矩空间投影的不连续性（空间量子化）是微观世界的特征之一。

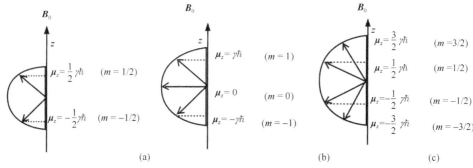

图 3-5　核磁矩在静磁场中的取向

（a）$I=1/2$；（b）$I=1$；（c）$I=3/2$

案例 3-2

1921 年，德国物理学家 Stern 提出把原子束引到两个磁极中间的想法，与格拉赫一起完成了原子磁矩的实验。使银原子在电炉内蒸发射出，通过两个细小的狭缝形成细束银原子流，经过一个抽成真空的垂直于射束方向不均匀的磁场，最后观察到达照相底片上。显像后的底片上出现了两条黑斑，表示银原子经过不均匀磁场区域时分成了两束。

思考：（1）为什么银原子经过磁场会变成两束？

（2）为什么实验用的是不均匀磁场，如果是均匀磁场会出现两束吗？

解答：（1）银原子是磁性核，具有自旋，在磁场中自旋取向空间量子化，由于自旋量子数为 1/2，因此银原子有两种自旋取向，产生两个不同方向的磁矩，在受到非均匀磁场的磁力作用后，使不同磁矩的银原子受力方向不同，运动方向不同，导致在胶片上出现两条线。

（2）在原子尺度内所有磁场均匀时，由磁场引起的力矩对原子磁矩作用，使它绕着质心旋转；如果应用各点不同的非均匀磁场，产生一个不等于零的合成磁力矩，使原子产生平移运动，这样可以直接测量原子的磁矩。

二、能 级 分 裂

磁性核的自旋角动量和磁矩不为零，当磁性核置于静磁场 $\boldsymbol{B}_0$ 中时，由于磁场对核磁矩的作用力，使磁性核在原来基态能量基础上出现一定的附加能量。设 $\boldsymbol{B}_0$ 与直角坐标系的 z 轴同向，并设 $\boldsymbol{B}_0$ 与核磁矩 $\boldsymbol{\mu}$ 之间的夹角为 θ，静磁场和核磁矩相互作用的能量 E 等于两向量乘积的负值。

$$E = -\boldsymbol{\mu} \cdot \boldsymbol{B}_0 = -\mu B_0 \cos\theta \tag{3-11}$$

式中 $\mu\cos\theta$ 为向量 $\boldsymbol{\mu}$ 在 z 轴方向的分量，即静磁场方向的投影，令 $\boldsymbol{\mu}_z = \mu\cos\theta$，则有核磁矩在静

磁场中的附加能量 $E = -\pmb{\mu}_z \pmb{B}_0$。由于核磁矩的空间量子化，在 z 轴方向的投影 $\pmb{\mu}_z$ [见式（3-10）] 与磁量子数 m 相关，m 取决于核自旋量子数，共有 $(2I+1)$ 个取向，原子核不同磁量子数 m 状态的附加能量为

$$E = -\gamma \hbar m \pmb{B}_0 \ (m = I, I-1, I-2, \cdots, -I) \tag{3-12}$$

由式（3-12）可知，附加能量的绝对值与静磁场强度成正比，把这些不连续的能量值称为原子核的能级，并按能量值大小画出的图称为能级图，如图 3-6 所示。

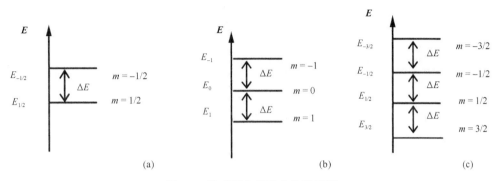

图 3-6　核磁矩在磁场中的能级图
（a）I=1/2；（b）I=1；（c）I=3/2

处于静磁场中的磁性核的能级分裂数目取决于核自旋量子数 I，能级分裂总数为 $(2I+1)$。磁量子数 m 为正值的那些能级状态，核磁矩与静磁场方向相同，其附加能量为负值，称为低能态；磁量子数 m 为负值的那些能级状态，核磁矩与静磁场方向相反，其附加能量为正值，称之为高能态。由于磁量子数取值依次相差 1，所以相邻两能级的能量差为 $\Delta E = \gamma \hbar \pmb{B}_0$。

对于核磁共振成像常用的氢核，自旋量子数 $I = 1/2$，磁量子数 $m = 1/2$ 和 $m = -1/2$，在静磁场中它的自旋角动量和磁矩有两个取向，处于两种状态上氢核的附加能量分别为

$$E_1 = -\frac{1}{2}\gamma \hbar \pmb{B}_0$$
$$E_2 = \frac{1}{2}\gamma \hbar \pmb{B}_0 \tag{3-13}$$

磁性核在静磁场中的附加能量与磁场强度成正比，同时附加能量也与磁量子数 m 有关。由于 m 有 $(2I+1)$ 个取值，因此，在静磁场中附加能量 E 也有 $(2I+1)$ 个取值。在无外磁场时，原子核具有一个能级。在外磁场的作用下，磁性核因产生了 $(2I+1)$ 个附加能量而分裂为 $(2I+1)$ 层能级。物理学上把这种基态能级在静磁场中发生分裂的现象称为塞曼效应，又称为塞曼劈裂、塞曼分裂和能级劈裂（图 3-7）。经塞曼效应而形成的能级称为塞曼能级或磁能级，磁能级的特点是等间距。

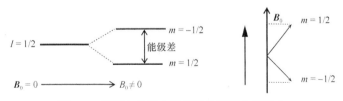

图 3-7　氢核在磁场中的能级分裂及空间取向

三、磁性核在磁场中进动

我们观察陀螺的转动会发现，当转动轴方向与重力方向一致时，它受到的重力矩为零，陀螺将不停地转下去，角动量保持不变。当转动轴方向与重力方向出现倾角时，陀螺在绕自身轴线转动的

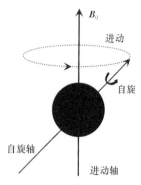

B_0

进动

自旋

自旋轴

进动轴

图 3-8　自旋核的进动

同时，其转轴还绕重力方向旋转，这种现象称为进动或称旋进，这是一种特殊的转动现象。磁性核由于自旋量子数不为零，具有一定的自旋角动量和核磁矩，在静磁场的作用下，核磁矩将像旋转陀螺在地球引力场中进动一样运动，称为自旋核的进动，如图 3-8 所示。

按照经典力学的观点，一个磁矩为 $\boldsymbol{\mu}$ 的磁性核在静磁场 $\boldsymbol{B}_0$ 中，如果磁矩与静磁场的方向不同，磁性核将在静磁场的作用下产生力矩 $\boldsymbol{T}$

$$\boldsymbol{T} = \boldsymbol{\mu} \times \boldsymbol{B}_0 \tag{3-14}$$

力矩 $\boldsymbol{T}$ 使得磁性核的自旋角动量 $\boldsymbol{P}$ 发生变化

$$\boldsymbol{T} = \frac{\mathrm{d}\boldsymbol{P}}{\mathrm{d}t} = \boldsymbol{\mu} \times \boldsymbol{B}_0 \tag{3-15}$$

等式两边乘以原子核的磁旋比 γ，根据自旋角动量与磁矩之间的关系式 $\boldsymbol{\mu} = \gamma \boldsymbol{P}$ 得

$$\gamma \frac{\mathrm{d}\boldsymbol{P}}{\mathrm{d}t} = \gamma[\boldsymbol{\mu} \times \boldsymbol{B}_0]$$

$$\frac{\mathrm{d}\boldsymbol{\mu}}{\mathrm{d}t} = \gamma[\boldsymbol{\mu} \times \boldsymbol{B}_0] = \gamma \begin{vmatrix} \boldsymbol{i} & \boldsymbol{j} & \boldsymbol{k} \\ \boldsymbol{\mu}_x & \boldsymbol{\mu}_y & \boldsymbol{\mu}_z \\ \boldsymbol{B}_x & \boldsymbol{B}_y & \boldsymbol{B}_z \end{vmatrix} \tag{3-16}$$

式（3-16）表明，磁矩随时间的变化率等于该磁矩与磁场强度的矢量积并乘以磁旋比，$\boldsymbol{i}$、$\boldsymbol{j}$、$\boldsymbol{k}$ 为各坐标轴的单位矢量，下角标 x、y、z 分别表示核磁矩和静磁场在三个坐标轴上的投影。由于现在讨论的是磁矩 $\boldsymbol{\mu}$ 在静磁场 $\boldsymbol{B}_0$ 中的进动情况，取 z 轴方向沿着 $\boldsymbol{B}_0$ 方向，设磁矩 $\boldsymbol{\mu}$ 与 $\boldsymbol{B}_0$ 的夹角为 θ，将 $\boldsymbol{B}_z = \boldsymbol{B}_0$ 和 $\boldsymbol{B}_x = \boldsymbol{B}_y = 0$ 代入式（3-16）得

$$\frac{\mathrm{d}\boldsymbol{\mu}_x}{\mathrm{d}t} = \gamma \boldsymbol{\mu}_y \boldsymbol{B}_0 \tag{3-17a}$$

$$\frac{\mathrm{d}\boldsymbol{\mu}_y}{\mathrm{d}t} = -\gamma \boldsymbol{\mu}_x \boldsymbol{B}_0 \tag{3-17b}$$

$$\frac{\mathrm{d}\boldsymbol{\mu}_z}{\mathrm{d}t} = 0 \tag{3-17c}$$

对式（3-17a）再次求导，并将式（3-17b）代入，就有

$$\frac{\mathrm{d}^2\boldsymbol{\mu}_x}{\mathrm{d}t^2} + \gamma^2 \boldsymbol{B}_0^2 \boldsymbol{\mu}_x = 0 \tag{3-18}$$

这是一个典型的简谐振动方程，具有如下形式的解

$$\boldsymbol{\mu}_x = A\cos(\gamma \boldsymbol{B}_0 t + \varphi) \tag{3-19}$$

类似地可得

$$\boldsymbol{\mu}_y = A\sin(\gamma \boldsymbol{B}_0 t + \varphi) \tag{3-20}$$

将 $\omega_0 = \gamma \boldsymbol{B}_0$ 分别代入式（3-19）和式（3-20）得

$$\boldsymbol{\mu}_x = A\cos(\omega_0 t + \varphi) \tag{3-21a}$$

$$\boldsymbol{\mu}_y = A\sin(\omega_0 t + \varphi) \tag{3-21b}$$

由式（3-21a）、（3-21b）可知，$\boldsymbol{\mu}$ 在 x 轴上的投影 $\boldsymbol{\mu}_x$ 按余弦规律变化，$\boldsymbol{\mu}$ 在 y 轴上的投影 $\boldsymbol{\mu}_y$ 按正弦规律变化，由此可得到 $\boldsymbol{\mu}$ 的横向分量，即磁矩在 xy 面上投影的绝对值 $|\boldsymbol{\mu}_{xy}|$

$$|\boldsymbol{\mu}_{xy}| = \sqrt{\boldsymbol{\mu}_x + \boldsymbol{\mu}_y} = \sqrt{A^2\cos^2(\omega_0 t + \varphi) + A^2\sin^2(\omega_0 t + \varphi)} = A \tag{3-22}$$

式中 A 为常数，这说明 $\boldsymbol{\mu}$ 在 xy 平面上以角频率为 ω_0 转动，通常 ω_0 称为拉莫尔旋进频率（Larmor precession frequency），是核磁矩在静磁场中绕 $\boldsymbol{B}_0$ 进动时的频率，ω_0 与磁旋比和静磁场强度成正比，

与磁矩和静磁场方向的夹角 θ 无关，通常又将磁矩的上述进动称作拉莫尔旋进（Larmor precession）。

$$\boldsymbol{\omega}_0 = 2\pi f_0 = \gamma \boldsymbol{B}_0 \tag{3-23}$$

式中 f_0 为磁性核的旋进频率，对于氢核来说，磁旋比 $\gamma = 2.67 \times 10^8 \text{rad} \cdot \text{s}^{-1} \cdot \text{T}^{-1}$，当磁场强度 $\boldsymbol{B}_0 = 1\text{T}$ 时，$\boldsymbol{\omega}_0 = 2.67 \times 10^8 \text{ rad} \cdot \text{s}^{-1}$，频率 $f_0 = 42.58\text{MHz}$。

四、磁化强度矢量

我们已经讨论了孤立原子核的自旋和磁矩及它在静磁场中的运动规律，如能级分裂和进动，但仍无法检测到单个原子核的行为，只能测量样品或被检体中大量同种磁性核的集体行为。许多原子核的集体行为表现为一些可测的宏观量，根据这些宏观量才能用于成像分析。为研究磁性核在静磁场中的宏观表现，引入磁化强度矢量（magnetization vector），以其在磁场中的运动规律来表征核的集体行为，一般用 $\boldsymbol{M}$ 表示，定义为样品中单位体积内所有核磁矩的矢量和，即

$$\boldsymbol{M} = \sum_{i=0}^{N} \boldsymbol{\mu}_i \tag{3-24}$$

式中 N 为单位体积磁性核的数量。

由磁化强度矢量 $\boldsymbol{M}$ 的定义可知，$\boldsymbol{M}$ 可理解为若干个小磁矩合成为一个大磁矩，它与样品中单位体积内自旋核的数目成正比，即自旋核密度。目前能用于临床磁共振成像的自旋核为氢核，因此，自旋核密度即为质子密度。人体内不同组织的质子密度不同，如脂肪、脑组织及含大量水分子的囊腔器官的质子密度均较高，肌肉、肝脏、脾脏、肾脏等实体组织的质子密度为中等，骨骼、硬脑膜、纤维组织、含气组织的质子密度较低。

静磁场 $\boldsymbol{B}_0 = 0$ 时，如果样品不受静磁场作用，原子核的热运动会使得核磁矩 $\boldsymbol{\mu}_i$ 的空间取向处于杂乱无章状态，从统计学角度来看，核磁矩 $\boldsymbol{\mu}_i$ 在空间各方向上出现的概率相等，所以核磁矩相互抵消，对外部呈现宏观磁效应，宏观总磁矩为零，因此在静磁场 $\boldsymbol{B}_0 = 0$ 时，$\boldsymbol{M}=0$。

静磁场 $\boldsymbol{B}_0 \neq 0$ 时，如果样品受静磁场作用，各磁性核一边自旋一边绕静磁场方向以 $\boldsymbol{\omega}_0 = \gamma \boldsymbol{B}_0$ 的角频率旋进，还会有 $(2I+1)$ 个自旋和磁矩取向，并具有不同的能级分布。对于 ^1H 核来说，自旋量子数为 1/2，自旋有两种取向，一个顺着磁场方向，一个逆着磁场方向，形成两种旋进运动的状态，许多氢核磁矩运动分布类似于上下两个圆锥面。无论是上圆锥面的旋进核磁矩，还是下圆锥面的旋进核磁矩，它们在圆锥面上所处的位置都是随机的或等概率分布的，即各磁矩在圆锥面上呈均匀分布。这种均匀分布也就意味着圆锥面上处于各个位置分布的核磁矩的数量相等，也就是核磁矩在 xy 平面上的磁矩分量 $\boldsymbol{\mu}_{xy}$ 的方向也是等概率分布的，使得在 xy 平面上的磁矩分量 $\boldsymbol{\mu}_{xy}$ 的矢量和为零。

氢核在静磁场 $\boldsymbol{B}_0$ 中有两种取向，核自旋能级分裂为两级。取向不同，^1H 核所具有的能级不同，顺着磁场方向的磁性核所具有的能量要低一些，逆着磁场方向的磁性核所具有的能量要高一些。自旋核的能级分布受两种作用的影响：一是在静磁场作用下的能级分裂，磁矩趋于静磁场方向（低能级），以使本身达到尽可能低能量的稳定状态；二是受热运动的影响，处于各高、低能级上的磁性核数目或密度有相同的分布趋势，即玻尔兹曼（Boltzmann）分布，式（3-25）。

$$N_i = Ne^{-E_i/(kT)} \tag{3-25}$$

式中 N_i 表示第 i 个能级上的磁性核数目，E_i 为该能级上的能量，N 为系统的总磁性核数目，T 为绝对温度，$k = 1.381 \times 10^{-23} \text{J} \cdot \text{K}^{-1}$ 称为玻尔兹曼常量。

由玻尔兹曼分布公式可知，处于低能级上的自旋核数量要稍多于高能级上的自旋核数量，使得宏观表现出磁矩。对于氢核来讲，高低能级 E_2、E_1 上的氢核数目之比为

$$N_2 / N_1 = e^{-\Delta E/(kT)} \approx 1 - \Delta E / (kT) = 1 - \gamma \boldsymbol{B}_0 \hbar / (kT) \tag{3-26}$$

当温度为 300K，静磁场强度为 1T 时，处于高能态的氢核数量与处于低能态氢核数量之比为 0.999993，说明两个能级上的氢核数目差异非常小，大约是百万分之七左右，但我们观察到的磁共振现象正是由于这微小的差异而出现的。

对于氢核来讲，磁化强度矢量 M 为单位体积的所有磁性核磁矩之和，由于氢核在静磁场中能级分裂，并且各能级氢核数量满足玻尔兹曼分布，因此磁化强度矢量 M 等于两能级氢核数量之差乘以单个氢核的磁矩，即式（3-27）。

$$M = (N_1 - N_2)\mu \tag{3-27}$$

磁矩沿着静磁场方向的磁性核处于低能态的氢核数量多于高能态的氢核数量，总体表现为产生沿着静磁场方向的磁化强度矢量 M，处于低能态的氢核的磁量子数 $m = 1/2$，因此，该能态氢核的磁矩为 $\mu = m\gamma\hbar = \dfrac{1}{2}\gamma\hbar$。

设单位体积总氢核数目 $N = N_1 + N_2$，结合式（3-26），推导得氢核在静磁场中的磁化强度矢量的值为

$$M = \frac{N\gamma^2 B_0 \hbar^2}{2(2kT - \gamma B_0 \hbar)} \tag{3-28}$$

由于 $kT \geqslant \gamma B_0 \hbar$，式（3-28）近似得

$$M = \frac{N\gamma^2 B_0 \hbar^2}{4kT} \tag{3-29}$$

由式（3-29）可知，M 与静磁场强度 B_0、温度 T 和总磁性核数量 N 有关。在静磁场 B_0 强度不变情况下，环境温度愈低高低能级的磁性核数量差愈大，宏观磁化现象愈明显，对应的 M 就大；反之 M 就小。类似的，当磁场强度 B_0 或总磁性核数量 N 大时，磁化强度矢量的值 M 也较大。上述讨论含氢物质的磁化强度矢量，其他磁性核也表现相同的规律，M 还与磁性核的 γ 成正比，对应 γ 大的磁性核，表现出的宏观磁化效应也较明显。

（梁保辉）

第三节　磁共振现象

共振是自然界普遍存在的一种能量交换的物理现象。物质的运动是永恒的，在重力作用下，物体的运动将会有自身的运动频率。当外力反复作用在某一物体上，且有固定的频率，若此频率恰好与物体自身的运动频率相同，则该物体会不断吸收外力，并转变为自身运动的能量，这个过程就是共振。例如有一组固有频率不同的音叉，当打击组外的另一个音叉，使其以自身固有的频率振动并产生声波的时候，该声波的传递会使组内与之具有相同固有频率的音叉吸收能量并振动发音，能量从一个振动着的物体传递到另一个物体，此过程就称之为共振。因此共振的条件是有相同的频率，实质是能量的传递。音叉的共振是在外来声波的激励下产生的，而磁共振则是在外来电磁波的激励下产生的。

> **案例 3-3**
>
> 　　患者，女性，40 岁。因颈、肩部不适就诊，医生建议颈椎 MR 平扫检查。患者进入磁体后显紧张，经与其交流后情绪稍平稳。在行颈椎矢状位检查后，发现颈椎前方的吞咽伪影十分显著，已严重影响到了颈椎椎体及椎间盘的显示。为了解决吞咽伪影对颈椎的影响，我们对患者进行安抚后，吞咽动作明显减少。
>
> 　　**思考：** 如果由于患者紧张，吞咽动作持续进行，我们应该采取什么措施来减少吞咽动作对颈椎的影响？

一、磁共振的产生条件

在外环境中，人体氢质子群磁矩的排列方向是任意无规律的，当进入磁场后体内所有氢质子将发生显著的磁特性改变，角动量方向沿着主磁场的方向重新排列，如图 3-9 所示，图 3-9（a）中，

进入主磁场前，尽管每个质子自旋都产生一个小磁场，但排列杂乱无章，磁化矢量相互抵消，没有宏观磁化矢量产生；图 3-9（b）中，进入主磁场后，质子自旋产生的小磁场与主磁场平行排列，平行同向者略多于平行反向者，最后产生一个与主磁场方向一致的宏观纵向磁化矢量。氢核 ^{1}H 处于静磁场 $\boldsymbol{B}_0$ 中会有两种取向，取向的不同，氢核所具有的磁势能也不同，它们之间的能量差为 ΔE。如果外界施加的电磁波能量正好等于不同取向的氢核之间的能量差 ΔE，则处于低能态的氢核就会吸收电磁波能量跃迁到高能态（受激吸收），换言之，核吸收 ΔE 的能量后产生了核磁共振，即处于静磁场 $\boldsymbol{B}_0$ 中的磁性核受到电磁波的作用而产生的不同能级之间的共振跃迁现象。目前在医学影像领域，核磁共振已统一称为磁共振。

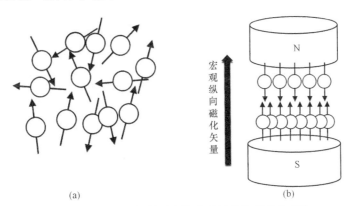

图 3-9 进入主磁场前后人体内质子的核磁状态变化

当质子在静磁场 $\boldsymbol{B}_0$ 中，以拉莫尔频率进动，假设激发共振所采用的电磁波的频率为 ν，且与拉莫尔频率一致，并在 $\boldsymbol{B}_0$ 的垂直方向设置射频线圈，进动的磁矩 $\boldsymbol{\mu}$ 将会吸收电磁波能量，改变进动的角度（增大），此时，进动方向将会偏离 $\boldsymbol{B}_0$ 方向，且 $\boldsymbol{B}_1$ 强度越大，进动角度改变得就越快。质子的角动量在 $\boldsymbol{B}_0$ 的条件下，受到 $\boldsymbol{B}_1$ 的作用，若激励电磁波光子的能量等于氢核不同取向时的能级差 ΔE 时，则原子核两个能级之间就会发生跃迁，这就产生磁共振现象。若产生磁共振的磁矩是顺磁体中的原子（或离子）磁矩，则称为顺磁共振；若磁矩是原子核的自旋磁矩，则称为核磁共振。

若磁矩为铁磁体中的电子自旋磁矩，则称为铁磁共振。由 $\Delta E = \gamma \cdot \boldsymbol{B}_0 \cdot \hbar = \dfrac{\gamma \boldsymbol{B}_0}{2\pi} h$，$\hbar = h / 2\pi$ 可知

$$\Delta E = h\nu = \gamma \cdot \hbar \cdot \boldsymbol{B}_0 \tag{3-30}$$

式中 ν 为外界施加的电磁波频率，$h\nu$ 表示电磁波的能量。因此，可将共振条件表述为

$$\nu = \frac{\gamma \boldsymbol{B}_0}{2\pi} \tag{3-31}$$

另外，式（3-31）还可以有如下表述方式

$$\omega = \gamma \boldsymbol{B}_0 \tag{3-32}$$

式（3-32）正是拉莫尔方程（Larmor equation）的表述，该公式表示在 $\boldsymbol{B}_0$ 中原子核旋进的角频率为 ω，它规定了外界施加的电磁波的频率 ν 必须和氢核 ^{1}H 在静磁场 $\boldsymbol{B}_0$ 旋进频率相同，这正是自旋核在磁场中产生共振的必要条件。

对电磁波不但要有上述的频率要求，而且对电磁波方向也有相应的要求。我们知道，在电磁波中既有磁矢量又有电矢量，而仅仅是磁矢量 $\boldsymbol{B}_1$ 在磁共振中起作用，且 $\boldsymbol{B}_1$ 与 $\boldsymbol{B}_0$ 必须相互垂直，此条件就是对施加的电磁波方向的要求。

射频波（radio frequency wave），简称 RF 波，因为施加的电磁波的频率较低，处于无线电波频率范围内，而无线电波是可以发射出去并向各个方向传播，故称为射频。在磁共振中，所施加的 RF 波只持续很短的一段时间（以毫秒计），因此，RF 波又常被称为射频脉冲（RF pulse）。在磁共

振成像中采用射频脉冲作为其激发源。

二、饱和现象

发生磁共振时，既存在处于低能态的氢核吸收电磁波能量跃迁到高能态的情况（受激吸收），同时也存在处于高能态的氢核释放能量回到低能态的情况（受激辐射）。受激跃迁包括受激吸收和受激辐射两个过程，它们发生的概率是相等的，但在热平衡状态时，处于低能态的氢核数量（N_1）多于处于高能态的氢核数量（N_2），因此，对于自旋核群体，总体来说，吸收大于辐射。

在外加射频脉冲作用下产生的受激跃迁使自旋核群体原有的热平衡状态被打破，自旋核群体因吸收了能量而处于激发态，与此同时，还存在一个热弛豫的跃迁现象，即处于高、低能态上的氢核与周围环境（晶格）作用后分别跃迁到低、高能态上。对于热弛豫跃迁来说，由高能态跃迁到低能态的概率大于由低能态跃迁到高能态的概率。

一般来说，磁共振信号是自旋核群体受激跃迁时所吸收的外加射频脉冲的能量，结合每秒受激跃迁造成的由低能级跃迁到高能级的净粒子数即可求出自旋核群体每秒吸收的能量 dE/dt，而共振吸收信号的强度就正比于 dE/dt。

当受激跃迁使高、低能态上的氢核数量之差趋向于零，而热弛豫跃迁则会使高、低能态上的氢核数之差趋向于玻尔兹曼热平衡分布，即处于低能级上的氢核略多于高能级。当高、低能态上的氢核数量之差随时间的变化率为零时（$dn/dt=0$，$n=N_1-N_2$），系统则达到了动态平衡，可持续观察稳定的磁共振现象，但随着磁共振吸收过程的进行，低能态的核子数越来越少，高能态的核子数越来越多，经过一定时间后，如高、低能态上的核子数量相等，即 $N_1=N_2$ 时，自旋核群体既不吸收能量也不辐射出能量，无法观测到磁共振信号，因此 $N_1=N_2$ 时的状态称为饱和态（saturation state）。

在磁共振检查过程中，要尽量避免出现饱和现象，以获得所需的共振信号。在日常工作中，饱和技术却被广泛用于抑制各类无关信号，例如：①消除非目标血管伪影，如要显示动脉，就需要去除静脉的信号，则在扫描层上方（即静脉血流的上游层面）施加空间饱和带；如需显示静脉，则把饱和带施加于扫描层下方（即动脉血流的上游层面）。如时间飞跃法磁共振血管成像（time of flight MR angiography，TOF-MRA）的应用；②减少运动伪影，在颈椎、胸椎或腹部扫描时，吞咽动作、心脏和大血管搏动及腹壁的呼吸运动通常会产生严重的运动伪影。如颈椎扫描时，在平行于颈椎体的前方设置饱和带，饱和患者的吞咽及呼吸运动的动作，减少由此带来的影响；腹部扫描时，在扫描区域的上下设置饱和带可减少呼吸和胃肠蠕动带来的伪影；头颅扫描时，常出现脑脊液流动或血管搏动伪影，在扫描层下施加饱和带，这样动脉流入扫描层前即被饱和，从而抑制来自动脉的搏动伪影；③减少磁敏感伪影，对于固定假牙、避孕环等不能去除的体内金属物，在不影响诊断的前提下，扫描时可以在金属物所在区域放置饱和带，可有效减少磁敏感伪影；④减少卷褶伪影，当扫描野（FOV）小于解剖结构时，将产生卷褶伪影，可利用空间饱和带抑制 FOV 外组织的信号，卷褶伪影随之明显减弱；⑤进行磁共振波谱（MRS）检查时，在感兴趣区周围放置饱和带，不但可以减少周围组织对目标区域的信号污染，还有利于保证感兴趣区内的磁场均匀度。在设置饱和带时，应注意放置的部位根据检查的目的各有不同。同时，饱和技术可能会延长 TR，从而增加扫描时间。

案例 3-3 解答

在颈椎 MRI 检查中，对于有较多吞咽动作的患者，除安抚患者情绪外，还可以在咽喉部放置空间饱和带来减轻运动伪影。在成像脉冲施加前，在梯度场的配合下，利用 90°脉冲对一个或多个选定的区域进行选择性激发，以使该选定区域在成像脉冲施加时已经饱和而不能产生信号。饱和区域的选定类似于成像过程中层面选择技术，饱和带的位置和厚度取决于层面选择梯度场的方向、强度及射频脉冲带宽。

与成像脉冲不同，空间饱和脉冲激发后应该尽可能减少被饱和区域的宏观横向磁化矢量 M_{xy}，除了在脉冲设计上尽量减少 M_{xy} 的产生外，90°饱和脉冲施加后，常需要利用读出梯度场的技术来加快质子群的相位离散，以便尽早消除残留 M_{xy}。

三、磁共振的宏观表现

处于静磁场 B_0 中的自旋核群体在热平衡状态时，所有核的总磁矩 M 等同于一个与 B_0 同向的纵向磁化强度矢量 M_z，M_z 是 M 在 z 轴上的投影。原子核在 B_0 中的这种磁化矢量称为净磁化矢量（net magnetization vector），用 M_0 表示。M_0 与 B_0 相比显得非常微弱，自旋核的 M 也很弱，而 B_0 强度很大，这就使通过检测 B_0 方向磁场强度的变化来检测 M 变得几乎不可能。为了检测 M 的变化，必须将 M_0 从与 B_0 的平行关系中分离开来。在 B_0 的垂直方向上施加适当的射频脉冲，使 M 偏离 z 轴一定角度，就可以达到分离 M_0 和 B_0 的目的，我们将此过程称作磁化强度矢量 M 的激发。

（一）RF 的磁矢量-旋转磁场

为了能够更加精确地说明系统激发后 M 的运动状态，我们引入了固定坐标系 xyz 和旋转坐标系 $x'y'z'$。其中固定坐标系的 z 轴及旋转坐标系的 z' 轴和 B_0 的方向相互重合，$x'y'$ 轴围绕着 z' 轴旋转，并取旋转角频率为 ω_0，如图 3-10（a）所示。

假设射频脉冲的磁化矢量 B'_1 施加在 x 轴方向上，则其强度 B'_1 变化规律为

$$B'_1 = 2B_1\cos\omega_0 t \tag{3-33}$$

式中 $\omega_0 = \gamma B_0$，该射频脉冲的频率与磁性核的旋进频率相同。为了更方便理解，将该交变磁场 B'_1 分解为大小为 B_1、角频率为 ω_0，且旋转方向相反的、相叠加的两个旋转磁场 B_1^+ 和 B_1^-，如图 3-10（b）所示。它们在 y 轴上的投影大小相同，方向相反，正好可以互相抵消；它们在 x 轴上的投影方向却相同，大小分别为 $B_1\cos\omega_0 t$ 和 $B_1\cos(-\omega_0 t)$。两个旋转磁场 B_1^+ 和 B_1^- 在 x 轴上的叠加正好等于上述交变磁场 B'_1。在两个旋转磁场中，必定有一个旋转方向与拉莫尔旋进同向，另一个则反向。只有旋转方向和原子核旋进同向的磁场才能发生相互作用，即可通过该磁场来驱动 MR 的发生，而与原子核旋进反向的磁场则可忽略。B^+ 表现为旋转方向是逆时针方向，与拉莫尔旋进的方向相反。而 B^- 为顺时针方向，与拉莫尔旋进方向相同，将会对 μ 的运动产生影响。

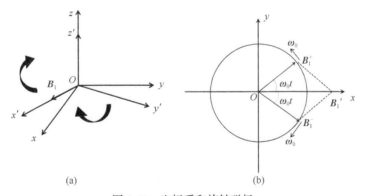

图 3-10 坐标系和旋转磁场
（a）固定坐标系和旋转坐标系；（b）旋转磁场

（二）RF 的激励

在静磁场中处于热平衡状态的自旋核群体，其磁化强度矢量 M 的大小为 M_0，方向与静磁场 B_0 相同，但 B_0 对 M 的作用力矩为零。在施加了射频脉冲作用后，假定磁矢量 B_1 在 x' 轴上，且与 M 相互垂直，B_1 与 M 相互作用产生的磁力矩将使 M 绕着 B_1 旋进，旋进的角频率为 $\omega_1 = \gamma B_1$，此时的 M 与 B_0 的方向相互偏离。一旦 M 偏离 B_0 方向，M 就会立刻受到 B_0 的磁力矩作用，同时，M 也将绕着 B_0 进行旋进，旋进的角频率为 $\omega_0 = \gamma B_0$。在坐标系 xyz 中，当 B_1 以角频率 ω_0 旋转时，B_1 就相当作用于 M 上的静磁场，将使 M 绕着 B_1 的旋进持续下去。可见，激发后的 M 相当于处于两个静磁场之中，因此，以上的两种旋进就会同时并稳定地进行。

由于 $\boldsymbol{B}_0$ 远大于 $\boldsymbol{B}_1$，因此 ω_0 就要比 ω_1 大得多，$\boldsymbol{M}$ 绕着 $\boldsymbol{B}_1$ 的旋进一般也是非常缓慢地进行，物理学上将此缓慢旋进称之为进动。而旋进是指 $\boldsymbol{M}$ 绕着 z 轴在固定坐标系中的转动，而进动是在满足共振条件下，$\boldsymbol{M}$ 绕着 x' 轴的转动。由此可见，$\boldsymbol{M}$ 在以角频率 ω_0 绕着 $\boldsymbol{B}_0$ 做高速旋进的同时，又会以角频率 ω_1 绕着 $\boldsymbol{B}_1$ 做缓慢的进动。如果将以上两种运动相叠加，并在固定坐标系 xyz 中观察，磁化强度矢量 $\boldsymbol{M}$ 的运动其实就局限在以 $\boldsymbol{M}_0$ 为半径的球面上，其运动轨迹为一条从球面顶端开始逐渐展开的螺旋线，如图 3-11（a）所示。$\boldsymbol{M}$ 与 $\boldsymbol{B}_0$ 之间的夹角 θ 随着 $\boldsymbol{M}$ 围绕 $\boldsymbol{B}_0$ 做旋进的同时不断增大，通常将夹角 θ 称为章动角或翻转角，如图 3-11（b）所示。而夹角 θ 的增大速度即 $\boldsymbol{M}$ 偏离 $\boldsymbol{B}_0$ 的速度取决于 $\boldsymbol{B}_1$ 的大小。设 ω_1 为单位时间内 $\boldsymbol{M}$ 在 xyz 坐标系中旋转的角速度，设射频场 $\boldsymbol{B}_1$ 的持续时间是 τ，则

$$\boldsymbol{\omega}_1=\gamma\boldsymbol{B}_1\approx\theta/\tau \tag{3-34}$$

由此推出

$$\theta=\gamma\cdot\boldsymbol{B}_1\tau \tag{3-35}$$

由式（3-35）可知，只要在 $\boldsymbol{B}_0$ 的垂直方向施加一个旋转磁场 $\boldsymbol{B}_1$，则 $\boldsymbol{M}$ 就会立即偏离 $\boldsymbol{B}_0$ 方向，且偏离的角度 θ 取决于场强 $\boldsymbol{B}_1$ 与持续的时间 τ。显然，通过控制 $\boldsymbol{B}_1$ 和 τ 两个量就可以改变 $\boldsymbol{M}$ 的翻转角 θ。

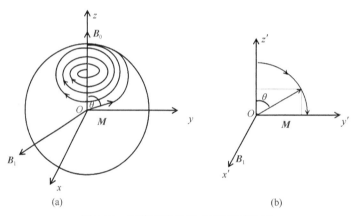

(a)   (b)

图 3-11   磁化强度矢量 $\boldsymbol{M}$ 的运动轨迹

当射频脉冲停止激励后，章动后的磁化强度矢量 $\boldsymbol{M}$ 偏离 $\boldsymbol{B}_0$ 并与其成 θ 角的射频脉冲称为 θ 角射频脉冲，如图 3-12 所示。90°射频脉冲和 180°射频脉冲是磁共振成像中两个基本的射频脉冲。将能使 $\boldsymbol{M}$ 翻转到 xy 平面上的射频脉冲称之为 90°脉冲；使 $\boldsymbol{M}$ 翻转到 $\boldsymbol{B}_0$ 反方向上的射频脉冲称 180°脉冲。在固定坐标系 xyz 中，90°射频脉冲能使 $\boldsymbol{M}$ 偏离 $\boldsymbol{B}_0$ 90°方向，从球面顶点开始逐渐展开的半球面螺旋线为其矢端的运动轨迹，最后到达 xy 平面，如图 3-12（a）所示；在旋转坐标系 $x'y'z'$ 中 $y'z'$ 平面上，$\boldsymbol{M}$ 绕轴 90°到 y' 轴，此时 $M_z=0$，$M_{x'y'}=M_0$，如图 3-12（b）所示；另外，在固定坐标系 xyz 中，180°射频脉冲使 $\boldsymbol{M}$ 偏离 $\boldsymbol{B}_0$ 方向 180°，从球面的顶点开始逐渐向下展开的球面螺旋线，最后到达该球面的最低点，为其矢端的运动轨迹，如图 3-12（c）所示；而在旋转坐标系 $x'y'z'$ 中，$\boldsymbol{M}$ 在 $y'z'$ 平面上绕轴偏转 180°到 $-z'$ 轴，此时 $M_z=-M_0$，$M_{x'y'}=0$，如图 3-12（d）所示。实际上，各种角度的射频脉冲，以 90°射频脉冲产生的宏观横向磁化矢量为最大，90°脉冲是 MRI 序列中最常用的射频脉冲之一。另外，90°脉冲激发后，如果从微观上看，其脉冲的效应可分解为两个部分来解释：①宏观纵向磁化矢量等于零。这是因为在外磁场中，处于高、低能级的质子有一个质子数差，由于 90°脉冲的作用，使这部分质子差的一半获得的能量进入高能级状态，这可使处于高、低能级的质子数目完全相同，两个方向的纵向磁化矢量相互抵消；②产生了一个最大旋转宏观横向磁化矢量。在 90°脉冲前，质子的横向磁化分矢量的相位是不同的，而 90°脉冲可使质子的横向磁化分矢量处于同一相位。而且，90°脉冲激发前（平衡状态）的宏观纵向磁化矢量的大小与脉冲激发后所产生

的宏观横向磁化矢量的大小密切有关。若宏观纵向磁化矢量越大，90°脉冲激发后产生的宏观横向磁化矢量就越大，MR 产生的信号也就越强；而宏观纵向磁化矢量越小，90°脉冲激发后产生的宏观横向磁化矢量也就越小，相应地 MR 信号也越弱。此外，在平衡状态下，组织中的质子密度与宏观纵向磁化矢量的大小也有很大的关系，由于 90°射频脉冲能够使宏观纵向磁化矢量偏转到 xy 平面，产生旋转宏观横向磁化矢量，这就为 MR 信号的接收创造了条件，如此 MRI 就能够区分质子密度不同的人体中的各类组织了。

由此可见，MR 实际上是原子核在旋进的过程中吸收外界的能量并产生一种能级跃迁的现象。其中外界能量应该垂直于 $\boldsymbol{B}_0$，且以拉莫尔频率变化的交变磁场 $\boldsymbol{B}_1$ 提供 $\boldsymbol{B}_1$ 的场强，并和持续时间 τ 决定了磁化强度矢量 $\boldsymbol{M}$ 偏离 $\boldsymbol{B}_0$ 的 θ 夹角大小。

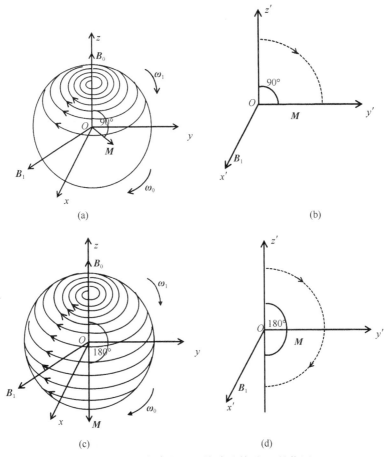

图 3-12　90°脉冲和 180°脉冲及其对 $\boldsymbol{M}$ 的作用

磁共振中的射频脉冲必须具备的条件是只有射频脉冲的频率与质子群的旋进频率一致时，才能出现共振。已知 $\boldsymbol{B}_0$ 及 γ 值，即可根据拉莫尔方程计算出使 $\boldsymbol{B}_0$ 内 $^1\mathrm{H}$ 产生共振所需的 RF 脉冲频率。所以从宏观角度看，磁共振现象的结果是使宏观纵向磁化矢量发生偏转，偏转的角度与射频脉冲的射频能量有关，且能量越大偏转角度就越大；而当宏观磁化矢量的偏转角度确定的时候，射频脉冲的强度越大，需要持续的时间就越短。从微观角度看，磁共振现象是低能级的质子获得能量跃迁到高能级的过程。

在向 $\boldsymbol{B}_0$ 内的 $^1\mathrm{H}$ 施加了具有拉莫尔频率的射频脉冲并产生 MR 现象后，将会有两个同时进行的作用产生：首先，低能级的质子吸收了 RF 脉冲的能量后跃迁到高能级，使在 $\boldsymbol{B}_0$ 内的 $^1\mathrm{H}$ 排列方向由同向变为反向，进而抵消了相同数量的低能级质子的磁矩，$\boldsymbol{M}_z$ 变小；其次，由于受到了射频脉

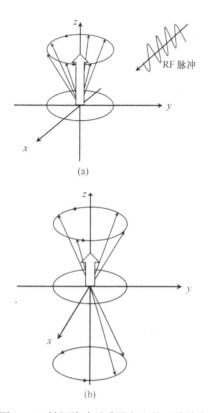

图 3-13　射频脉冲对质子产生的两种效应

冲磁场的磁化作用，旋进的质子趋向于射频磁场方向而变为同步及同速运动，即处于同相（in phase），射频脉冲对质子产生的两种效应如图 3-13 所示，图 3-13（a）中，射频脉冲与质子交换能量，一些质子被提升到一个较高的能级水平；图 3-13（b）中，实际上 z 轴磁化减少，因为指向下方的质子"中和"等数量的指向上方的质子（纵向磁化从 6 减少到 2）。处于 B_0 中的自旋质子所产生的纵向磁化矢量在受到 90°射频脉冲作用后，翻转到 xy 平面，每个质子仍然以一定的频率绕 B_0 进动，并且所有质子的磁矢量指向同一方向。因此，每个质子的磁矢量在 xy 平面上叠加起来，在宏观上形成一个新的磁化矢量，即横向磁化矢量 M_{xy}，M_{xy} 继续绕 z 轴旋进，这样将会使新的磁化矢量偏离 z 轴。

通过以上可知，当人体进入主磁场后，体内的质子产生的小磁场将有两种排列方式，一种与主磁场方向平行且方向相同，处于低能级；另一种与主磁场平行但方向相反，处于高能级。处于平行同向的质子略多于处于平行反向的质子，因此进入主磁场后，人体内会产生了一个与主磁场方向一致的宏观纵向磁化矢量。另外，处于低能级和高能级状态下的质子由于进动而产生纵向及旋转的横向磁化分矢量，但由于各质子的旋转横向磁化分矢量相互之间的相位不同，磁化矢量互相抵消，因此，没有宏观横向磁化矢量产生。

接收线圈能够检测到的是旋转的宏观横向磁化矢量，这是由于旋转的宏观横向磁化矢量可以切割接收线圈产生的电信号。为了产生接收线圈能够探测到的旋转宏观横向磁化矢量，则需要施加射频脉冲，使宏观磁化矢量产生振荡作用。另外由于对沿着 z 轴方向的振荡接收线圈对其不敏感，所以，需要将振荡的宏观磁化矢量"翻转"到横向的 xy 平面，射频脉冲的激励使纵向磁化矢量变小，同时形成横向磁化矢量 M_{xy}。新获得的 M_{xy} 不再与 B_0 叠加在一起，可以通过测定 M_{xy} 得到组织的 MR 信号。具体来说，就是在 xy 平面设置一个接收线圈，由于 M_{xy} 的旋进，线圈内磁场大小和方向将会发生改变，随后在通过闭合回路的磁通量产生变化时，闭合回路内产生了感应电压，电压的大小与磁通量的变化率成正比（根据法拉第电磁感应原理），与此同时，在接收线圈的两端有交流电动势感应产生。所谓的磁共振信号就是线圈接收到的该电动势，该信号同样具有旋进频率，MR 设备就可以从置于 B_0 内的物质上得到 MR 信号。

四、稳态磁共振

在发生磁共振时，自旋核群体的磁化强度矢量 M 不仅会受到静磁场 B_0 和射频场 B_1 的作用，而且磁化强度矢量 M 同时还处于弛豫过程中。布洛赫方程（Bloch equation）就描述了在此状态下的磁化强度矢量 M 的运动规律，布洛赫方程是经典力学描述磁共振现象重要的理论基础之一，也是理解和做好磁共振实验的必备知识，它比较全面地描述了自旋核系统的状态，较为精确地解释了磁化强度在磁场作用下的演化过程，同时也是磁共振弥散加权成像（DWI）的理论基础。但求解布洛赫方程会涉及复杂的矢量关系，通常情况下，完整的解析是十分烦琐和困难的，这里将不再展开讨论其完整的表达形式。

磁化强度即总磁矩的运动在恒定磁场 B_0 和外加射频场 $2B_1 \cos\omega t$ 共同作用与阻力抗衡的情况下

最终将会达到平衡状态，即

$$\frac{\mathrm{d}\boldsymbol{M}_{x'}}{\mathrm{d}t}=\frac{\mathrm{d}\boldsymbol{M}_{y}}{\mathrm{d}t}=\frac{\mathrm{d}\boldsymbol{M}_{z'}}{\mathrm{d}t}=0 \tag{3-36}$$

此时的磁共振称为稳态磁共振。使用布洛赫方程可以得到自旋核群体的磁化强度矢量 $\boldsymbol{M}$ 的稳态解，这是由于利用布洛赫方程可求出自旋核群体的 $\boldsymbol{M}$ 在旋转坐标系 $x'y'z'$ 中为一常矢量，而这一常矢量也称之为稳态解。自旋核群体的磁化强度矢量 $\boldsymbol{M}$ 在旋转坐标系 $x'y'z'$ 中的稳态解可以表示为

$$\boldsymbol{M}_{x'}=\frac{\Delta\boldsymbol{\omega}(T_2)^2\,\boldsymbol{\omega}_1\boldsymbol{M}_0}{1+\Delta\boldsymbol{\omega}^2(T_2)^2+\boldsymbol{\omega}_1^2T_1T_2} \tag{3-37}$$

$$\boldsymbol{M}_{y'}=\frac{(T_2)\,\boldsymbol{\omega}_1\boldsymbol{M}_0}{1+\Delta\boldsymbol{\omega}^2(T_2)^2+\boldsymbol{\omega}_1^2T_1TT_2} \tag{3-38}$$

$$\boldsymbol{M}_{z'}=\frac{[1+\Delta\boldsymbol{\omega}^2(T_2)^2]\boldsymbol{M}_0}{1+\Delta\boldsymbol{\omega}^2(T_2)^2+\boldsymbol{\omega}_1^2T_1T_2} \tag{3-39}$$

式中 $\boldsymbol{\omega}_1=\gamma\boldsymbol{B}_1$，$\Delta\boldsymbol{\omega}=\gamma\boldsymbol{B}_0-\boldsymbol{\omega}$。当共振时，$\boldsymbol{\omega}=\boldsymbol{\omega}_0$，因此可以得出布洛赫方程的稳态解

$$\boldsymbol{M}_x^{\infty}=0 \tag{3-40}$$

$$\boldsymbol{M}_x^{\infty}=\frac{\boldsymbol{\omega}_1\boldsymbol{M}_0T_2}{1+\boldsymbol{\omega}_1^2T_1T_2} \tag{3-41}$$

$$\boldsymbol{M}_z^{\infty}=\frac{\boldsymbol{M}_0}{1+\boldsymbol{\omega}_1^2T_1T_2} \tag{3-42}$$

结果表明，稳态磁共振时，从旋转坐标系看，x' 方向的磁化强度衰减到零，而另外两个分量在 $y'z'$ 平面上衰减到常数值。

（沈晓勇）

第四节　弛　　豫

磁共振信号其实并不是在共振过程中采集到的，而是在共振的恢复过程中获取的，我们将这个恢复的过程称为弛豫过程（relaxation process）。弛豫（relaxation）是物理学中一个应用广泛的概念，如被拉紧的弹簧一样，在外力撤离后会逐渐恢复到原先的平衡状态，类似这种向原有的平衡状态恢复的过程就是弛豫。弛豫实际上就是"松弛""放松"之意。另外，在磁化的研究中也存在着同样的问题，即不但需要注意静磁场 $\boldsymbol{B}_0$ 对于磁性系统的作用力，而且还要同时观测系统的弛豫现象。在能级分化的量子力学中，通常弛豫可以被理解为当微观粒子受到激发后，随后以非辐射的方式释放能量并逐渐恢复到基态而达到玻尔兹曼平衡的过程。在磁共振现象中，弛豫的概念可以简单地理解为：当射频脉冲停止后，被激发的氢核把所吸收的能量逐步释放出来，其相位和能级都逐渐恢复到被激发前的状态，也就是发生磁共振的质子从激发态恢复到平衡态的过程，同时，组织中质子的宏观磁化矢量又将恢复到原来的平衡状态。

案例 3-4

CT 检查由于囊性星形细胞瘤的密度与脑脊液密度近似，CT 检查往往难以鉴别。由于囊性星形细胞瘤中的液体富含蛋白质，MR 图像显示其 T_1 时间短于脑脊液，在 T_1 加权像中呈较脑脊液信号为高的信号。又如，MRI 较 CT 更能显示脑软化。脑软化在显微镜下往往有较多由脑实质分隔的小囊组成，这些小囊靠近蛋白质表面的膜状结构，具有较多的结合水，T_1 较短，其图像比 CT 显示得更清楚。所以 MRI 所见较 CT 更接近于病理所见。

思考：在阻塞性脑积水时，脑脊液（相当于自由水）由脑室内被强行渗漏到脑室周围脑白质后，T_1 和 T_2 的信号表现如何？

一、弛 豫 概 念

弛豫是指自旋系统由激发态恢复至平衡态的过程，也就是纵向磁化恢复和横向磁化衰减的过程。当自旋核群体置入外磁场 B_0 中，在 B_0 的作用下自旋核群体会被逐渐磁化，当核系统达到热平衡状态时，两个相邻能级之间的核数量就会满足玻尔兹曼分布，而形成最大的纵向磁化强度矢量 M_z。另外，由于核系统在射频脉冲的作用下会产生磁共振现象，部分处于低能级上的原子核跃迁到高能级上，导致 M_0 偏离 z 方向而向 xy 平面翻转，进而出现横向磁化矢量 M_{xy}，原先的平衡状态即被打破，因为吸收了能量，核系统处于激发态。与此同时，高能态的核向周围环境转移能量并逐步恢复到低能态，维持着玻尔兹曼分布，如此可以保证共振吸收的持续进行。如上所述，不经过对外辐射能量而逐渐恢复到原有平衡状态，该过程其实反映了自旋核群体系统中粒子之间、粒子和周围环境之间的相互作用，此过程称之为弛豫。

需要指出的是，弛豫现象其实在 M 开始偏离 B_0 时就产生了，而不是在射频脉冲完全停止以后才进行的。但是，一般不计算在射频脉冲作用期间的弛豫过程，这是由于静磁场 B_0 的强度在磁共振成像中表现得非常强大，因此，弛豫所需的时间往往大于磁化强度矢量 M 翻转 90°或 180°所需的时间（3~5ms）。

二、弛豫的方式与时间

人体不同器官的正常组织与病理组织的 T_1 是相对固定的，而且它们之间有一定的差别，T_2 亦是如此。这种组织间的弛豫时间上的差别，是 MR 的成像基础。根据自旋核与外界能量交换的形式，在自旋核的弛豫过程中会出现两种完全独立的弛豫过程，即自旋-晶格弛豫和自旋-自旋弛豫。

（一）自旋-晶格弛豫

自旋-晶格弛豫（spin-lattice relaxation）又称纵向弛豫（longitudinal relaxation）或热弛豫（thermal relaxation），简称 T_1，是指在射频脉冲停止激励后，在主磁场的作用下，宏观纵向磁化 M_z 逐渐恢复为 M_0 的过程。纵向弛豫被称为自旋-晶格弛豫是由于在磁共振物理学中，常把质子周围的分子称为晶格。而晶格是构成质子和原子外在环境或构成物质的质点，是指包括含有自旋核的整个自旋分子体系。晶格内存在的交变磁场，由其内在的原子和分子产生，且具有各种频率。若其中的某一频率与某一自旋核的旋进频率相同，如在具有高能态的自旋核附近，另外还有可以使它迁移到低能态的磁场，则这个交变磁场就有可能接收由处于高能态上的自旋核转移出来的能量，在周围的分子晶格中，作为转动、平移和振动的热能逸散于其中。自旋核本身由于释放了能量，逐渐弛豫至低能状态，且自旋核系统的总能量也将逐步趋于热平衡的低能态。这种发生在自旋核与外环境之间能量的互换导致磁共振，从而引起由非平衡状态恢复到平衡状态的过程称之为自旋-晶格弛豫。高能级的质子释放能量的速度与周围分子的自由运动频率有密切关系，当质子的进动频率越接近与周围分子的自由运动频率，其能量的释放就越快，组织的纵向弛豫也相应加快。但是，如果周围分子的自由运动频率与质子的进动频率两者相差甚远，则这种能量释放的速度就很慢，相应组织的纵向弛豫所需时间就长。

在磁共振中，自旋核体系受到了射频脉冲的激励后会使 M_z 变小，当射频脉冲停止激励后，自旋核体系借助自旋-晶格弛豫恢复到玻尔兹曼平衡状态。自旋核体系通过自旋-晶格弛豫从共振的激发状态恢复到平衡状态的 63%所需的时间称为自旋-晶格弛豫时间，通常用 T_1 表示，人体不同组织的 T_1 时间不同，产生信号强度上的区别，从而在 MR 图像上表现为灰阶的差异。

（二）自旋-自旋弛豫

自旋-自旋弛豫（spin-spin relaxation）又称横向弛豫（transverse relaxation），简称 T_2，是指 90°射频脉冲停止激励后，横向磁化矢量 M_{xy} 由最大逐步消失的过程。由于原子核会受到邻近其他原子核自旋产生的微小磁场的影响，使得各磁矩所具有的磁场相互作用，但是由于各自旋核所处的局部环境不同，它们所受到的局部磁场也各异，其旋进的角速度 ω 也就各不相同，造成了进动相位不断变化，因此，使原来在圆锥面上的相位分布不均匀的自旋核就会逐渐散开呈相位均匀分布，即失相位（dephased），M_{xy} 也就趋向于零，逐步达到平衡状态。这种发生在自旋核之间的能量交换的过程称为自旋-自旋弛豫，并且该弛豫的效率非常高。

在射频脉冲的激励下，质子群离开静磁场的 z 轴方向，从而使 M_{xy} 在 xy 平面达到最大值，当中断了 RF 激励后，自旋核体系借助自旋-自旋弛豫恢复到相位均匀分布状态。核系统通过自旋-自旋弛豫从共振激发态恢复到平衡态的 37% 所需的时间称为自旋-自旋弛豫时间，通常用 T_2 来表示。需要指出的是，在不同的主磁场场强下，即使是同一组织，T_2 值也会不同，通常主磁场的场强越高，组织的 T_2 值就越短。但是组织的 T_2 值受主磁场场强的影响不如 T_1 值受到的影响更大。通常 T_1 长于 T_2，生物组织的 T_1 的大致范围在 300~2000ms，T_2 在 30~150ms。

（三）磁化强度矢量 M 的弛豫

磁共振成像中的弛豫是自旋-自旋弛豫和自旋-晶格弛豫的宏观表现，也就是磁化强度矢量 M 的弛豫过程。虽然 M 的弛豫时间参数是 T_1 和 T_2，但是两者还是有根本的区别。首先，自旋-自旋弛豫和自旋-晶格弛豫并不会对外产生辐射，虽然是在射频脉冲激励期间进行，且伴随着自旋核的能量的变化；其次，磁化强度矢量 M 的弛豫是从激励脉冲停止后开始的，并伴有对外能量的释放，这是由于在射频脉冲停止激励后，自旋核系统发生了总能量的变化，磁化强度矢量 M 正反映了此过程。而事实上，当开启 B_1 场时，M 就会立即偏离 B_0，在共振吸收的开始阶段，T_1 弛豫（质子和环境之间的能量交换）和 T_2 弛豫（自旋核之间的能量交换）就已经开始了。因此，弛豫和激励并不是完全可以分开的两个过程。但通常在射频脉冲作用期间的弛豫可以忽略不计，这是由于磁共振成像中所使用的静磁场 B_0 表现得非常强大，弛豫所需的时间往往远大于磁化强度矢量 M 翻转 90°或 180°所需的时间。

弛豫过程就是受到了激励的自旋核系统处于不平衡状态，当射频脉冲停止激励后，其逐渐恢复到平衡状态，M 的弛豫过程就是原子核系统的弛豫过程，M 在宏观上反映了此过程。垂直于 B_0 方向的脉冲激发了处于平衡状态的自旋核系统，M 偏离了平衡位置的某个角度，M 的纵向分量 $M_z < M_0$，并出现了横向分量 M_{xy}。M 的弛豫过程包括：①M_z 的恢复，随着磁化强度矢量 M 的纵向分量 M_z 的不断增加，达到了平衡状态时的数值 M_0，是自旋-晶格弛豫（T_1 弛豫）的反映；②M_{xy} 由最大逐渐到消失的过程，是自旋-自旋弛豫（T_2 弛豫）的反映。

三、弛　豫　机　制

纵向弛豫和横向弛豫是两个完全独立的过程，它们产生的机制也不尽相同。通常，同一种组织的 T_1 弛豫远比 T_2 弛豫长，也就说横向磁化在射频脉冲停止激励后能很快完成弛豫而衰减为零，而纵向磁化的恢复却需要较长的时间才能完成。

（一）纵向弛豫

纵向弛豫又称为 T_1 弛豫或自旋-晶格弛豫，此弛豫过程如图 3-14 所示。T_1 弛豫实现的机制主要就是通过自旋核与周围环境之间进行能量的交换。若干个小磁矩与其所依附的晶格系统构成一个宏观样品。T_1 弛豫就是使自旋核将能量通过晶格弥散，从高能态跃迁到低能态，从而使处于低能态的核数量不断增加，而高能态的核数量持续减少，经历如此过程，直到核系统符合玻尔兹曼分布，恢复到热平衡状态。

我们知道，在 T_1 弛豫过程中，磁化强度矢量 M 的纵向分量 M_z 会不断地增加，最后达到平衡状态时的数值 M_0。所以，T_1 的弛豫可以表述为是 M_z 从 0、$-M_0$ 和 $M_0\cos\theta$ 恢复到 M_0 的过程，其对应的射频脉冲分别是 90°脉冲、180°脉冲及 θ 角脉冲造成的翻转。

当在一个宏观的样品上施加一外磁场，小磁矩就会有空间取向，此时的样品就会有磁性表现出来。值得注意的是，样品在被磁化过程中，部分能量将由自旋系统释放出来，晶格的热运动能量就是由这部分释放的能量转化过来。当自旋系统不再释放能量，晶格不再接收其能量时，晶格与自旋系统之间的热平衡状态才能实现。当然，在没有外磁场作用的时候，自旋系统的总能量为零，样品在宏观上就不会有磁性产生。

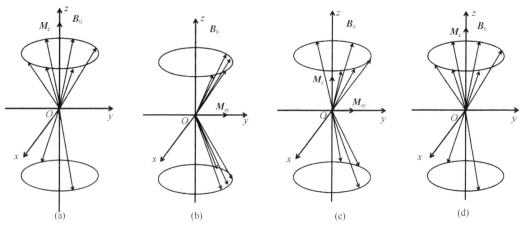

图 3-14　自旋核系统的纵向弛豫过程

通常用 T_1 表示自旋核系统完成 T_1 弛豫过程所需要的时间，纵向弛豫时间 T_1 的大小取决于外磁场和质子与周围环境之间的相互作用（即组织的性质）。它是组织的固有特性，在外磁场给定后，不同组织的 T_1 值都有相应的固定值，但不同的组织 T_1 值有很大的差异。受激自旋核系统的 T_1 弛豫符合指数规律，纵向磁化强度矢量 M_z 的恢复规律可表示为

$$M_z = M_0[1+(\cos\theta-1)\,\mathrm{e}^{-\frac{t}{T_1}}]　　　　　　（3-43）$$

式中 M_0 是稳定状态时的磁化强度矢量，M_0 与 B_0 方向一致，θ 为 M 偏离 B_0 的角度，若弛豫开始时的 θ 角度为 90°，即激发使用的射频脉冲是 90°脉冲，则式（3-43）可以简化为

$$M_z = M_0(1-\mathrm{e}^{-\frac{t}{T_1}})　　　　　　（3-44）$$

M_z 的变化曲线如图 3-15 所示。纵向弛豫时间 T_1 表示 M_z 恢复至 M_0 的快慢。在弛豫开始的瞬间，即 $t=0$ 时，$M_z=0$；当经过 $t=T_1$ 时间，M_z 已恢复至稳态值 M_0 的 63%（即 $1-\mathrm{e}^{-1}=0.63$），因此，T_1 就是纵向磁化强度矢量 M_z 弛豫至稳态值 63% 所需要的时间。

由以上所知，受激励核与晶格之间的高效率能量交换会导致短的 T_1 值，反之则得到长 T_1 值。因此，T_1 的大小是代表自旋-晶格弛豫过程效率的高低，且取决于分子的大小、晶格的物理状态及是否有高分子物质存在。人体组织的 T_1 值受主磁场场强的影响较大，通常，B_0 越大，T_1 值越长，例如生物组织在 1.5T 场强比在 0.5T 场强下有更长的 T_1 时间。由此可见，在某一场强下，可进行有效率的能量交换，到另一场强下就不一定可以保持相应的高效了，因此，即使同一核系统在不同的场强下 T_1 值也会发生改变。

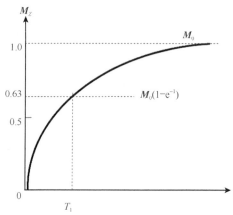

图 3-15　90°RF 脉冲作用后的 T_1 弛豫过程

一般液体的 T_1 弛豫要比固体快得多，但液体 T_1 时间值的长短还受到溶液分子大小的影响。中等大小的分子组成的溶液才有短 T_1，液态的中等大小

的水分子的布朗运动进行得极快，每秒轰击其他粒子或分子达数百万以上。而相对较小的水分子，其热运动频率很高（与系统的拉莫尔频率相比），使质子与周围环境进行低效率的能量交换，表现为纯水有相当长的 T_1 值。但对于大分子来说，由于其运动速度较慢，以致与系统的共振频率相差甚远，也就会表现出有较长的 T_1 值。由于水分子的布朗运动而轰击其他粒子或分子，其每次撞击都相当于一种磁性活动，周围的原子核因此会经历一次短暂的磁场波动，原子核周围的晶格场也随之按一定的频率波动。当它的波动频率与受激的自旋核的拉莫尔频率相等时，就会为纵向弛豫做出贡献，即处于高能态的受激核会与其进行能量交换。由拉莫尔频率是 B_0 的函数得出，纵向弛豫时间 T_1 是具有场强依赖性或频率依赖性的。

当胆固醇及脂肪组织的大小适度，其振动频率很容易与系统中的拉莫尔频率相匹配，因而它们的 T_1 就表现得非常短。而固体分子的热运动由于受到了自身的限制，不能有效地进行自旋-晶格弛豫，从而导致其 T_1 值增加。自旋核所处的若是环境顺磁性，则会增加自旋-晶格作用，使 T_1 值有较明显的缩短；另外，低温也有利于自旋核能量的释放，从而使 T_1 值缩短。当静磁场 B_0 增大时，由于高低能级粒子数差异增加，样品的净磁化强度矢量 M_0 也随之增加，也就是参与弛豫过程的自旋粒子数量增多，显然这将增加弛豫过程的时间，导致 T_1 值增加。

不同组织中的氢核由于处于不同的磁场强度下，它们 T_1 值也相应地表现出差异性，见表 3-3。另外，正常组织和异常组织 T_1 值也是有较明显的差异。人体组织中的水有自由水和结合水之分。所谓自由水是指分子游离而不与其他组织分子相结合的水，自由水的自然运动频率很高，一般明显高于质子的进动频率，如脑水肿等。而在大分子蛋白质周围也依附着一些水分子，形成水化层，这些水分子则被称之为结合水，结合水由于依附于大分子，其自然运动频率将会明显降低而更接近于质子的进动频率，如含黏液成分的囊肿、脓肿中黏稠的脓液等。因此自由水的 T_1 值较长，而结合水可使组织的 T_1 值缩短。但是，脓肿或肿瘤的成分复杂，除自由水外还有结合水存在。

表 3-3　常见组织在不同磁场强度下的 T_1 弛豫时间

组织	1T 场强的 T_1 值/ms	1.5T 场强的 T_1 值/ms	组织	1T 场强的 T_1 值/ms	1.5T 场强的 T_1 值/ms
脂肪	220	250	肌肉	730	863
肝	420	490	脑白质	680	783
肾	587	650	脑灰质	809	917
脾	680	778	脑脊液	2500	3000

案例 3-4 解答

　　认识自由水与结合水的概念有助于认识病变的内部结构，有利于对病变作定性诊断。阻塞性脑积水时，脑脊液（相当于自由水）由脑室内被强行渗漏到脑室周围脑白质后，变为结合水，结合水在 T_1 加权像中信号明显高于脑脊液，而在 T_2 加权像中又低于脑脊液信号。综上所述，局部组织水分增加可分为自由水和结合水，前者引起 T_1 明显延长而远离拉莫尔共振频率，后者造成 T_1 稍有延长而接近拉莫尔频率致使 T_1 加权像上信号增强。

（二）横向弛豫

横向弛豫又称为 T_2 弛豫或自旋-自旋弛豫。90°射频脉冲产生宏观磁化矢量的原因是使质子小磁场的横向磁化分矢量 M_{xy} 聚相位，当 90°射频脉冲停止后，处于同相位的质子发生了相位的离散，即失相位，其横向磁化分矢量 M_{xy} 逐渐被抵消，因此，M_{xy} 会逐渐衰减，直至为零，此弛豫过程如图 3-16 所示。导致质子失相位的原因是：首先，自旋核的旋进会受到相互之间磁场的作用。一般在弛豫的开始阶段，由于在射频脉冲的作用下，$M_{xy} \neq 0$，核磁矩在圆锥面上的相位分布不均匀而导致 $M_{xy} \neq 0$。当射频脉冲停止后，核磁矩旋进开始。之所以自旋核受到的外部磁场并不只是单纯的 B_0，而是 $B_0 + \Delta B$ 是由于各核磁矩自身所具有的磁场彼此之间相互影响，ΔB 正是由其他自旋核磁矩产生的。每个自旋核由于所处的"小环境"各不相同，所受到的局部 ΔB 也就彼此各不相同，因此，各个自旋核旋进的角速度 $\omega=\gamma(B_0+\Delta B)$ 也就不可能一样了。失相位使原来在圆锥面上的相位分布不均匀的自旋核会逐步散开，自旋核的不均匀相位分布逐步恢复到均匀分布，使横向磁化矢量 M_{xy} 从最大值逐渐恢复到零，达到了平衡状态。其次，主磁场的不均匀性。实际上磁共振的主磁场的某处始终轻微偏高，而在主磁场的另外一处却始终轻微偏低，但这种不均匀通常被认为是较为恒定不变的，因此主磁场不可能是绝对均匀的。正是由于主磁场这种不均匀性表现，造成质子的失相位，从而引起宏观磁化矢量的衰减。

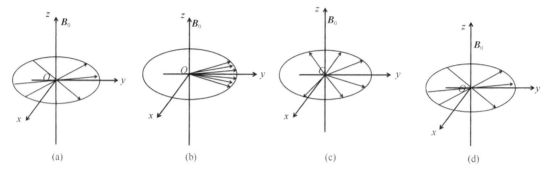

图 3-16　自旋核系统的横向弛豫过程

受到激励的自旋核系统，其 T_2 弛豫符合指数规律。横向磁化强度矢量 M_{xy} 的恢复规律表示为

$$M_{xy} = M_0 \sin\theta\,\mathrm{e}^{-\frac{t}{T_2}} \tag{3-45}$$

式中 M_0 是稳定状态时的磁化强度矢量，θ 为 M 偏离 B_0 的角度，若弛豫开始时的 θ 角度为 90°，则式（3-45）可以简化为

$$M_{xy} = M_0\mathrm{e}^{-\frac{t}{T_2}} \tag{3-46}$$

M_z 的变化曲线如图 3-17 所示。横向弛豫时间 T_2 表示 M_{xy} 衰减至 0 的快慢。在弛豫开始的瞬间，即 $t=0$ 时，$M_z=0$；当经过 $t=T_2$ 时间，M_{xy} 已衰减为其初始值 M_0 的 37%（即 $\mathrm{e}^{-1}=0.37$），因此，T_2 是 M_{xy} 弛豫衰减至其最大值的 37% 所需要的时间。

与 T_1 值不同的是 T_2 值的大小主要与样本的物理状态、分子结构、分子大小及氢核所处的静磁场 B_0 的均匀性有关。由于不存在能量的辐射，T_2 与环境温度、黏度无关，与 B_0 的强度相关性不大，但不均匀的主磁场会使 T_2 明显缩短，所以在成像时必须考虑消除非均匀磁场的影响。通常固体分子的 T_2 值显得特别短，原因有两点：①由于固体分子中各个原子的位置相对固定，自旋核则可以更有效地进行能量交换；

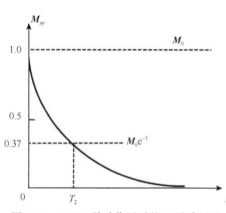

图 3-17　90°RF 脉冲作用后的 T_2 弛豫过程

②若用自旋核的磁场来解释，固体中核旋进所产生的小磁场无法通过分子的热运动很快抵消，这样局部会出现不均匀场，在激发瞬间，引起相位分散而加速 T_2 弛豫的过程，这是由于本来整齐地震荡在某一频率的质子群，因为激发而出现旋进频率发生改变。同样，在黏度系数大的溶液中，T_2 值也较小。大分子的 T_2 比小分子 T_2 弛豫时间更快。人体内不同组织的 T_2 弛豫时间是不同的，见表 3-4，正常组织与异常组织的 T_2 时间值也有明显的差异。这些都是磁共振成像可以诊断疾病的原因。人体内含游离水分子较多的组织 T_2 值较长，如脑脊液、囊肿、脓肿、炎症组织、肿瘤等；脂

肪组织的 T_2 值中等；而脾脏、肝脏、肌肉、含水较少或纤维化明显的肿瘤（如肺癌、成骨性肿瘤等）等组织的 T_2 值较短。

表 3-4 常见组织的 T_2 弛豫时间

组织	T_2 值/ms	组织	T_2 值/ms
脂肪	84	肌肉	47
肝	43	脑白质	92
肾	58	脑灰质	101
脾	62	脑脊液	1400

横向弛豫的时间常数 T_2 反映的是组织横向磁化的衰减速度，通常，T_2 值的大小比 T_1 值小很多，达到一个数量级，一般情况下为几十到几百毫秒。

（三）T_2^* 弛豫

理论上，静磁场 B_0 应该是绝对均匀的，T_2 弛豫或相位发散过程的快慢完全由自旋核系统的 T_2 时间决定。然而，如上文中所述，静磁场 B_0 实际上并不是绝对均匀的，自旋核的旋进除了会受到彼此间的磁场影响外，静磁场 B_0 的不均匀性也会影响自旋核的旋进，使核磁矩 $\boldsymbol{\mu}$ 在圆锥面上散开的速度加快，也促进 M_{xy} 衰减加快，这必然会加速 T_2 弛豫过程。通常我们把核系统固有的 T_2 弛豫时间称为本征 T_2 弛豫时间，把实际测的 T_2 弛豫时间称为实际 T_2 弛豫时间，或准 T_2 弛豫时间，记为 T_2^*，也称为有效横向弛豫。实际上，T_2 弛豫相比自旋核的本征特性所决定的弛豫会更快。T_2^* 并不是固定的，而随 B_0 的均匀性而改变。T_2^* 衰减速度总是快于 T_2 衰减速度。

$$\frac{1}{T_2^*} = \frac{1}{T_2'} + \frac{1}{T_2} \qquad (3-47)$$

式中 T_2' 为磁场不均匀所导致的弛豫时间常数，由此可见 $T_2^* \ll T_2$，图 3-18 表明了两者的关系。

在实际测量时应该考虑去除磁场的不均匀性的影响因素，这是由于 T_2^* 受存在着与组织特性无关的磁场不均匀性的影响。可以说 SE 序列采集得到的是 T_2 像，因为它在横向弛豫中受 B_0 不均匀影响很小，而梯度脉冲序列和自由感应衰减（FID）得到的是 T_2^*，T_2^* 衰减过程中接收的 MR 信号其实就是自由感应信号。人脑的 T_2 值一般为 100~150ms，而同样部位的 T_2^* 仅为 5~10ms。

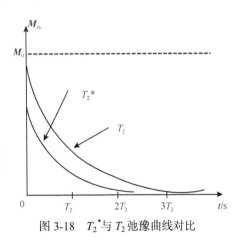

图 3-18 T_2^* 与 T_2 弛豫曲线对比

（四）宏观磁化矢量的综合弛豫轨迹

以上阐述了两种主要的弛豫过程，即 T_1 弛豫和 T_2 弛豫。实际上，宏观磁化矢量并不仅仅指质子磁化矢量的变化，由上文中叙述可知，在中断了射频脉冲的激励后，磁性核系统则开始向平衡状态恢复，同时恢复两个主要的过程，即启动纵向和横向磁化矢量，且这两个过程相互独立，只不过在宏观上表现为总磁化矢量 M 的变化。

处于动态平衡状态的氢质子按玻尔兹曼分布排列，当外界施加的射频脉冲和自旋氢质子发生共振时，使处于低能级状态的氢质子吸收了能量跃迁到高能级状态，随之出现了质子能级系统进入了高能级非稳定状态。而当射频激励停止后，处于高能态的质子恢复到原来静止时的低能级平衡状态的排列分布，这是由于被射频激发成高能态的质子将会受到强大静磁场 B_0 的影响，其吸收的射频能量逐步释放出来。

不仅弛豫的方向对磁化矢量的平衡值有重大的影响，同时，自旋体系所处的环境对磁化矢量的平衡值也有非常大的影响。如上所述，处于平衡态的氢质子吸收了与其进动频率一致的射频能量后，组织中的氢质子将由低能态跃迁为高能态，与此同时，射频能量将使组织的宏观纵向磁化矢量 M_z 偏离原来的平衡状态。我们知道，射频脉冲在未发生激发前，宏观纵向磁化矢量处于平衡状态，当射频脉冲以 α 角度激发某组织时，此时产生的宏观横向磁化矢量 M_{xy} 旋转较小，如图 3-19（b）所示。当射频脉冲使宏观纵向磁化矢量偏离 90°时，形成一个较大的宏观横向磁化矢量 M_{xy}，此时组织中的宏观纵向磁化矢量 M_z 消失，如图 3-19（c）所示。而当射频脉冲以 180°的角度激发后，使组织中宏观纵向磁化矢量和主磁场的方向相反，大小却不改变，如图 3-19（d）所示。

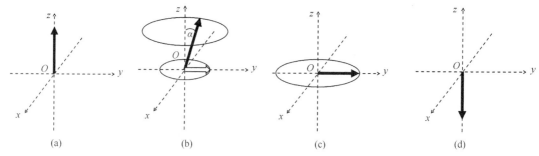

图 3-19 不同射频造成宏观磁化矢量的变化

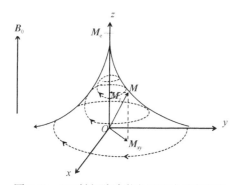

图 3-20 90°射频脉冲激发后造成的宏观磁化矢量的变化轨迹图

RF 脉冲使进动的质子同步化效应。当射频脉冲以 90°激发时，组织中不同相位质子由于被激励，质子在同一时间指向同一方向，处于所谓的"同相"，其磁化矢量在该方向上叠加起来，即横向磁化矢量增大，只是产生了宏观的横向磁化矢量。而对于 90°射频脉冲作用后的弛豫，宏观横向磁化矢量恢复到零时，宏观纵向磁化矢量不会同时恢复到 M_0，这是由于纵向弛豫和横向弛豫两者同时并独立进行，两个过程产生的机制也不尽相同。通常，同一组织的 T_1 远比 T_2 长，也就是说，宏观横向磁化矢量在 90°射频脉冲停止激励后，M_{xy} 会很快出现衰减现象且完成弛豫，组织中同相位进动的质子群逐步出现了失相位，失去了相位一致性。其宏观横向磁化矢量逐渐衰减直至完全消失，但纵向磁化矢量的恢复却相对需要较长的时间才能够完成，如图 3-20 所示。

对于 180°射频脉冲作用后的弛豫，自旋核系统向平衡状态恢复的过程中，并没有外来因素改变核磁矩的均匀分布状态，所以横向磁化矢量 M_{xy} 将一直保持为零不变，而纵向磁化矢量 M_z 则由负向最大增加到零，再由零向正向最大逐渐恢复。

（沈晓勇）

第五节　磁共振信号与图像重建

案例 3-5

　　患者，男性，体检 B 超示肝血管瘤，到医院复查 B 超，结果显示肝左叶高回声结节，考虑肝血管瘤，肝左叶低回声结节，考虑局灶性增生，既往无乙肝等病史。临床诊断：肝血管瘤。

MR 平扫+增强考虑非典型肝血管瘤。

思考： （1）磁共振肝脏 MRI 扫描序列中怎么确定层面选择、相位编码及频率编码？

（2）如果肝脏 MRI 平扫中采用了 SE T_2WI 序列，其中重复时间 TR 为 2000ms，矩阵为 256×256，回波时间 TE 为 80ms，重复测量次数 NEX 为 2，请问该序列的扫描时间为多长？

（3）磁共振肝脏 MRI 扫描常规采用哪些序列扫描？该患者在扫描中要注意什么？

根据磁共振信号的产生和变换的过程，磁共振成像过程可以分为三个部分，即磁共振信号的产生、采样数据在 K 空间的填充和图像重建。

磁场中的氢核受到 RF 脉冲激励后，宏观静磁化矢量 M_0 偏离主磁场方向，产生横向磁化矢量 M_{xy}，一旦断开 RF 脉冲，就会产生弛豫过程释放能量，接收线圈中就会感生出电流，这就是磁共振信号。不同的 RF 脉冲序列可以产生不同的横向磁化形成方式，依据临床上用到的基本脉冲序列，MR 信号主要分为四大类：自由感应衰减（FID）信号、自旋回波（SE）信号、反转恢复（IR）信号及梯度回波（GRE）信号等。实质上无论什么样的脉冲序列采集到的信号都是自由感应衰减信号。

一、自由感应衰减信号

（一）自由感应衰减信号

自由感应衰减信号是指磁场中的氢核在 RF 脉冲的激励下，产生的横向磁化强度矢量 M_{xy} 在 RF 脉冲停止后，自由进动时在置于 xy 平面的接收线圈中感生的电流。自由进动是指 RF 脉冲停止后，在恒定静磁场 B_0 的作用下，磁化强度矢量 M 的运动。

实质上无论什么样的脉冲序列采集到的信号都是自由感应衰减信号，所不同的是直接采集还是回波采集。

（二）自由感应衰减信号的形成与检测

假设在 90°RF 脉冲的作用下，氢质子的宏观静磁化矢量 M_0 偏离 B_0 方向 90°到达 xy 平面上，即 90°RF 脉冲后，$M_{xy}=M_0$，$M_z=0$，M_{xy} 开始在 xy 平面上一边以角速度 $\omega=\gamma B_0$ 绕 z 轴旋进，一边以时间常数 T_2 作指数衰减，磁化矢量 M 慢慢地回到主磁场的方向，这就是自由感应衰减，这时的磁共振信号就叫自由感应衰减信号，简称 FID 信号。FID 信号是时域信号，可经过采样、数字化及傅里叶变换后得到频域信号。

如图 3-21 所示，由于磁化强度 M_{xy} 本身就是一个磁场，若在 xy 平面放置接收线圈，M_{xy} 在 xy 平面的旋进和衰减就会使穿过线圈的磁通量不断变化。根据法拉第电磁感应定律，通过闭合回路的磁通量发生变化时，闭合回路会产生感应电压，感应电压的大小与磁通量的变化率成正比，在接收线圈两端就感应出一个交变电信号，该信号的幅度以横向弛豫时间作指数衰减。由于 FID 信号是在探测线圈中感应出的自由进动，因此又称为自由进动衰减信号。

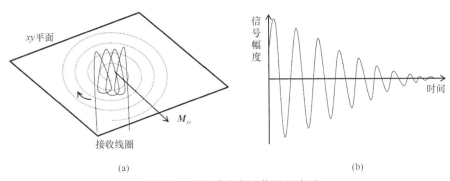

(a)　　　　　　　　　　　　　　(b)

图 3-21　自由感应衰减信号的检测

在静磁场均匀情况下，FID 信号的衰减速度反映了组织结构内部的自旋-自旋弛豫相互作用的时间常数 T_2。但静磁场不可能绝对均匀，使组成磁化强度矢量的各个核磁矩的旋进频率不相同，从而产生散相，造成所有核磁矩的相位呈现随机分布，它们相互抵消，因此，FID 信号不仅受自旋-自旋弛豫影响，还与静磁场 B_0 自身的非均匀性有关，是各个不同旋进频率的指数衰减信号的叠加，其时间常数为 T_2^*，如图 3-22 所示。

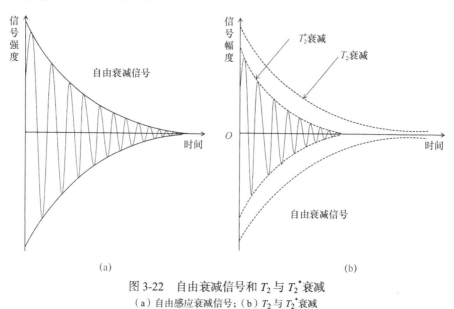

图 3-22 自由衰减信号和 T_2 与 T_2^* 衰减

（a）自由感应衰减信号；（b） T_2 与 T_2^* 衰减

由于 FID 信号对磁场非均匀性敏感，且使序列扫描参数不易操控，因此，很少用于常规 MRI 扫描序列。但 FID 信号在 MR 波谱成像及投影采集成像技术还有应用。

（三）自由感应衰减信号与傅里叶变换

自由感应衰减信号描述的是信号瞬间幅度与时间的对应关系。实际上各质子群的自由感应衰减过程并不一样，所叠加在一起的总信号也不会是一个简单的指数衰减曲线。因此，有必要将振幅随时间变化的函数变成振幅随频率分布变化的函数，这就需要利用傅里叶变换将时间函数变换成频率函数。也就是说，通过傅里叶变换，可以把原来较难处理的自由感应衰减信号由时域信号转变为易于分析的频域信号，并进行处理、加工。

二、磁共振信号空间编码

当人体进入磁共振系统的主磁场后，在静磁场 B_0 的作用下，所有的氢质子以单一的频率进行进动，如果射频脉冲以该进动频率进行激励，则主磁场中的所有氢质子都将被激发，接收线圈将获得相应组织的磁共振信号，但该信号并不包含成像组织的任何空间位置信息，也就是无法确定组织的解剖位置。根据拉莫尔方程质子的共振频率 $\omega_0 = \gamma B_0$，可见改变 B_0 就可以改变 ω_0。这表明如果能使扫描平面上每一点具有不同的 B_0，人体不同部分受激发的质子将在不同频率下共振。这一点可用来编码受激质子的空间信息，即进行空间定位。磁共振梯度磁场就是用来对磁共振信号进行空间定位的，在磁共振成像中非常重要。

（一）磁共振系统的梯度磁场

在磁共振系统中，梯度磁场指沿直角坐标系方向呈线性变化的磁场，即每单位长度上的磁场是线性递增的。

梯度磁场包括梯度线圈和梯度电源两个部分。为了获得三维的空间位置信息，需要在 x、y、z 三个基本轴线方向上都施加一个梯度磁场，即磁共振系统需要在 x、y、z 三个基本轴线方向上都产生一个梯度磁场。它们分别称为 G_x 梯度、G_y 梯度和 G_z 梯度，其分别由相互垂直的三组梯度线圈产生，每个线圈的工作特性和激励电路完全相同。梯度磁场有两个主要的性能指标，分别是梯度场强度与梯度切换率。梯度场的磁场强度是指梯度场能够达到的最大值，单位是 $mT \cdot m^{-1}$（毫特斯拉·米$^{-1}$），梯度切换率是指最大梯度场强度与梯度上升时间的比率，反映了达到最大梯度场强度的速度，单位是 $mT \cdot m^{-1} \cdot ms^{-1}$（毫特斯拉·米$^{-1}$·毫秒$^{-1}$），它们是磁共振系统性能的重要指标。

磁共振系统主磁场 B_0 是均匀磁场，大小和方向是固定不变的。但是，梯度磁场 ΔB 的大小和方向均是可变的。磁共振扫描时，它们产生的梯度场 ΔB 与 B_0 叠加后共同作用于相关体素。由此可见梯度场的作用就是动态地修改 B_0。梯度磁场尽管比主磁场弱很多，但当其叠加在主磁场上时，完全能够使相应的检查组织在不同空间位置上的磁场强度产生变化，从而使该梯度方向上不同位置的氢质子具有不同的进动频率，也就是说，通过在主磁场上叠加梯度磁场，产生了频率的空间分布坐标如图 3-23 所示。

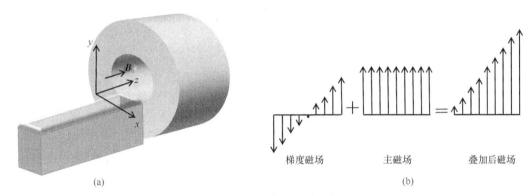

图 3-23　主磁场与梯度磁场
（a）磁共振系统主磁场的坐标轴；（b）梯度磁场与主磁场的叠加

（二）磁共振信号的空间定位

在磁共振成像的空间定位中，体素的空间坐标主要利用三个梯度磁场 x、y、z 来进行三维空间定位。三个梯度的性能是完全相同的，每次 MR 成像均需三个梯度的共同作用，每个梯度均可作为选层梯度、相位编码梯度和频率编码梯度，这取决于层面所在的位置（相位编码和频率编码的方向由操作者指定）。三个梯度的时序与所使用的成像方法和扫描序列有关。

为了获得某个特定层面的 MR 图像，首先必须确定这个层面的空间位置，然后把来自这个层面的每个体素的 MR 信号进行分离，并转换成相应像素的灰度图像。也就是说，为了获得磁共振图像，先要通过选层梯度进行层面空间位置的选择，然后通过空间编码（包括相位编码与频率编码）来建立体素的空间坐标，并进而重建图像。在二维成像技术中，由于相位编码梯度和频率编码梯度的共同作用，各相邻体素产生的信号在相位和频率上均存在细微的差别，这种差别表现在相位编码方向上就是进动相位的不同，在频率编码方向上就是进动频率的不同。两个体素间的距离越远，差别越大。通过二维傅里叶变换就可使以相位和频率表示的差别转换为体素的空间位置信息。

如图 3-24 所示，在磁共振成像中，一般空间定位的顺序是选层、相位编码和频率编码，即 G_x、G_y 和 G_z 共同确定一个空间点的坐标，对该坐标相应空间体素发出的 MR 信号进行检测就得到所需的图像对比度。空间定位的第一步是层面选择，一般用层面选择梯度来完成。G_x、G_y 和 G_z 中的任何一个均可以用来选择层面，分别以 G_x、G_y 和 G_z 作层面选择梯度时，就可以分别获得矢状位、冠状位和横轴位的图像。空间定位的第二步是空间编码，即平面内信号定位，将选层梯度以外的两个梯度确定为平面内定位梯度，即相位编码梯度和频率编码梯度。沿这两个梯度方向的位置信息相应地称为相位编码和频率编码。在横轴位成像时，以 G_z 作层面选择，G_y 和 G_x 分别作为相位编码和频率编码，就可对扫描组织进行空间定位。

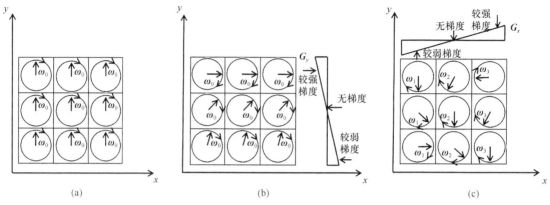

图 3-24   选层梯度、相位编码梯度和频率编码梯度
（a）选层梯度；（b）相位编码梯度；（c）频率编码梯度

（三）层面与层厚选择

1. 层面   选层梯度磁共振成像层面选择的目的确定层面空间位置，通过使人体某部位组织一定厚度范围内的质子旋进被激励产生 MR 信号，而其余组织没有受到激励，不产生信号，从而只采集选择层面的磁共振信号。磁共振成像的层面选择是通过三维梯度的不同组合实现的，标准横断面成像利用 z 轴方向施加梯度场，标准冠状面成像利用 y 轴方向施加梯度场，标准矢状面成像利用 x 轴方向施加梯度场。若任意层面成像，其层面的确定还要两个或三个梯度的共同作用。下面以横轴位成像为例，介绍层面的选择方法，设 G_z 作为选层梯度。

当进行横断面层面选择时，G_z 在射频脉冲激发的同时进行，使横断面组织质子的共振频率与 z 轴的位置成线相关，不同的共振频率对应于不同的横断面质子，这些平面垂直于 z 轴。在使用层面选择梯度的同时发射特定频率和带宽的射频脉冲，则只有对应于该频率的横断面内的质子发生共振，如图 3-25 所示。对射频脉冲的频率和带宽及 z 轴梯度场进行调整，层面和层厚将发生相应不同的变化。

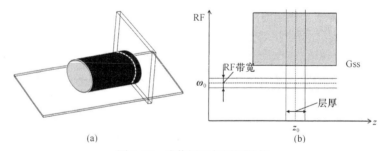

图 3-25   成像层面与层厚选择

射频脉冲（RF）是指具有一定宽度、一定幅度的电磁波，它是磁共振信号的激励源。在层面选择时，如果向人体组织施加一个单一频率的射频脉冲，在选层梯度的作用下，只有对应于该频率的横断面内的质子发生共振，因此，要实现每次选择性激励的选层目的，必须满足一定的条件，选用适当带宽射频脉冲进行激励。

在 z 轴方向施加选层梯度后，沿 z 轴各层面上质子的旋进频率可表示为

$$\omega_z = \gamma(B_0 + zG_z) \tag{3-48}$$

式中 ω_z 为 z 坐标的函数，即垂直于 z 轴的所有层面均有不同的共振频率。如果成像层面位于 z_1 处，

层面厚度为 Δz，则所需的选层激励脉冲应满足下述条件

$$\omega_{z_1} = \gamma(B_0 + z_1 G_z) \qquad (3\text{-}49)$$

$$\Delta \omega = \gamma \Delta z G_z \qquad (3\text{-}50)$$

式中 ω_{z_1} 为射频脉冲的中心频率，$\Delta \omega$ 为其带宽，表示为 $\gamma \Delta z G_z$。用满足此条件的 RF 激发方可实现选择性激励。

用于层面选择的射频脉冲在理想状态下在频率范围内应该是一个矩形，但实际上射频脉冲在频率范围内有多种形状，包括方波脉冲函数、sinc 脉冲函数和高斯脉冲函数等。

方波脉冲常用于非选择性激励，又称为硬硬冲，方波脉冲函数的傅里叶变换为

$$F(\omega) = \frac{2\sin(\omega\tau/2)}{\omega} \qquad (3\text{-}51)$$

如图 3-26 所示，脉宽为 τ 的方波所对应的频带为 $\omega_0 \pm \dfrac{2\pi}{\tau}$，即方波的频带与脉宽 τ 成反比：方波越窄，频带越宽。方波的这种频率特性适合于进行非选择性激励，一般多用于 NMR 波谱和三维成像。因为层面越薄，激励时要求的 RF 范围就越小，对应的方波就要越宽，采集薄层时间越长。

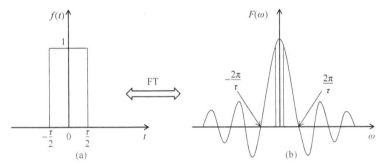

图 3-26 方波函数及傅里叶变换
（a）方波函数；（b）方波函数的频谱

2. 层厚 层厚主要受射频脉冲和梯度场强度两个因素影响，如图 3-27 所示，当梯度场强度固定时层厚与射频脉冲的带宽（$\Delta\omega$）成正比，在射频脉冲带宽一定的前提下层厚与梯度场强度（G_z）成反比。

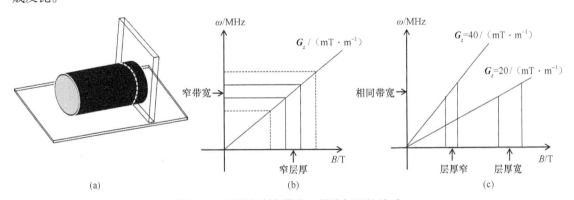

图 3-27 层厚与射频带宽、梯度场强的关系
（a）层面选择；（b）射频带宽与层厚的关系；（c）梯度场强与层厚的关系

调整射频脉冲的带宽会引起脉冲序列时间参数的变化，因此，层厚的改变一般通过梯度场强的变化来实现。在射频脉冲频率与带宽一定的前提下，最小层厚取决于梯度场能达到的最大强度，梯度场强度越大，获得的层面越薄。

因为射频脉冲的中心频率决定了层面中心的选择，而一定的层厚存在受激层面的质子群的进动频率将稍有差异，因此，射频脉冲的波形对层厚和层面的形状具有一些影响。另外，主磁场 $\boldsymbol{B}_0$ 的均匀性也通过影响梯度场强度而间接地影响层厚。

（四）相位编码与相位编码梯度

在 MR 成像线圈中接收到的信号是受激层面内各体素产生的 MR 信号总和。层面和层厚选择只是确定了被激发层面的中心位置与厚度，但要获得 MR 成像，必须对层面内的组织进行空间定位编码。层面内的空间定位编码主要包括相位编码（phase encoding）与频率编码（frequency encoding）。

相位编码是利用相位编码梯度场 $\boldsymbol{G}_y$ 来实现在 y 轴方向的空间定位。相位编码梯度通常施加在 90°和 180°射频脉冲之间，或者在 180°射频脉冲与回波信号之间。当引起共振的 90°射频脉冲停止后，选定层面组织的所有质子都以相同的频率进动，且没有相位差。相位编码梯度 $\boldsymbol{G}_y$ 的加入，是 y 轴方向上形成线性的场强变化，使该组织中各体素的不同质子的相位发生规律性的变化，即不同梯度场强中的质子以不同的频率进动，出现相位差异，当相位编码梯度场关闭时，各体素又置于相同的 $\boldsymbol{B}_0$ 中，所有的质子恢复成相同的频率进动，但是 $\boldsymbol{G}_y$ 所导致的相位差被保留下来，如图 3-24（b）所示。利用这种相位特点可实现质子位置的识别，进行 y 轴方向上的空间定位。

相位编码需在信号采集之前施加，在信号采集过程中必须关闭，而在相位编码梯度作用期间，体素发出的 MR 信号并不被利用，因此，又称准备梯度。

（五）频率编码与频率编码梯度

在磁共振成像中，完成了特定组织的层面选择与相位编码后，尚需进行频率编码，才能够完成该组织的质子的空间定位。频率编码是利用频率梯度场造成 x 轴方向上选定层面人体组织各质子进动频率的不同，并以此来标记各质子空间位置的编码方法。由图 3-28 可知，因 $\boldsymbol{G}_x$ 的存在，使成像层面中频率编码方向上的各质子，位于不同的场强中，这时与 y 轴平行的各列质子进动频率为

$$\omega_x = \gamma\,(\boldsymbol{B}_0 + x\boldsymbol{G}_x) \tag{3-52}$$

由式（3-52）可知，ω_x 为 x 坐标的函数，即不同的 x 决定了不同的进动频率。这表明射频脉冲信号中编码了 x 坐标的位置信息，质子进动频率的变化，将从射频信号中反映出来。此时，磁共振信号已包含组织的空间位置信息。通过傅里叶变换可将位置信息分离出来。

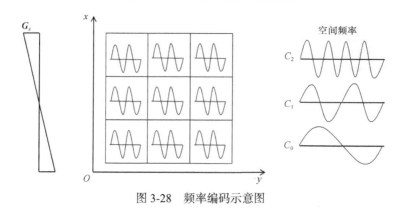

图 3-28　频率编码示意图

频率编码具有两个特点：①频率编码梯度以相同的幅度周期性地重复出现；②频率编码梯度又称读出梯度，一般只在磁共振信号采集时施加。

三、K 空间

K 空间（K-space）是傅里叶变换的频率空间，它对掌握磁共振成像技术，尤其是快速成像技术非常重要。至于选择 K 这个字母是基于物理及数学上的传统，没有特殊意义。

（一）K 空间的基本概念

K 空间又称傅里叶空间（Fourier space），是以空间频率为坐标轴的空间，是为了更快、更方便地对采集的磁共振原始信号进行变换而人为建立的一个假想的二维空间。每一幅 MR 图像都对应相应的 K 空间数据。因此，磁共振成像数据采集过程，实质就是采集各个带有空间定位编码信息的 MR 信号原始数据在 K 空间中填充，直到填满整个 K 空间为止。由于 K 空间的数据是具有空间定位编码信息的原始数据，如果对 K 空间的数据进行傅里叶逆变换，就能对原始数据中的空间定位编码信息进行解码，把不同信号强度的 MR 原始数据进行相应的空间定位，即得到每一幅 MR 图像各个像素的空间位置信息，从而重建出 MR 图像，如图 3-29 所示。

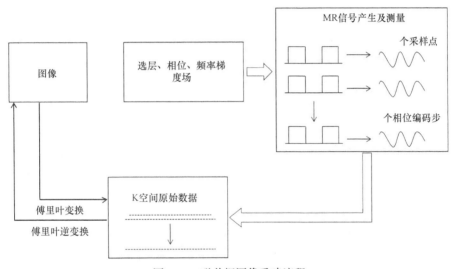

图 3-29　磁共振图像重建流程

（二）K 空间与二维傅里叶变换

在磁共振成像中，傅里叶变换是通过 K 空间实现的，对应二维图像信号和 K 空间之间的关系就是图像信号的二维傅里叶变换。如果二维 MR 图像的像素矩阵为 256×256，二维 K 空间的两个坐标 Kx 和 Ky 分别代表 MR 信号的频率编码和相位编码方向，如图 3-30（a）所示，在二维 MR 信号采集过程中，每个 MR 信号的频率编码梯度场的大小和方向保持不变，而相位编码梯度场的方向和场强则以一定的步级发生变化，如图 3-30（b）所示，每个 MR 信号的相位编码变化一次，采集到的带有空间信息的 MR 信号填充 K 空间 Ky 方向的一条 K 空间线，如图 3-30（a）所示，即相位编码线。因为这是 MR 信号在 K 空间平面上的投影曲线，故又称傅里叶线。

如图 3-30（a）所示，从 Ky 方向看，K 空间中心的 K 空间线（Ky=0）称为零傅里叶线或中心傅里叶线。中心傅里叶线填充的 MR 原始信号的相位编码梯度场为零，MR 信号强度最大，主要决定图像的对比度，它不包含相位编码方向上的空间信息。而 K 空间最外围（Ky=-128 和 Ky=+128）的 MR 原始信号的相位编码梯度场强度最大，MR 原始信号中包含了相位编码方向的空间信息。因填充最周边的 K 空间线时施加的梯度场强度大，MR 信号的幅度很小，主要决定图像的空间分辨力，其 MR 信号主要反映图像的解剖细节。从 K 空间中心（Ky=0）到 K 空间的周边（Ky=-128 或 Ky=+128），其间各条 K 空间线的相位编码梯度场是逐渐递增的，MR 信号所包含的空间信息越来越多，越靠近 K 空间周边，对图像的解剖细节的影响越大，也称高频傅里叶线；越靠近 $K_y=0$，MR 信号幅度越大，对图像的对比度的影响越大，也称低频傅里叶线。

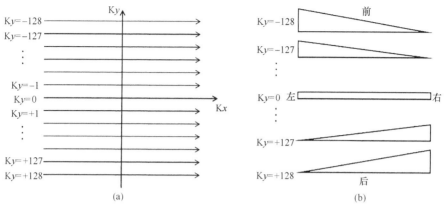

图 3-30　K 空间填充与相位编码梯度

（三）K 空间的基本特征

K 空间是指一幅图像的频率域，并不直接代表成像对象的物理位置，二维图像与 K 空间之间可以利用二维傅里叶变换相互转换。鉴于此，K 空间的特性主要表现为：

1. K 空间位置与图像的关系　K 空间本身与成像组织的位置无直接的关系。K 空间中每一点包含有扫描层面的全层信息，K 空间中的点阵与图像的点阵不是一一对应的，而图像阵列中的每个点（即像素）的信息仅对应层面内相应体素的信息。填充 K 空间中央区域的 MR 信号空间频率低，但能量高，主要决定图像的对比度；填充 K 空间周边区域的 MR 信号空间频率高，但能量低，对图像的空间分辨力影响大。

K 空间的大小是相位编码步数与 K 空间线之间的距离之积，K 空间越大，图像的空间分别率越大。

2. K 空间数据的对称性　K 空间中的数据以 K 空间中央的原点为中心呈现对称性，即在 K_x 与 K_y 方向上都呈现镜像对称的特性。

如图 3-30 所示，从 $K_y=0$ 向 $K_y=-128$ 或 $K_y=+128$ 的这两个方向上，各个 MR 信号的相位编码梯度场递增的步级是一样的，仅梯度场的方向相反，如图 3-30（b）所示，因此这两个方向上的 MR 信号或称相位编码线是镜像对称的，即 $K_y=-128$ 与 $K_y=+128$ 对称，$K_y=-127$ 与 $K_y=+127$ 对称，依此类推。从 K_x 方向看，在每一条相位编码线的频率编码方向上，其数据是由从回波信号的采样获得。由于回波信号在时序上是对称的，故 K 空间的 K_x 方向也是对称的。

3. K 空间数据填充与成像速度　因为 K 空间数据的对称性，在 K 空间数据填充时，只要填充一半的 K 空间数据，另一半的 K 空间可以由计算机自动复制填充，从而能节省一半的相位编码过程，成像速度增加一倍，这就是半傅里叶成像。

（四）K 空间的填充方式

所谓 K 空间的填充就是把采集自旋质子在 RF 脉冲及梯度磁场的作用下产生的 MR 信号，填充在 K 空间的适当位置。MR 信号在 K 空间的位置由梯度场时序结构决定的，不同的梯度强度大小及不同的作用时间决定采集的 MR 信号将填充到 K 空间中的不同位置，梯度强度及其作用时间小者，信号数据将置于 K 空间的中心部位；梯度强度及其作用时间大者，信号数据将置于 K 空间的边缘部位。

在 MR 成像中，每次采集 MR 信号时其频率编码梯度大小与方向保持不变，相位编码梯度的大小不同，施加的步数以一定的步进发生变化。每加一步相位编码梯度，MR 信号相位编码变化一次，得到的 MR 信号因为空间频率发生变化，因而在 K 空间位置不同，将沿着频率编码方向填充于 K 空间中一条傅里叶线。相位编码梯度的变化次数（步数）等于傅里叶线的数目，频率编码梯度决定每条傅里叶线上数据线的长短。

在 MRI 序列中，K 空间最常采用的填充方式为循序对称填充，其 K 空间线（傅里叶线）轨迹为直线形式。实际上 K 空间中相位编码线的填充轨迹有多种，可以是直线，也可以是曲线，甚至放射状等。目前，K 空间轨迹主要分为五种，分别是标准型、EPI 型、圆形、螺旋形及辐射型，如图 3-31 所示。

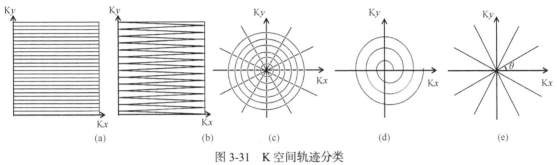

图 3-31　K 空间轨迹分类

（a）标准型；（b）EPI 型；（c）圆形；（d）螺旋形；（e）辐射型

K 空间的填充技术种类多、发展快，极大地推动了磁共振成像技术的发展，下面介绍两种非常重要的 K 空间填充技术。

1. 半 K 空间技术　又称部分 K 空间技术，在某些脉冲序列如半傅里叶采集单次激发 FSE 序列中，在一次 90°脉冲后利用连续的复相位脉冲采集填充 K 空间的一半多一点即可，剩余的 K 空间则根据 K 空间对称性原理进行填充。这种技术是 MR 常用的快速成像方法，几乎可以应用于所有的 MR 脉冲序列。

根据 K 空间的基本概念和特点，K 空间在相位编码方向是镜像对称的，如图 3-32（a）所示，$Ky=-128$ 的回波与 $Ky=+128$ 是对称的，$Ky=-127$ 的回波与 $K=+127$ 是对称的，根据这一特点实际上我们只需要填充 K 空间的一半就够了，如图 3-32（b）中只需填充 $Ky=-128$ 到 $Ky=0$ 即可，K 空间的剩余部分利用对称性原理进行模拟填充即可，即用 $Ky=-128$ 的数据来填充 $Ky=+128$，用 $Ky=-127$ 的数据来填充 $Ky=+127$。这样实际图像数据采集时间节约了一半，但由于 K 空间中央的数据决定图像对比，非常重要，因此，一般采集的数据需要填充 K 空间的一半多一点，即 K 空间中央区域的数据是需要采集的。如相位编码的步级为 256，需要采集的数据一般为 128+8=136 或 128+16=144 即可，如图 3-32（b）所示，只填充略多于一半的 K 空间，即填充 $Ky=-128$ 到 $Ky=+8$ 即可，剩余 K 空间的相位编码线（虚线部分）利用对称性原理进行模拟填充即可。

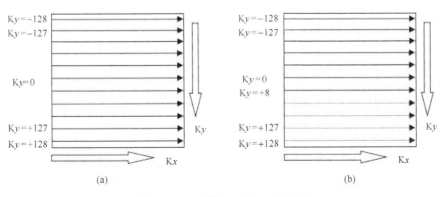

图 3-32　半傅里叶采集技术示意图

半 K 空间技术由于只需要采集填充略多于一半 K 空间的回波信号，采集时间只需要原来的一半多一点，成像速度进一步加快。由于实际采集的回波信号只有原来的一半多一点，理论上图像信噪比有所降低，相当于原来的 70%左右，但实际由于回波链中前面回波信号较好，后面回波信号较弱，而且 K 空间中央区域的数据也是采集的，因此，信噪比降低并不明显。

2. 螺旋桨技术 螺旋桨技术（periodically rotated overlapping parallel lines with enhanced reconstructlon，PROPELLER）是一种螺旋形的 K 空间采集技术。K 空间最常采用的填充方式为循序对称填充，其 K 轨迹为直线形式，它在采集一次回波后填充一行 K 空间，由上往下按顺序逐行填充直至填满，K 空间中心位置只有一次填充，不具有运动校正功能。PROPELLER 技术是在 K 空间放射状填充基础上发展起来的，其填充方式是螺旋桨式的数据填充。采用螺旋桨技术时，脉冲序列在一个 TR 间期采集一个回波链，回波链中的每个回波需要进行频率编码和相位编码，在某个角度上平行地填充于 K 空间，这一种填充信息称为螺旋桨叶片，在下一个 TR 间期采集另一个回波链，这个回波链的频率编码与相位编码方向与前一个回波链相比已经旋转了一定的角度，形成新的螺旋桨叶片，并旋转一定角度填充于 K 空间，重复该过程直至完成 K 空间的填充，如图 3-33 所示。"螺旋桨叶片"的宽度即一次采集的相位数，也称回波链长度（echo train length，ETL）。

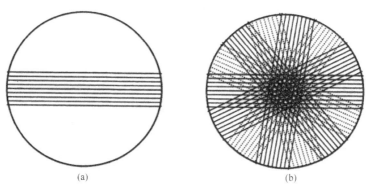

(a)　　　　　　　　　　　　　　(b)

图 3-33　螺旋桨技术 K 空间填充轨迹

PROPELLER 技术的 K 空间填充结合了平行填充与放射状填充，在 K 空间填充时每次采集数据的 "螺旋桨叶片" 的中心点位置是固定的，中心部分的数据（K 空间正中区域内的数据对图像的对比度、权重起决定作用）因重叠式填充，使得其数据量明显多于边缘部分。因此，PROPELLER 技术既保证了 K 空间周边区域在较短的采样时间内具有较高的信号密集度，使图像的空间分辨力较高，又实现了 K 空间中心区域较多的信号重叠，提高了图像的信噪比，减少了运动伪影。

螺旋桨技术推出以来，在临床上已得到广泛的应用，除头部 MRI 外，还成功应用于心脏、腹部及三维成像等，能有效改善运动伪影。

四、磁共振成像方法

在主磁场下，利用射频脉冲与梯度磁场的不同组合，从方法学的角度，磁共振成像方法主要有点成像法、线成像法、面成像法和容积成像法等。

（一）点成像法

点成像法主要包括敏感点法和场聚焦法。在磁共振扫描过程中，每次同时施加三个方向的梯度磁场，选择一个点获取信号，此后通过调整梯度磁场大小，选择不同的点获取信号，最后获取全部的点信号重建图像。由于扫描过程中每次只获取一个点的信号，因此获取重建所需的磁共振信号时间长是其最大的缺点。

（二）线成像法

线成像法是由 CT 断层成像方法发展而来，由于每次仅获取一个投影线的信号，故成像效率较低。线成像法主要包括敏感线成像法、线扫描及多线扫描成像法等。在磁共振成像过程中，施加选层梯度后，同时施加另外两个维度上的梯度磁场组合对某条直线上的质子空间信息标记，并采集整条直线的磁共振信号，然后采集不断调整梯度组合获取的不同角度数据线（即投影）。多线扫描法与 CT 投影重建类似，采集到足够的线投影后再通过反投影算法得出每个体素的信号幅值。

（三）面成像法

面成像法在采集磁共振信号时，通过不同时间段分别施加选层梯度场 G_z、相位编码梯度场 G_y 和频率编码梯度场 G_x 对整个层面内的信号进行空间信息标记，每次都采集整个层面的信号，最后通过傅里叶变换来实现空间位置的解析，因此成像效率明显高于前两种方法。

面成像法利用三个梯度分别实现选层、频率编码与相位编码。相位编码是建立空间位置与相位之间的对应关系：$\theta_y = \omega_y \Delta t = \gamma y G_y \Delta t = \gamma y \tau \Delta G_y$。相位编码可分为两种：一种为固定 G_y，改变 t 来实现相位编码，由 Kumar、Welti 和 Edelstein 等提出修改成形，取其首字母缩写称为 KWE 法，其原始数据空间称为 K 空间，至今仍沿用；另一种为固定 t，通过 G_y 来实现相位编码，由 Hunchison 等发明，故称 Hunchison 法。前者在二维磁共振波谱中常用，磁共振成像一般采用后者。

（四）容积成像法

容积成像法通过每次采集整个成像容积内的信号，对组织进行整个三维体积的数据采集和成像。它是在面成像法的基础上发展起来的三维傅里叶变换法，不使用选层梯度进行层面的选择，而是施加两维的相位编码梯度和一维的频率编码梯度同时采集容积数据，因此效率更高。

五、磁共振图像重建

在 MR 成像中，经 RF 脉冲激发和梯度磁场空间编码后获得复合信号，再由计算机将采集到的复合信号经一系列过程转换成图像矩阵中对应像素数据，这个过程称为图像重建，这是磁共振成像的最后一个步骤，通常由计算机完成。图像重建的方法有很多，从数学的角度，图像重建法可以分为代数法和解析法两大类，而用于磁共振图像重建的主要有投影重建法与傅里叶变换法等，下面主要介绍傅里叶变换法图像重建。

（一）傅里叶变换的性质

设信号 $f(t)$ 为一个随时间变化的信号，其一维傅里叶变换为

$$F(\omega) = \int_{-\infty}^{\infty} f(t)\ \mathrm{e}^{-\mathrm{i}\omega t} \mathrm{d}t \tag{3-53}$$

其逆变换为

$$f(t) = \frac{1}{2\pi} \int_{-\infty}^{\infty} F(\omega)\ \mathrm{e}^{\mathrm{i}\omega t} \mathrm{d}\omega \tag{3-54}$$

如图 3-34 所示，表示三个时域信号的傅里叶变换，将其时域信号所含有的各种频率成分分解出来并用对应系数表示强度。

（二）一维傅里叶变换图像重建

设在 xy 平面磁场矢量 B 以角速度 ω 旋转，接收平面线圈法线方向沿 y 轴，面积为 S，平面线圈内将产生感应电动势 ε。若旋转的磁场是均匀的（当空间距离小于电磁波长 $\lambda = 2\pi c/\omega$ 时可忽略空间变化，1T 时真空中对应电磁波长 $\lambda = 7\mathrm{mm}$），设 $t=0$ 时线圈法线与磁场方向垂直，则 $\varepsilon = BS\omega\cos\omega t$。

由此定律来讨论自旋核一维分布的样品。设体素沿 x 方向，自旋核密度为 $\rho(x)$。施加成 90°RF，

磁化矢量 M_0 旋转倒向 xy 平面后加线性梯度场 G_x 进行编码。设 RF 结束时 $t=0$，磁化矢量 M_{xy} 旋进频率为 $\omega=\omega_0+\Delta\omega=\omega_0+\gamma xG_x$，并按 $M_{xy}=M_0\mathrm{e}^{-T_E/T_2}$ 衰减。在接收线圈中产生的感生电动势就是采集到的信号 $S(t)$，是一个随时间变化的信号称为时域信号，其强度与 ω、B 成正比。

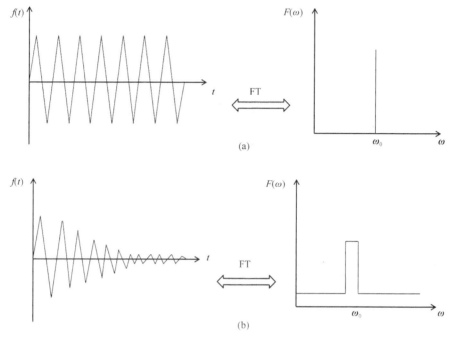

图 3-34　一维傅里叶变换

如果令 $k_x=\gamma GX_t$，其量纲为 $\mathrm{Hz}\cdot\mathrm{cm}^{-1}$，称为空间频率。它表示沿空间某一方向单位距离内波动的周期数，是一个矢量，又称波数，以它为变量把时间 t 隐含到空间频率之中。将采集到的时域信号 $S(t)$ 变为空间频率表示的函数 $S(k_x)$，此函数恰好是自旋核密度的傅里叶变换式。因此，从傅里叶逆变换很容易得到自旋核的密度分布，实现图像重建

$$\rho(X)=\int S(k_x)\ \mathrm{e}^{\mathrm{i}2\pi k_x x}\mathrm{d}k_x \tag{3-55}$$

对于 MRI，每次采集到的是所有体素发出的信号之和，采集一次得到一个 $S(k)$，形成一个数据点存储到 MRI 系统计算机上的一个区域内。对于一维的情况，若有 N_x 个体素需要采集 N_x 次，才能解出每个体素对应的密度分布实现图像重建。采集的 N_x 个信号数据组成一行，形成一个一维的数据空间，按一定顺序存储在用 k 作变量的数据空间，也称为 K 空间。在实际 MRI 设备制造中，直接把接收到的时域信号 $S(k)$ 通过傅里叶变换转为频域函数

$$S(k_x)=\int S(t)\ \mathrm{e}^{-\mathrm{i}2\pi k_x x}\mathrm{d}x \tag{3-56}$$

进行 K 空间填充，然后作傅里叶逆变换实现图像重建。

（三）二维傅里叶变换图像重建

二维傅里叶变换是现代磁共振系统中最常使用的图像重建方法，它通过 z 轴方向的层面选择梯度场 G_z 与选择性射频脉冲结合定义成像层面后，在另两个坐标轴（x、y 轴）方向施加梯度场使信号带有平面位置信息，从而采集的磁共振信号具有空间位置信息，再经傅里叶逆变换实现二维傅里叶图像重建。具体方法是在成像层面选定后，y 方向施加相位编码梯度场 G_y，持续 T_1 时间，使 y 坐标不同的体素得到不同的相位，然后在 x 方向施加频率编码梯度场 G_x，持续 T_2 时间，在频率编码的同时采集信号。对于 $n\times m$ 体素空间，一次相位编码对应一次频率编码，但一次采集信号 m 个，每间隔 τ 时间采集一个信号，填充到 K 空间的一行。相位编码要进行 n 次，得到 $n\times m$ 个 $S(k_x,$

k_y）数据填到 K 空间。

在二维傅里叶变换成像中，系统通过射频激发、信号采集获得一个回波信号，填充 K 空间的一行，而完成整个 K 空间的数据填充，取决于 K 空间有多少行，即对应于 y 方向的相位编码的部数 N_y，于是二维傅里叶变换成像的扫描时间 TA 为

$$TA=TR \times N_y \times NEX \tag{3-57}$$

式中 TR 为重复时间，N_y 为 y 方向的相位编码次数，NEX 为重复测量次数。

（四）三维傅里叶变换成像

三维傅里叶变换成像所采用的脉冲序列（pulse sequence），激励的不是一个层面而是一个大范围的容积或一个层块，容积内的层面分割是通过沿 z 轴方向施加梯度为 G_z 的相位编码梯度磁场来实现的，因此，层面的厚度取决于梯度 G_z、层面数及 z 轴方向相位编码的次数。

在三维傅里叶变换成像中，对应于 z 方向的每一个相位编码，y 方向的相位编码都要进行 N_y 次，而 x 方向的梯度磁场仍在信号读出时进行频率编码，于是三维傅里叶变换成像的扫描时间 TA 为

$$TA=TR \times N_z \times N_y \times NEX \tag{3-58}$$

式中 TR 为重复时间，N_y 为 y 方向的相位编码次数，N_z 为 z 方向的相位编码次数，NEX 位重复测量次数。

> **案例 3-5 解答**
> （1）层面和层厚由层面选择梯度场和脉冲射频频率和带宽决定，相位编码由相位编码梯度场决定，频率编码由频率编码梯度场决定。
> （2）TA=TR$\times N_y \times$NEX=2000$\times$256$\times$2=1024000（ms）
> （3）磁共振肝脏 MRI 扫描一般采用平扫加增强，平扫序列一般采用横轴位 FSE T_2WI 加脂肪抑制序列、3D 扰相 GRE T_1WI 序列、弥散加权序列及同反相位扫描序列，冠状位 FSE T_2WI；增强扫描采用动态增强（3D 扰相 GRE T_1WI 序列）序列。该患者因怀疑肝血管瘤应进行延迟扫描，一般延迟 5~10 分钟。

（王世威　王军娜）

第六节　磁共振脉冲序列及相关技术

一、磁共振脉冲序列概述

> **案例 3-6**
> 患者，男性，因突发言语不利来院就诊，头颅 CT 平扫显示两侧大脑白质区、基底节区、丘脑及脑桥多发性缺血灶伴陈旧性腔隙性脑梗死，建议必要时行 MR 检查。临床诊断：脑梗死。
> **思考：** （1）快速自旋回波的原理是什么？
> （2）如果头颅 MRI 平扫中采用了 FSE T_2WI 序列，其中 TR 为 2000ms，矩阵为 256×256，TE 为 80ms，NEX 为 2，ETL 为 8，请问该序列的扫描时间为多长？
> （3）什么是磁共振加权成像？
> （4）头颅磁共振平扫的常用序列有哪些？什么序列对急性脑梗死的诊断非常重要？

磁共振成像的实质就是一个通过脉冲序列获得所需的回波信号并将其重建为图像的过程。脉冲序列是指一系列 90°与 180°的脉冲，它控制着系统施加射频脉冲、梯度场和数据采集的方式，并由此决定图像信号的加权、图像质量的高低及显示病变的敏感性。目前临床常用的脉冲序列包括自旋

回波（SE）序列、梯度回波（GRE）序列、反转恢复（IR）序列和平面回波成像（EPI）序列等。本节主要阐述脉冲序列的构成和分类及临床常用序列的基本形式和特点。

（一）脉冲序列的概念

磁共振图像的信号强度受很多因素的影响，如各种成像参数及人体组织的质子密度、T_1 值、T_2 值等。如果这些影响因素无序地掺杂在一起，就无法确定图像上组织信号的变化源于何种因素，更无法通过图像上的信号强度变化对正常组织和病变组织进行正确的判断，从而无法对疾病的诊断提供有用的信息，进而无法明确诊断。因此，不同的成像目的，需要通过调整成像参数，使某一个影响因素对组织的信号强度及对比度起主要作用。

在实际应用中，我们经常采用磁共振的脉冲序列对特定的组织结构进行扫描，获取相应的磁共振图像。所谓磁共振的脉冲序列就是把射频脉冲、梯度场和信号采集时刻等相关各参数进行设置及在时序上进行排列。针对不同的成像要求，可以调整脉冲序列中相应的成像参数，从而产生不同的成像效果及图像权重。脉冲序列中可以设置、调整的成像参数主要包括射频脉冲的发射方式、梯度场的引入方式及磁共振信号的读取方式等。射频脉冲的设置、调整主要包括带宽（频率范围）、幅度（强度）、何时施加及持续时间等。梯度场的设置、调整主要包括梯度场施加方向、梯度场场强、何时施加及持续时间等。

（二）脉冲序列的构成

脉冲序列是磁共振成像技术的重要组成部分，构成非常复杂，一般由射频脉冲、梯度磁场和信号采集三部分构成。射频脉冲是指具有一定宽度、一定幅度的电磁波，它是磁共振信号的激励源，在任何脉冲序列中，必须具备至少一个射频脉冲。磁共振梯度磁场系统又包括层面选择梯度场、相位编码梯度场和频率编码梯度场（也称读出梯度场），用以进行空间定位。回波信号是磁共振接收线圈采集的磁共振信号。

脉冲序列也可以说是由射频脉冲、层面选择梯度场、相位编码梯度场、频率编码梯度场和回波信号五部分构成，五部分经过有序的组合构成一个脉冲序列的一个周期，完成一个层面的扫描和信号数据采集需要重复多个周期。脉冲序列构成因素的些许不同，就可能产生不同的成像脉冲序列。

通常脉冲序列的五部分从上往下排列顺序分别是射频脉冲、层面选择梯度场、相位编码梯度场、频率编码梯度场和回波信号，而每一部分的时序从左到右。脉冲序列通常用时序图来表示，它非常直观，采用不同的波形符号来分别描述射频脉冲、梯度磁场和信号采集，以及它们之间的时间对应关系，图 3-35 为自旋回波（SE）序列的时序图。

根据自旋回波脉冲序列的时序图显示，第一行是射频脉冲，一般 SE 脉冲序列由 90°激励脉冲和 180°重聚焦脉冲两种射频脉冲组成。第二行是 SE 序列的层面选择梯度，在 90°激励脉冲和 180°重聚焦脉冲的时候同步施加。第三行是 SE 序列的相位编码梯度，施加在 90°激励脉冲后，180°重聚焦脉冲前面。第四行是 SE 序列的频率编码梯度，必须施加在自旋回波产生的过程中。第五行是 SE 序列产生的磁共振信号，也就是回波信号。从 90°激励脉冲至下一次 90°激励脉冲的时间间隔称为重复时间（repetition time，TR），从 90°激励脉冲至获取回波的时间间隔称为回波时间（echo time，TE），TR 与 TE 是脉冲序列中的两个非常重要的参数。

（三）脉冲序列的分类

磁共振脉冲序列决定了图像的加权、图像的质量与显示病变的敏感性，随着设备硬件和软件的进步，脉冲序列的发展很快，临床应用的范围也在不断扩展，目前应用于临床成像的脉冲序列有很多种。磁共振脉冲序分类方法很多，按检测到的磁共振信号分类是目前最常用的脉冲序列分类方法，其他的分类方法还包括按照脉冲序列的用途及成像速度的快慢等分类。

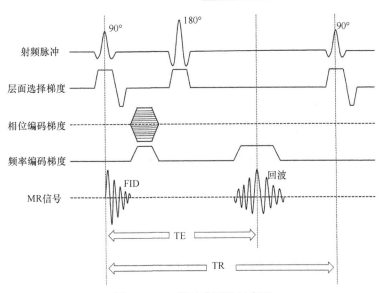

图 3-35　SE 脉冲序列的时序图

根据系统检测到的信号可以将脉冲序列分为四大类：①自由感应衰减（FID）类脉冲序列，如饱和恢复序列与反转恢复序列等；②自旋回波类的激励脉冲序列，如自旋回波序列与快速自旋回波（FSE）序列等；③梯度回波类的激励脉冲序列，如扰相梯度回波序列与稳态自由进动序列等；④混合序列，指采集到的磁共振信号有两种以上的回波，如快速自旋梯度回波序列。而平面回波成像技术 EPI 几乎可以与所有的常规脉冲序列进行组合，并大大提高磁共振成像速度。

二、磁共振基本脉冲序列

（一）自旋回波序列

SE 序列是磁共振成像的最基本序列，常规 SE 序列的时序过程就是在 90°激励脉冲激发后，利用 180°重聚相位（复相位）脉冲，采集回波信号，然后重复以上过程采集多个回波信号。

序列中，90°激励脉冲使处于静磁场中的人体组织质子群经射频脉冲激发后产生磁共振现象，纵向磁化矢量被翻转至横向平面（xy 平面），产生宏观横向磁化矢量，射频脉冲关闭后，随着质子发生弛豫现象并失去相位一致性，横向磁化矢量将开始逐渐衰减，纵向磁化矢量逐渐恢复。造成质子失相位的原因有两个，一个是真正的 T_2 弛豫，另一个为主磁场的不均匀。为了使 MR 图像反映的是真正的 T_2 弛豫对比，必须把主磁场不均匀造成的质子失相位效应剔除，所采用的办法就是利用 180°重聚相位脉冲。

180°复相位脉冲纠正这种质子失相位的前提是主磁场的不均匀必须是恒定的，也就是说甲处的磁场强度略高于乙处，这种差别是保持不变的，这样引起甲处的质子进动频率略高于乙处，这种质子进动频率的差别也是保持不变的。180°复相位脉冲的相位重聚作用，如图 3-36 所示。

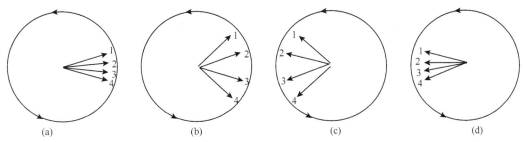

图 3-36　180°复相脉冲的相位重聚作用示意图

1. 自旋回波序列结构 SE 序列基本单元由 1 个 90°激发脉冲、1 个 180°复相位脉冲和一个 MR 信号（自旋回波）组成。由于相位编码的需要，必须进行多次 1 个 90°激发脉冲、1 个 180°复相位脉冲和一个自旋回波的重复。因此，SE 序列是由一连串 90°、180°脉冲构成的，如图 3-37 所示。90°激发脉冲后一定时间给予 180°复相位脉冲，然后产生一个自旋回波，90°激发脉冲中点与回波中点的时间间隔就是回波时间（TE），相邻两个 90°激发脉冲中点的时间间隔就是重复时间。

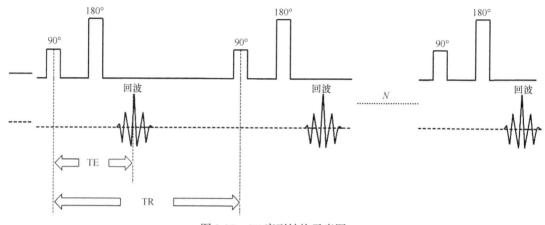

图 3-37　SE 序列结构示意图

2. 自旋回波序列特点 SE 脉冲序列是最基本的磁共振成像序列，在临床上得到广泛应用，它的主要优点是序列结构比较简单，图像具有良好的信噪比与组织对比度，图像质量好，对磁场的不均匀敏感性低，因而磁化率伪影很轻微。但是，SE 序列的 90°脉冲能量较大，纵向弛豫需要的时间较长，需采用较长的 TR（特别是 T_2WI），且一次激发仅采集一个回波，因而序列采集时间长，对于不配合的病人及在体部 MR 成像时容易产生伪影，同时不适合进行动态增强扫描。因此，SE 序列目前多用于获取 T_1WI，是颅脑、骨关节、软组织、脊柱脊髓等部位的常规 T_1WI 序列，而很少应用于 T_2WI 和 PD 序列。

（二）快速自旋回波序列

快速自旋回波序列是在 SE 序列基础上发展的快速成像序列，可提高磁共振成像速度，缩短磁共振成像的扫描时间。

1. 快速自旋回波序列结构 FSE 序列是在一次 90°射频脉冲激发后，以特定的时间间隔连续施加多个 180°复相位脉冲，从而产生多个自旋回波，如图 3-38 所示。由于每个回波对应不同的相位编码，所以采集的信号对应一幅图像。

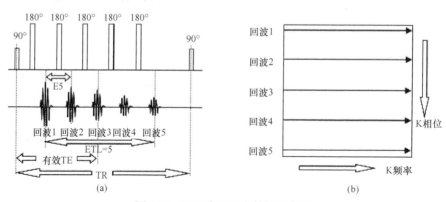

图 3-38　FSE 序列基本结构时序图

在 FSE 序列中，一次 90°激励脉冲后利用多个 180°聚焦脉冲产生多个自旋回波，组成一个回波链，回波链中的自旋回波数目叫作回波链长度，相邻回波中点的时间间隔称为回波间隙（echo space，ES）。如图 3-38（a）所示，在一次 90°射频脉冲后用 5 个 180°复相脉冲产生 5 个自旋回波（即 ETL=5），5 个回波的相位编码不同，填充在 K 空间相位编码方向的不同位置上，实际上 5 个回波的回波时间是不同的，由于填充的 K 空间中央的回波决定图像的对比，因此如果把第三个回波填充在 K 空间中央，如图 3-38 所示，则有效 TE 为 90°脉冲中点到第三个回波中点的时间间隔。

在其他成像参数不变的情况下，ETL 越长，90°脉冲所需要的重复次数越少（即 TR 次数越少），采集时间将成比例缩短，如果 ETL=n，则该 FSE 序列的采集时间为相应 SE 序列的 $1/n$，所以 ETL 也称为加速因子。因此，FSE 的扫描时间可用公式计算

$$TA = TR \times N_y \div ETL \times NEX \qquad (3-59)$$

式中 TA 为扫描时间，TR 为重复时间，N_y 为相位编码次数，NEX 为激励次数，ETL 为回波链数。举例说明：设 TR=2000ms，扫描矩阵 256×256，NEX=2，（即需要 512 次 TR），则利用 SE 序列成像的采集时间 TA=2s×256×2=1024s；如果保持上述成像参数不变，利用 ETL=8 的 FSE 序列来成像，则 TR 的次数为 512/8，即 64 次，则采集时间 TA=2s×（256/8）×2=128s，仅为相应 SE 序列 TA 的 1/8。

2. 快速自旋回波序列特点 在临床上 FSE 序列应用广泛，它的图像与 SE 序列图像非常接近，但因为回波链的因素，FSE 序列与 SE 序列相比具有以下特点。

（1）成像速度快：与相应 SE 序列相比，FSE 序列的采集时间随 ETL 的延长而成比例缩短，即 FSE 序列的 TA 为相应 SE 序列 TA 的 1/ETL。不过在实际上，为了提高图像质量并增加扫描层数，FSE T_2WI 序列的 TR 往往比 SE 序列要长，因此，TA 的缩短并不像理论上那么明显。

（2）有效 TE：在 FSE 序列中一次 90°脉冲激发后产生多个自旋回波信号，因此，FSE 序列有多个 TE，且每个回波信号的 TE 不同。在磁共振图像重建中，通过相位编码的调整，一般选择代表图像权重和对比的回波填充在 K 空间中心，而把 90°脉冲中点到填充 K 空间中心的回波中点的时间间隔定义为有效 TE（effective TE），如图 3-39（a）所示。为了得到 T_1WI 或 PDWI 图像，就要剔除组织的 T_2 弛豫对图像对比的影响，把第一个回波填充在 K 空间中心（即选择很短有效 TE）。而要得到权重合适的 T_2WI，在回波链中选择一个合适的回波信号填充在 K 空间中心（选择合适长的有效 TE），如果回波链中的最后一个回波填充在 K 空间中心（选择很长的有效 TE），将得到权重很重的 T_2WI。与 SE 序列相比，FSE 序列的 T_2 对比将有不同程度降低，ETL 越长，T_2 权重越低。

（3）FSE 序列 ETL 与回波信号的衰减：在 FSE 序列中一次 90°脉冲激发后产生多个自旋回波信号，如果不考虑相位编码梯度场对组织信号的影响，则回波链中第一个回波信号最强，后面的回波信号强度逐渐减弱，最后一个回波信号最弱，如图 3-39（b）所示。ETL 越长，填充 K 空间的回波信号强度差别越大，图像质量越差。因此，FSE 序列为了获得良好的图像质量，在能够接受采集时间的前提下尽可能地缩短 ETL 与回波间隙。

（4）脂肪组织信号强度增高：与 SE T_2WI 相比，FSE T_2WI 的脂肪组织的信号强度较高。这是因为：①脂肪组织内的质子之间存在着 J-耦连，FSE 序列连续的 180°脉冲可打断 J-耦连，使脂肪组织的质子失相位减慢，延长脂肪组织的 T_2 值，从而增加脂肪组织的信号强度；②180°脉冲引起的磁化转移效应也是增加脂肪组织信号强度的一个原因。FSE 序列中，ETL 越长，ES 越小，脂肪组织信号强度的增加将越明显。

（5）脉冲能量沉积增加：FSE 序列在 90°脉冲激发后利用连续的 180°复相位脉冲激发产生多个回波信号。180°射频脉冲能量很大，将造成射频能量在人体组织中的快速积聚，也就是特殊吸收率（specific absorption ratio，SAR）将明显升高，从而引起体温升高甚至灼伤等，这在高场强的 MRI 设备中将表现得更为突出。ETL 越长，ES 越小，SAR 值增加的越明显。

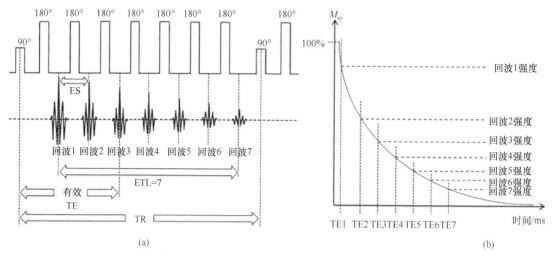

图 3-39 FSE 序列 ETL 与回波信号的衰减示意图

（三）反转恢复序列

反转恢复序列是一种常用的磁共振成像脉冲序列，是 SE 序列的延伸，可获得 T_1WI 和质子密度加权图像，能够测量组织的 T_1 值。

1. 反转恢复序列结构 反转恢复序列在时序图上可以理解为 SE 序列前施加一个 180°反转预脉冲，因此，其基本形式是由一个 180°反转脉冲、一个 90°激励脉冲与一个 180°复相脉冲组成，如图 3-40 所示。

反转恢复序列的反转脉冲是一个 180°脉冲，该脉冲使原来和静磁场方向完全一致的自旋质子的磁化矢量 M_0 反转到和主磁场完全相反的方向，然后磁化矢量沿 z 轴逐渐恢复，此时再发射一个 90°射频脉冲，使磁化矢量偏转到 xy 平面，90°脉冲后就和 SE 序列一样在 TE/2 施加一个 180°复相脉冲，采集一个自旋回波信号。

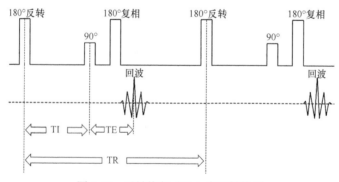

图 3-40 反转恢复（IR）序列结构图

如图 3-40 所示，180°反转脉冲中点到 90°脉冲中点的时间间隔称为反转时间（inversion time，TI）。与 SE 序列一样，90°脉冲中点到回波中点的时间间隔称为 TE，相邻的两个 180°反转预脉冲中点的时间间隔称为 TR。

IR 序列中，TI 是图像对比的主要决定因素，尤其是 T_1 对比的决定因素。TI 的作用类似于 SE 序列中的 TR，而 IR 序列中的 TR 对 T_1 加权程度的作用相对要小。但 TR 必须足够长，才能容许在下一个脉冲序列重复之前，使各组织的纵向磁化矢量都能基本回到平衡状态。

2. 反转恢复序列特点 IR 序列选择很短的 TE，可以形成重 T_1WI，在成像过程中基本去除 T_2 的作用，因此，IR 序列有以下特点：

（1）T_1 对比好：IR 序列一般作为 T_1WI 序列，组织的 T_1 对比效果较好，且信噪比较高。临床上主要用于增加脑灰白质之间的 T_1 对比，精细地显示解剖结构，如脑的灰白质，能用于儿童髓鞘发育的研究。

（2）扫描时间较长：由于 IR 序列与 SE 序列相比，多了一个 TI，并且 TR 较长，因而扫描时间较长，一般传统的 IR 序列临床应用较少。

（3）选择性地抑制：IR 序列可以选择性地抑制某一特定 T_1 的组织信号。在 IR 序列中选择特定的 TI 值，使某种组织在 180° 的反转脉冲激发后，在纵向弛豫的过程中，纵向磁化矢量恰好为零时给予 90° 射频脉冲激发，使该组织由于没有纵向磁化矢量所以也没有横向磁化矢量而不产生磁共振信号，从而选择性地抑制该组织，如脂肪和水的抑制。

3. 常用反转恢复序列　反转恢复序列成像时可获得 T_1 加权成像（T_1-weighed imaging，T_1WI）和质子密度加权成像（proton density weighed imaging，PDWI），目前临床上常用反转恢复序列主要有短 TI 反转恢复（short TI inversion recovery，STIR）序列与 T_1 的液体衰减反转恢复（fliud attenuated inversion recovery，FLAIR）序列。

（1）STIR 序列：STIR 序列是反转恢复序列的一种特殊情况，用该序列可以选择性地抑制脂肪组织的信号。该序列的 TI 时间很短，能使某种组织磁化矢量在 TI 时刻为零，没有横向磁化矢量，因此无信号产生，图像上该组织呈黑色。当 STIR 序列的 TI 值约等于脂肪组织的 69%，可以用来抑制脂肪组织的信号。如图 3-41（a）所示，当脂肪的磁化矢量为零时，即 TI 等于 0.69 倍的脂肪 T_1 时，加 90°RF 脉冲，此时脂肪组织没有信号产生。由于组织的 T_1 值随磁场的变化而变化，在不同场强下，组织的 T_1 值不同，因此不同设备要选用不同的 TI 值来抑制脂肪。在 1.5T 的静磁场下，一般 TI 选择 140~170ms，而在 3T 的静磁场中，TI 一般选择 200~240ms，相对于其他组织而言，这个 TI 时间较短，TR 一般要大于 2000ms。

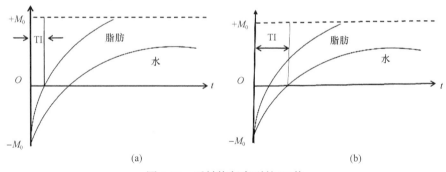

图 3-41　反转恢复序列的 TI 值
（a）STIR 序列中的 TI 值；（b）FLAIR 序列中的 TI 值

STIR 序列是短 TI 的 IR 脉冲序列类型，主要用于抑制脂肪信号，包括抑制骨髓、眶前窝、腹部等部位的脂肪信号，更好地显示被脂肪信号覆盖的病变，同时可以鉴别脂肪与非脂肪的结构。另外，由于脂肪不产生信号，该序列也能降低运动伪影。对人体中受到呼吸和心跳影响较大的器官，如腹部、胸部等病变的显示，可用 STIR 序列，采用更短的 TR 和 TI 以减少移动的伪影。

（2）FLAIR 序列：FLAIR 序列是一种以 IR 序列为基础的水抑制反转恢复序列，该序列选用长 TI 和长 TE，使 TI 较长的游离水达到选择性抑制，如图 3-41（b）所示，产生自由水信号为零的 T_2WI。

在 1.5T 的静磁场下，FLAIR 序列中的 TI 大约为 2200ms，而 TR 时间长，需要大于 TI 的 3~4 倍以上，ETL、TE 等与 FSE T_2WI 类似，因此，该序列的扫描时间较长。

FLAIR 序列主要应用于神经系统的成像，能够抑制组织结构中的脑脊液，当脑脊液信号为零时，异常组织特别是含水组织周围的病变信号在图像中就会变得很突出，因此与常规序列相比，

FLAIR 序列增加了病灶与周围组织的对比度，从而提高了病变的识别能力。目前 FLAIR 序列常用于脑的多发性硬化、脑梗死、脑肿瘤等疾病的鉴别诊断，尤其是当这些病变与富含脑脊液的结构邻近时。与常规序列相比，FLAIR 序列增加了病灶与周围组织的对比度。

（四）梯度回波序列

梯度回波（GRE）脉冲序列指在小角度（小于 90°）激发脉冲后施加复相位反转梯度磁场而产生的回波信号。梯度回波由于扫描速度快且能提供较好的图像信噪比，目前临床应用广泛。

1. 梯度回波序列结构及时序特征

（1）梯度回波序列结构：梯度回波序列又叫场回波序列。梯度回波序列和自旋回波序列都是利用回波来成像的技术，主要区别在于两者产生回波信号的激励方式不同。与 SE 序列相比，GRE 序列可以明显缩短扫描时间，这是因为：①所有 SE 序列都是以一个 90°的激励脉冲开始，而 GRE 序列总以小于 90°的 RF 脉冲开始小角度激励；②GRE 序列使用反转梯度磁场代替 180°复相位激发脉冲使质子发生相位重聚，速度远较后者快。

常规 GRE 序列的结构图如图 3-42 所示，当小角度 RF 激发脉冲一结束，除了施加选层梯度与相位编码梯度磁场外，在读出（频率编码）方向上施加一个先负后正的梯度磁场（反转梯度磁场），负的梯度磁场是离相梯度场，正的梯度磁场是聚相梯度场。该梯度反转磁场与主磁场 B_0 叠加后将造成频率编码方向上的磁场强度出现从大到小，又从小到大的变化过程。相应地，磁场中质子群的进动频率在离相梯度场的作用下出现差异，加快质子群的失相位，组织的宏观横向磁化矢量很快衰减为零，接着在聚相梯度场的作用下，原来进动频率快的质子失相位将逐渐得到恢复，因离相位梯度场引起质子失相位得到纠正，组织的宏观横向磁化矢量逐渐恢复到信号幅度的峰值，随着组织中的宏观横向磁化矢量的变化，将产生一个利用梯度磁场切换而获得的回波信号，这就是梯度回波序列。

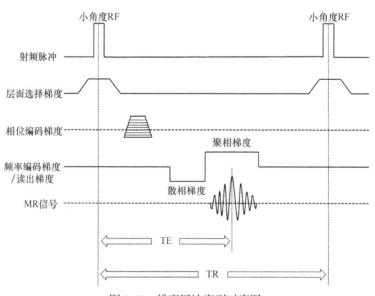

图 3-42　梯度回波序列时序图

（2）梯度回波信号的权重：在 GRE 序列中，使用不同的 TE、TR 和 RF 脉冲翻转角，能使 GRE 信号的强度发生变化，直接改变 MR 图像的对比度，可以分别获得 T_1WI、T_2^*WI 和 PDWI 的图像，达到图像加权的目的。GRE 序列的翻转角与 TR 决定 T_1 的加权程度，TE 决定 T_2^* 的加权程度。GRE 序列中长 TE 将突出质子在横向磁化衰减程度上的差异，而信号几乎不受 T_2 的影响，用 GRE 序列只能获得 T_2^*加权图像（T_2^*WI）。因此，大翻转角、短 TR、短 TE 将获得 T_1WI，小翻转角、长 TR、长 TE 将获得 T_2^*WI，小翻转角、长 TR、短 TE 将获得 PDWI。但在确定 TE 和 TR 的情况下，GRE

信号由著名的厄恩斯特翻转角决定。翻转角可在 10°~80°选取。翻转角越小，TR 就可以越短，有效信号就减弱，造成图像的 SNR 会更低，图像质量下降。

（3）剩余横向磁化矢量：在 GRE 序列中，施加 RF 脉冲后，选层梯度方向就马上出现相位差，紧接着负相梯度脉冲又很快将其平衡为零。在读出方向，反向梯度（相位离散梯度）的出现是该方向出现反向相位差，但是，随着梯度脉冲的反转，该相位差又朝正向变化，当其过零点时便发出可供利用的回波。此后，正相位继续加大，直到读出梯度结束。此时,组织中都剩余横向磁化矢量(M_{xy})。

在 SE 序列中每一个 TR 周期中，由于满足 TR 远远大于 T_2 的条件，下一个 RF 脉冲到来时 M_{xy} 已经基本恢复，因此，该 M_{xy} 对继之而来的 SE 信号没有贡献。但是在 GRE 序列每一个 TR 周期中，均没有足够的时间使组织完成 T_2 衰减，当连续使用小角度 RF 脉冲进行激发，几个 RF 脉冲后，每个小角度 RF 脉冲激发前，组织中都残留有横向磁化矢量(M_{xy})，除非 TR 远远大于组织的 T_2 值时。实际上，GRE 序列的 TR 远远小于 T_2，会产生剩余 M_{xy}，造成伪影。因此，处理好 GRE 序列的剩余 M_{xy} 非常重要。目前，在 GRE 序列中采用两种方法处理剩余 M_{xy}，第一类是采用扰相技术，第二类采用相位重聚技术。

扰相技术指在信号读出后至下一个小角度 RF 脉冲来之前一段时间内从三个梯度方向同时加入扰相梯度，将三个方向均出现同方向的相位发散。这样下个 RF 脉冲出现时就不会有相干信号存在。实施扰相的 GRE 序列可以在较短的 TR 下获得更大权重的 T_1 像。

相位重聚技术不仅不消除剩余横向磁化，还要设法将其保留至下一周期，让其对回波信号有益。一般在信号读取结束后,施加适当的反向的相位重聚梯度脉冲,使所有方向的相位均相干,促使"零相位"的出现。

2. 梯度回波序列特点

（1）小角度射频脉冲：GRE 序列一般采用小于 90°RF 对成像组织进行激发，通常在 10°~90°，小角度激发脉冲的能量较小，SAR 值较低，产生宏观横向磁化矢量的效率高，而且采用小角度 RF 激发成像速度更快。

（2）GRE 序列成像速度快：与 SE 序列相比，GRE 序列成像更快。GRE 序列采用小角度激发脉冲，并且仅需要利用梯度场的切换来采集信号读出回波，所以扫描时间短，成像速度快，而 SE 序列采集回波，需要利用 180°复相位脉冲来去除主磁场不均匀造成的质子失相位，90°脉冲与 180°复相位脉冲之间需要一定的时间，180°脉冲施加后又需要一定的时间间隔，因此，采集一个完整的 SE 信号所需的时间较长，一般 10~15ms，但目前 GRE 序列中采集一个完整的 GRE 信号所需的时间很短，现在 1.5T 磁共振仪，最短 TE 为 1~2ms。同时 GRE 序列可选用较短的 TR，从而明显缩短总的扫描时间。

（3）GRE 序列中的 T_2^* 效应：在 SE 序列中，当 90°射频脉冲激发停止后，组织的宏观横向磁化矢量逐渐衰减，而衰减主要由组织的 T_2 弛豫及主磁场的不均匀造成的质子失相位引起，180°脉冲可以剔除主磁场不均匀性造成的质子失相位从而获得真正的 T_2 弛豫信息。在 GRE 序列中翻转梯度的加入使读出梯度方向的磁场均匀性遭到暂时性破坏，从而导致横向弛豫时间加快，但 GRE 序列中没有 180°聚焦脉冲，不能抵消主磁场不均匀造成的质子失相位，因此，GRE 序列获得的是 T_2^* 弛豫信息，而不是 T_2 弛豫信息。

（4）GRE 序列的信噪比低：在 GRE 序列中 RF 关闭后宏观横向磁化矢量的衰减（即 T_2^* 弛豫）很快，又是利用梯度场切换产生回波，因而不能剔除主磁场不均匀造成的质子失相位，在相同的 TE 下，GRE 序列得到的回波幅度将明显低于 SE 序列。另外，GRE 序列用小角度激发，RF 激发所产生的横向磁化矢量本来就比 SE 序列中的小，因此，GRE 序列图像的固有信噪比低于 SE 序列。

（5）GRE 序列中血流常呈高信号：在 SE 序列中，回波的产生利用层面选择的 180°脉冲激发，这样只要在 90°脉冲和 180°脉冲之间（TE/2）受 90°脉冲激发过的血流离开了扫描层面，则不能接收到 180°脉冲而产生的回波，因而产生了流空效应。但在 GRE 序列中的回波是利用梯度场的切换产生的，而梯度场的切换是不用进行层面选择的，因此，受小角度激发产生宏观横向磁化矢量的血流，尽管离开了扫描层面，但只要不超出有效梯度场的切换而产生回波，因而不表现为流空而呈现相对高的信号强度。

（6）GRE 序列对磁场的不均匀性特别敏感：在 GRE 序列中，回波产生依靠梯度场的切换，不能抵消主磁场不均匀性造成的质子失相位，所以对磁场的不均匀性比较敏感，容易产生磁化率伪影，特别在气体与组织或液体的交界面。

（五）平面回波序列

平面回波成像（EPI）技术是目前临床应用中最快的 MR 成像技术之一，它可以在极短时间内完成图像的采集。这项技术在 1977 年由 Mansfeild 首次提出的，但由于该技术需依赖于高性能的梯度线圈，在很长一段时间内由于技术的限制而无法得到很好的应用。

1. 平面回波脉冲序列结构及 K 空间填充 平面回波成像技术的实质是一种数据读出技术，在一次或多次射频脉冲激发后，利用读出梯度场的连续正反向切换，每次切换产生一个回波信号，因而会产生多个回波信号，如图 3-43 所示。

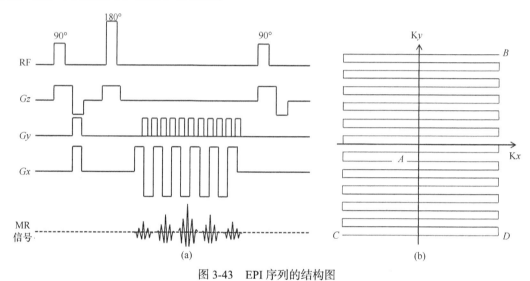

图 3-43　EPI 序列的结构图

（1）EPI 的射频脉冲：EPI 的实质就是改进的 FID、IR、SE 与 GRE 等脉冲序列的读取方式，因此，射频脉冲激励后初始横向矢量获取的方法，决定了 EPI 的种类，如用梯度回波射频脉冲激励的 EPI 就是 GRE-EPI。

（2）EPI 的 K 空间填充：EPI 回波是由读出梯度场的正反向连续切换产生的，各个回波填充于 K 空间的不同相位编码上，而且其采集了正反向的梯度回波，因此，产生的信号在 K 空间内的填充是一个迂回轨迹，这与其他基本脉冲序列的回波在 K 空间的填充方式完全不一样。这种 K 空间迂回填充轨迹需要相位编码梯度与读出梯度场相互配合方能实现，相位编码梯度场在每个回波采集结束后施加，其持续时间的中点正好与读出梯度场切换过零点时重叠。但不同的相位编码梯度对应不同的 K 空间填充顺序。

2. 平面回波序列的分类 EPI 序列的分类主要有两种：一种是按照一幅图像需要进行射频脉冲激发的次数进行分类；另一种是根据其准备脉冲进行分类。

（1）按激发次数分类：EPI 本身只能算是一种 MR 信号的采集方式，EPI 技术需要结合一定的准备脉冲才能成像，按一幅图像需要进行射频脉冲激发的次数，EPI 序列可分为多次激发 EPI 和单次激发 EPI。①多次激发 EPI（multishot EPI，MS-EPI）是指一次射频脉冲激发后利用读出梯度场连续切换采集多个梯度回波，填充 K 空间的多条相位编码线，需要多次射频脉冲激发和相应次数的 EPI 采集及数据迂回填充，才能完成整个 K 空间的填充，MS-EPI 所需要的激发次数，取决于 K

空间相位编码步级和回波链长度（ETL）。如 K 空间相位编码步级为 128，ETL 为 16，则需要进行 8 次激发。MS-EPI 与 FSE 颇为相似，不同之处在于：FSE 的 K 空间是单向填充，而 MS-EPI 的 K 空间需要迂回填充；FSE 序列是利用 180°聚相脉冲采集自旋回波链，而 MS-EPI 是利用读出梯度场的连续切换采集梯度回波链；由于梯度场连续切换比连续的 180°脉冲所需的时间短得多，因此，MS-EPI 回波链采集要比 ETL 相同的 FSE 序列快数倍到十几倍。多次激发 SE-EPI 一般用于腹部屏气 T_2WI；②单次激发 EPI（single shot EPI，SS-EPI）是指一次射频脉冲激发后连续采集的梯度回波，即在一个射频脉冲后采集所有的成像数据，用于重建一个平面的 MR 图像，这种序列称为单次激发 EPI（SS-EPI）。SS-EPI 序列是目前采集速度最快的 MR 成像序列，单层图像的采集时间可短于 100ms。SS-EPI 存在信号强度低、空间分辨力差、视野受限及磁敏感伪影明显等缺点。

（2）按照 EPI 序列组合的基本脉冲序列分类：EPI 可与一些基本脉冲序列进行组合，产生各种加权图像，而图像加权方式、权重和用途都与其组合的基本脉冲密切相关。根据组合的基本脉冲的不同，EPI 序列可以分为以下几种：①梯度回波 EPI 序列是最基本的 EPI 序列，结构也最简单，是在 90°脉冲后利用 EPI 采集技术采集梯度回波链。GRE-EPI 序列一般采用 SS-EPI 方法采集信号。主要用于 MR 对比剂首次通过灌注加权成像和基于血氧饱和水平依赖（blood oxygenation level dependent，BOLD）效应的脑功能成像。②自旋回波 EPI 序列是 EPI 与自旋回波序列结合。如果 EPI 采集前准备脉冲为一个 90°脉冲后跟随一个 180°脉冲，即自旋回波方式，则该序列被称为 SE-EPI 序列。180°脉冲将产生一个标准的自旋回波，而 EPI 方法将采集一个梯度回波链，一般把自旋回波填充在 K 空间中心，而把 EPI 回波链填充在 K 空间其他区域，由于与图像对比关系最密切的 K 空间中心填充的是自旋回波信号，因此，认为该序列得到的图像能反映组织的 T_2 弛豫特性，获得的是含有 SE 的 T_2WI 效应的图像。一般被用作 T_2WI 或水分子加权成像序列。③反转恢复 EPI（invertion recovery EPI，IR-EPI）序列是指 EPI 采集前施加的是 180°反转恢复预脉冲。EPI 与 IR 序列脉冲结合，形成 IR-EPI，可产生典型的 T_1WI。利用 180°反转恢复脉冲增加 T_1 对比，选择适当的 TI 时，还可以获得脂肪抑制或液体抑制图像。IR-EPI 的临床应用较少，常用作超快速 T_1WI，如心肌灌注加权成像及腹部脏器的灌注加权成像。

三、磁共振加权图像

在磁共振成像中，组织的某项特性，如质子密度、T_1 弛豫与 T_2 弛豫等，都会对 MR 信号产生影响，改变射频脉冲序列中 TE 与 TR 等参数能够重点突出其中的一个或两个特性，减少其他特性的影响，这就是 MRI 加权成像，得到的相应的磁共振图像就是磁共振加权图像。主要由组织 T_1 差别、T_2 差别及质子密度差别决定的磁共振图像，分别称为 T_1 加权成像（T_1WI）、T_2 加权成像（T_2-weighted imaging，T_2WI）及质子密度加权成像（PDWI）。下面以 SE 序列为例进行阐述。

在 SE 序列中，磁共振图像的 T_1 成分（组织的纵向弛豫特性）主要由重复时间 TR 决定，T_2 成分（组织的横向弛豫特性）主要由回波时间 TE 决定。也就是说图像如果选用的 TR 很长（TR 远远大于 T_1），在下一个 90°脉冲激发前各种组织的纵向弛豫已经完成，则图像的对比几乎不受组织纵向弛豫的影响，即选用很长的 TR 可以基本剔除组织的 T_1 值对图像对比的影响。如果选用的 TE 很短（TE 远远小于 T_2），每一次 90°脉冲产生的宏观横向磁化矢量还没来得及发生横向弛豫就已经采集信号，则图像的对比几乎不受组织横向弛豫的影响，即选用很短的 TE 可以基本剔除组织的 T_2 值对图像对比的影响。

SE 序列可以进行 T_1 加权成像、T_2 加权成像及质子密度加权成像。通过调整 SE 序列的 TR 和 TE，可以决定在 MR 图像中所含有的 T_1 和 T_2 成分，获得不同的加权图像。

（一）T_1 加权成像

1. T_1 加权成像原理 在 SE 序列中如果我们选用一个很短的 TE 基本剔除了组织 T_2 成分对图像对比的影响，但图像加权的目的是得到 T_1 对比度的图像，合适的短 TR 才能满足临床的需要。在每一次 90°脉冲激发前不同的组织由于纵向弛豫的快慢不同，已经恢复的宏观纵向磁化矢量就不同，90°脉冲后产生的宏观横向磁化矢量就不同，选择一个合适的短 TR，这时很快利用 180°脉冲产生回波，采集的 MR 信号主要反映组织纵向弛豫的差别（即 T_1 值不同），所以是 T_1WI，如图 3-44 所示。

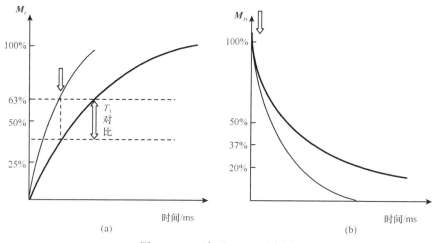

图 3-44　SE 序列 T_1WI 示意图

2. T_1 加权图像特点　在 T_1 加权图像中，T_1 时间长的组织，纵向弛豫时间长，在图像上表现为低信号。例如脑脊液的 T_1 长，脂肪的 T_1 短，脑白质比脑灰质的 T_1 短，因此在 T_1 加权图像中脑脊液信号很低，脂肪的信号很高，脑白质的信号比脑灰质高。

在 SE 序列 T_1WI 中，根据临床需要选用不同的 TR 从而获得不同的 T_1 权重图像，TR 一般为 200~600ms，在一定的范围内 TR 越短 T_1 权重越重。而 TE 应该选用最短，一般为 8~20ms。

（二）T_2 加权成像

1. T_2 加权成像原理　在 SE 序列中，如果选用很长的 TR，那么每一次 90°射频脉冲激发前各种组织的纵向磁化矢量都已经回到平衡状态，就可以基本剔除组织的纵向弛豫成分对图像对比的影响。而 90°射频脉冲激发后，各组织的宏观横向磁化矢量将由于 T_2 弛豫而发生衰减，由于各组织的 T_2 弛豫快慢不一，各组织残留的宏观横向磁化矢量就会存在差别，选择合适的 TE 时间，利用 180°复相脉冲产生一个自旋回波，这样采集的 MR 信号主要反映各种组织残留宏观横向磁化矢量的差别，也即 T_2 弛豫差别，得到的图像就是 T_2WI，如图 3-45 所示。

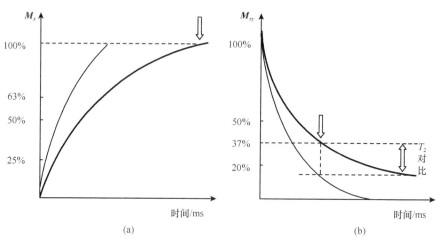

图 3-45　SE 序列 T_2WI 示意图

SE T_2WI 序列选择较长的 TR 时间，以尽量消除组织纵向弛豫成分对图像对比的污染，但增加了 MR 信号的采集时间，因此，TR 时间与扫描时间要平衡，TR 时间不宜过长，在场强为 1.5 T 磁共振成像仪一般 TR 选择 2000~2500ms。

2. T_2 加权图像特点　在 T_2 加权图像中，长 TR 使纵向弛豫恢复得非常充分，剔除了 T_1 对信号的影响。选择不同的 TE 则可得到不同的权重的 T_2WI，TE 一般为 50~150ms，而长 TE 使 T_2 对比度很好。T_2 时间长的组织在 T_2 加权图像上表现为高信号，反之表现为低信号。例如脑脊液的 T_2 长，脂肪的 T_2 短，脑白质比脑灰质的 T_2 短但相差不大，因此，在 T_2 加权图像中脑脊液信号很高，脂肪的信号很低，脑白质的信号比脑灰质稍低。

但 T_2 加权序列的 TE 必须选择合适的大小，不能太长，否则大多数组织横向磁化矢量都得到充分衰减，信号趋近于零，只剩下长 T_2 的组织信号。选择合适的 TE 能使组织对比度达到最佳，临床上 SE 序列的 T_2 加权图像常用来对病变组织进行定性分析。

（三）质子密度加权成像

1. 质子密度加权成像的原理　在 SE 序列中，如果选择很长的 TR 基本剔除了组织纵向弛豫对图像对比的影响，这样每次 90°脉冲前不同组织间的宏观纵向磁化矢量差别即为质子密度差别，90°脉冲后把这种宏观纵向磁化矢量的差别变成宏观横向磁化矢量的差别，这时利用 180°复相位脉冲马上产生一个自旋回波（选择很短的 TE），基本剔除组织横向弛豫对图像对比的影响。这样得到的每一个 MR 信号的对比实际上来自各组织的质子密度差异，因此采用长 TR、短 TE 得到的是质子密度加权成像。利用 SE 序列进行质子密度加权成像，TR 应该与 T_2WI 的 TR 相似，而 TE 应该与 T_1WI 的 TE 相似。

2. 质子密度加权图像的特点　在质子密度加权图像中图像的对比度主要由自旋核密度 ρ 决定。TR 应选择足够长（远远长于 T_1 时间），抑制 T_1 加权；TE 足够短（远远短于 T_2 时间），抑制 T_2 加权。

案例 3-6 解答

（1）快速自旋回波是以 90°开始，后应用一系列 180°脉冲产生多个回波，每个回波具有不同的相位编码，并且每次激发得到的数条傅里叶线被送到同一个 K 空间以重建出同一副图像，因此，FSE 序列可以使扫描速度成倍提高。

（2）TA=TR × N_y ÷ ETL × NEX=2000 × 256 ÷ 8 × 2=128000（ms）

（3）所谓"加权"就是重点突出某方面的特性。在成像过程中，通过成像参数的调整，使图像主要反映组织某方面的特性，而尽量抑制组织其他方面的特性对磁共振信号的影响，这就是"加权"，这样获取的图像叫作加权像。T_1 加权成像是指重点突出纵向弛豫差别，而尽量减少横向弛豫等对图像的影响。T_2 加权成像重点突出组织横向弛豫的差别。质子密度加权成像主要反应组织质子含量的差别。

（4）头颅磁共振平扫的常用序列有横轴位 T_2WI、T_1WI、弥散加权成像（DWI），矢状位 T_1WI。DWI 序列对急性脑梗死的诊断非常重要，在 DWI 图像上急性脑梗死表现为明显的高信号。

四、磁共振组织抑制技术

案例 3-7

患者，老年女性，因 1 个月前搬物品后出现腰部疼痛来院就诊，X 射线平片示多个胸腰椎压缩性骨折，以腰 2 椎体明显，建议 MRI 检查。临床诊断：骨质疏松伴病理性骨折。

思考：（1）常用的磁共振脂肪抑制技术有哪些？STIR 序列抑制脂肪的原理及主要参数是什么？

（2）腰椎磁共振平扫的常用序列有哪些？

（3）外伤的患者需扫描哪些序列？

磁共振成像可以通过不同序列或调整序列参数实现组织对比度的逆转图像,从而有选择性地将某种组织的信号抑制掉,即在图像上该组织体现为低信号,这就是磁共振组织抑制技术。目前,磁共振组织抑制技术在临床上得到了广泛的应用,主要包括脂肪抑制技术、水抑制成像技术及磁化传递(magnetization transfer,MT)技术等。

(一)脂肪抑制技术

脂肪抑制技术在磁共振成像中是非常重要的技术,指采用特殊的磁共振成像技术抑制组织中的脂肪信号,使其在磁共振图像上呈现低信号。临床上使用的基本磁共振脂肪抑制技术主要有短 TI 反转恢复(STIR)序列、化学位移选择性预饱和法(chemical shift selective presaturation,ChemSat)、Dixon 法等。

脂肪组织 T_1 时间短,T_2 时间长,在 T_1WI 图像上呈现高信号,在 T_2WI 图像上也呈现较高信号。在某些情况下,脂肪组织的这些特征可能会降低组织间的信号对比,影响病变的检出。临床上需要使用脂肪抑制技术的情况主要表现在:①脂肪组织降低了感兴趣区组织的信号对比:由于脂肪组织在 T_1 加权和 T_2 加权序列中信号均很高,降低了感兴趣区组织组织间的信号对比,例如骨髓富含脂肪组织,T_2WI 上呈现高信号,可能掩盖骨髓腔中的病变的检出;在膝关节 MRI 中,T_2 加权像很难区分撕裂的半月板及其邻近组织等;②脂肪组织的高信号降低了对比增强的效果:在使用顺磁性对比剂时,被增强组织或病变组织的弛豫时间与脂肪的弛豫时间接近,两者在 T_1WI 上都呈现高信号,缺乏对比,脂肪组织可能掩盖病变组织;③脂肪组织引起的伪影影像图像质量:呼吸运动时胸腹壁脂肪信号在相位编码方向上出现运动伪影,在水脂界面出现化学位移伪影,都会降低图像质量、影响诊断。

1. 短时反转恢复序列 是目前临床上最常用的脂肪抑制成像技术之一,STIR 其实是 IR 序列,是基于脂肪组织短 T_1 特性的脂肪抑制技术。选择较短的 TI,即脂肪组织的 $0.69T_1$ 来设置 TI,可以很好地抑制脂肪组织的信号,如图 3-46 所示。由于在不同的场强下,脂肪组织的 T_1 值也不同,一般在 1.5T 的场强中,脂肪组织的 T_1 为 200~250ms,则 TI 选择 150~170ms。STIR 技术对磁共振设备场强的高低及均匀性的要求都比较低,即不同档次的设备都能较好地应用 STIR 技术抑制脂肪组织。但 STIR 技术也有不足,它对信号抑制的选择性较低,且扫描时间较长,一般不能应用于增强扫描。

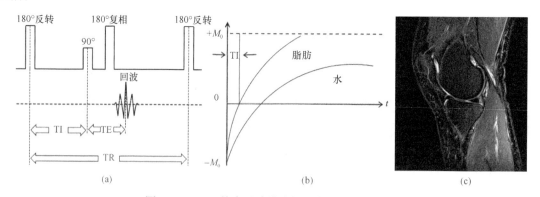

图 3-46　STIR 技术及膝关节矢状位脂肪抑制图像

2. 化学位移法 是最常用的脂肪抑制成像技术之一,它基于脂肪与水的化学位移效应抑制脂肪组织信号。在 1.5T 的磁共振设备中,脂肪分子中质子与水分子中的质子因为进动频率不同,相差 220Hz,造成化学位移,两者相差 3.5ppm,频率选择性预饱和法、选择性水激发技术及水脂分离技术等都是基于这种化学位移效应发展而来的脂肪抑制成像技术,下面以常用的频率选择性预饱和法为例进行描述。

频率选择性预饱和法就是先通过施加特定的(频率与脂肪中质子的进动频率相等)90°脉冲,

仅激发脂肪分子中的质子，在脂肪组织纵向弛豫尚未恢复时，再迅速地施加非选择性的90°脉冲和180°脉冲以产生回波信号。这样脂肪组织的信号得到抑制，在图像上表现为低信号，而其他组织的中的质子被激发产生信号，从而达到压制脂肪的目的。

频率选择性预饱和法利用的是脂肪和水的化学位移效应，信号压制的选择性较高，可应用于多种脉冲序列，在中高场强的磁共振系统中应用脂肪抑制效果很好。但该技术场强依赖性较大，不适用于低场 MR 系统。同时对磁场均匀性有很高的要求。

3. Dixon 法 是一种水脂分离成像技术，最早由 Dixon 于 1984 年提出。该方法也基于化学位移特性，通过一次扫描获得多个不同组织对比的图像，能够用于脂肪定量测定。

在自旋回波序列中，180°脉冲后的回波信号包括脂肪和水两种分量。Dixon 法通过对 TE 的调整，获得水脂同相位与水脂反相位图像，然后把两组图像信息相加与相减，同相位图像加上反相位图像后再除以 2 就得到水质子图像，把同相位图像减反相位图像后再除以 2 就得到脂肪质子图像，这就是两点法 Dixon 技术，如图 3-47 所示。

两点法 Dixon 技术由于忽略了 T_2 的影响，对脂肪的估计不够精确。三点法 Dixon 技术借助三幅不同相位差的图像，利用向量运算，将磁共振信号进行分解，计算出水、脂分量，并消除了 T_2 影响，获得更加精确的水脂分离结果。

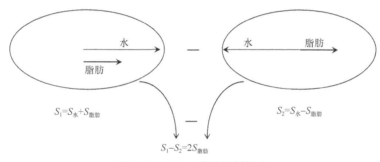

图 3-47 Dixon 脂肪抑制技术

（二）水抑制成像技术

在磁共振成像中，水抑制成像技术又称为黑水技术，即让水在图像上呈现为黑色低信号。临床上水抑制成像技术常采用液体衰减反转恢复（FLAIR）序列，它能够有效地抑制脑脊液的信号，使靠近脑脊液的病变显示更加清楚。

FLAIR 序列原理与利用 STIR 序列实现脂肪抑制相似，就是选择合适的 TI 时间，使得水质子纵向弛豫刚好过零点的时候，施加90°脉冲，则此时能够翻转到横向的水体组织的磁化矢量也为零，不产生 MR 信号，在图像上显示黑色低信号，如图 3-48 所示。

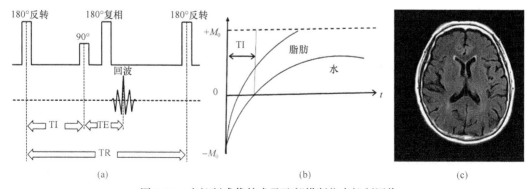

图 3-48 水抑制成像技术及脑部横断位水抑制图像

在 1.5T 场强的磁共振系统，水的 T_1 值在 1800~2400ms，一般 TI 设置为水 T_1 值 0.693，可实现理想的水抑制图像，在临床的实际应用中，要注意 TR 值必须足够长（要大于 TI 的 3~4 倍）。对于不同场强，水质子的 T_1 时间有差异，因此，TI 时间也应该做相应的改变。

（三）磁化传递技术

磁化传递（MT）技术是一种选择性的组织信号抑制技术。应用磁化传递技术可以有目的地增加图像信号对比，获得更多的组织结构信息。

1. 磁化传递技术的原理

（1）自由水与结合水：磁共振成像一般是利用水分子中的氢质子的激发与弛豫完成的。人体组织中的水分子存在两种不同的状态，即自由水与结合水。自由水是指能够自由运动的水分子，结合水是指依附于蛋白质大分子，且运动受到限制的水分子。自由水的 T_2 弛豫时间长，能直接产生磁共振信号，而结合水的 T_2 弛豫时间非常短，通常只有数十微秒，不直接产生磁共振信号，因此常规 MRI 技术通常只能采集到自由水的信号，而不能采集到结合水的信号。

（2）磁化传递技术的基本原理：磁共振成像一般以自由水的进动频率作为中心频率，自由水的进动频率范围很窄，在频谱上显示为一个窄峰，磁化传递技术通常是在射频脉冲激发前，施加一个偏离自由水的进动频率的预饱和脉冲，与自由水共振频率相差 1200Hz 左右，自由水中的质子就不会被激发。结合水的进动频率范围明显大于自由水，相差 500~2500Hz，组织中的结合水就被激发而饱和。但是，由于结合水中的质子与自由水中的质子始终在进行快速的交换，因此，饱和状态的结合水的质子就把从射频脉冲得到的能量传递给自由水中的质子，导致自由水被饱和，这就是磁化转递现象。当真正的磁共振成像脉冲施加时，由于磁化传递，这部分被饱和的自由水将不能产生信号，只有未被饱和的自由水受到激发产生信号，自由水峰振幅减小，最终导致组织信号的衰减。

2. 磁化传递技术的临床应用　磁化传递技术能够有目的地增加图像信号对比，可以提高某些磁共振成像方法的图像质量。

（1）应用于对比增强扫描：由于磁共振对比剂主要缩短自由水的 T_1 弛豫时间，因此，施加磁化传递技术能够使被强化组织受 MT 影响小，其信号衰减不明显，而未被强化组织的信号得到抑制。这样两者间的对比度增加，使一些轻微强化的组织得以更好地显示。

（2）应用于时间飞跃法磁共振血管成像：时间飞跃法磁共振血管成像（TOF-MRA）技术利用血液流入增强效应，制造出流动血液与静止组织之间的对比，利用磁化传递技术，能够更好地抑制静止组织的信号，而血液信号衰减程度很小，因此增加了静止组织与血液的对比，有利于小血管的显示。

3. 磁化传递率的计算　通过磁化传递技术还可以对感兴趣区同一部位的信号强度进行测量，计算磁化传递率（magnetization transfer radio，MTR），间接地乃至半定量地反映组织中的大蛋白含量的变化。

$$\mathrm{MTR} = \frac{M_0 - M_S}{M_0} \times 100\% \qquad （3\text{-}60）$$

式中 M_0 为未施加磁化传递脉冲时图像上的信号强度值，M_S 为施加磁化传递脉冲后图像上的信号强度值。MTR 目前多用于多发性硬化及阿尔茨海默病（Alzheimer disease，AD）的研究。

（四）局部预饱和技术

局部预饱和技术是应用广泛的磁共振组织抑制技术，如在颈部磁共振检查中，为了预防吞咽动作引起的颈部运动伪影，经常在前颈部预设饱和带进行组织抑制。

局部预饱和技术是如何进行组织抑制的？在磁共振成像时，RF 脉冲施加前，利用一个 90°脉冲对被检区周围某一个或多个选定的区域进行预先选择性的激发，使该区域的组织在 RF 脉冲施加时，因为已经饱和而没有产生磁共振信号，从而达到抑制部分组织的目的。

局部预饱和技术除了减少运动伪影，它还经常应用于 MRA、MRS 等。如在 MRA 检查中，通过使垂直于层面的流动信号的饱和，来达到相应的目的，要显示动脉时，常在静脉流入端施加预饱和带；要显示静脉时，则在动脉流入端施加预饱和带；在进行 MRS 检查时，把饱和带放在感兴趣区周围，保证磁场均匀度，还可以减少周围的信号污染。

案例 3-7 解答

（1）临床上使用的磁共振脂肪抑制技术主要有短 TI 反转恢复序列（STIR）、化学位移选择性预饱和法（ChemSat）、相位位移法（phase-shift）等几种。STIR 是目前临床上最常用的脂肪抑制成像技术之一，IR 序列是基于脂肪组织短 T_1 特性的脂肪抑制技术。选择较短的 TI（恢复时间），即脂肪组织的 $0.69T_1$ 来设置 TI，可以很好地抑制脂肪组织的信号。由于不同场强下，组织 T_1 值不同，因此，不同场强的设备要选用不同的 TI 抑制脂肪。例如，1.5T 场强设备中 TI 设置在 150~170ms。

（2）腰椎磁共振平扫的常用序列有矢状位 T_2WI、T_1WI 序列和横轴位 T_2WI 序列。

（3）除常规序列外，外伤的病人还需加扫脂肪抑制序列，以明确病灶部位及水肿情况，避免漏诊。

（王世威 王军娜）

第七节 磁共振血管成像

一、流动相关增强

磁共振血管成像（MRA）通过抑制血管周围静止组织的 MR 信号，采用"流动相关增强"，提高流动血液的 MR 信号（流动的新鲜血液进入扫描层面后，产生流入增强效应），使血管结构的对比最大化，具有无创、简便、费用比 DSA 低等优点。在 SE 序列和 GRE 两类序列中，通常将流入质子信号增强的现象称为流动相关增强（flow-related enhancement），相反流出质子可能降低信号的现象称为流空。与其他血管成像手段不同的是，MRA 技术不但提供血管的形态信息，还可提供血流的方向、流速、流量等定量信息。常用流动相关增强血管成像技术包括时间飞跃法如图 3-49 所示、相位对比法如图 3-50 所示，广泛应用于头颈部血管成像。

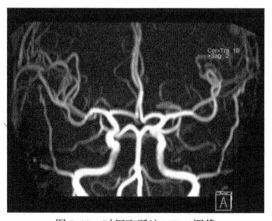
图 3-49 时间飞跃法 MRA 图像

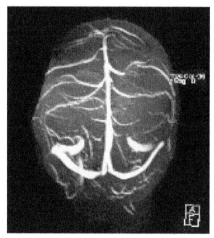
图 3-50 相位对比法 MRA 图像

流动相关增强 MRA 技术，利用血液的流动效应，但血液为黏性液体，血液流动的形式将直接影响 MRA 的质量，由于血管形态和流向不同，血流可以表现为层流、湍流等多种运动形式。

血管里的血流多为层流和湍流同时存在或交替出现。血管里的血流是以层流为主还是以湍流为主受很多因素影响，如代表惯性力和黏滞度比率的雷诺数（$NR=\rho DV/\eta$，NR 为雷诺数，ρ 为血液密度，D 为血管直径，V 为血流平均速度，η 为血液黏滞度，NR<2000，血流趋于层流；NR>3000，血流趋于湍流，NR 介于 2000~3000，则血流的变化比较复杂）和血管其他因素，如血管狭窄、血管壁粗糙、血管分叉处、血管转弯或迂曲会导致湍流的发生。

由于血流的信号比较复杂，与周围静止的组织相比，血流信号也不同，其取决于脉冲序列的类型（SE、IR、GRE）和血液流动的物理特性（血流形式、血流方向、血流速度）。在 MRA 中，血流可呈高信号，也可呈低信号或等信号。

（一）表现为低信号的血流

很多 MR 序列的图像上，血流常呈现低信号，其主要原因有：①在常规 SE 序列，流速快的液体通常形成低信号，即流空效应；②血流的长 T_1 特性（某些 TR 和 TE 很短的超快速 T_1WI 序列中，流动对血液的信号影响很小，决定血液信号的主要是其 T_1 值）；③流动补偿（梯度力矩归零）可以增加静脉和小动脉的信号强度，但大动脉内的较快血流仍表现为流空现象；④偶数多回波成像时（如 TE=30ms/60ms/90ms/120ms），血流在奇数回波图像（TE=30ms/90ms）失相位，信号降低。

（二）表现为高信号的血流

血流在很多情况下也可表现为高信号，有时高信号特性可以用来成像，有时高信号特性可能成为图像伪影的来源：①利用血液的流入增强效应，表现为高信号。成像容积或层面内的静止组织受到短 TR 梯度回波的反复激发产生饱和形成低信号，而成像容积之外未经饱和的血液流入成像容积层面时形成较高的信号。②动脉血流的速度受心动周期的影响很大，收缩期速度最快，舒张期血流速度逐渐减慢，到舒张中末期血流速度变得很慢。若利用心电门控技术在舒张中后期激发和采集 MR 信号，这时血流信号受流动影响很少，而主要受血液 T_1 值和 T_2 值的影响，可表现为信号增高甚至呈高信号。另外，如果当 TR 与心动周期刚好相吻合且激发和采集刚好落在舒张中后期，则血管内的血液可表现为较高信号，这种现象称为舒张期假门控。③SE 序列进行多回波成像时（如 TE=30ms/60ms/90ms/120ms），在偶数回波的图像上（TE=60ms/120ms）血流的信号表现为高信号，这种现象称为偶回波效应或偶回波相位重聚，在肝脏 SE 多回波序列上常可以看到。④椎旁静脉丛或盆腔静脉丛等的血流缓慢的血管，流动造成的失相位或流空效应表现的不明显，这些血管内血流的信号与流动本身关系不大，主要取决于血液的 T_1 值和 T_2 值，由于血液具有较长的 T_2 值，在 T_2WI 可表现为高信号。⑤与 SE 序列不同，梯度回波序列的回波是利用梯度场的切换产生的，梯度场的切换不需要进行层面选择，受小角度激发产生宏观横向磁化矢量的血流尽管离开了扫描层面，但只要不超出有效梯度场和采集线圈的有效范围，还是可以感受梯度场的切换而产生回波，因而不表现为流空而呈现相对高的信号强度。⑥平衡式稳态自由进动序列（Balance-SSFP），与其他基于 T_1 或 T_2 加权技术的传统 MR 成像技术不同，Balance-SSFP 对具有不同 T_2/T_1 值的组织显示出强烈的对比，如血液与肌肉（心肌）之间、脂肪与肌肉之间或液体成分与背景组织之间等。Balance-SSFP 序列上，无论是动脉血流还是静脉血流都呈高信号，需要使用一些预饱和脉冲来选择性抑制静脉和背景组织信号。

二、时间飞跃法磁共振血管成像

案例 3-8

患者，男性，两月前行走过程中突觉头晕继之视物不清，行走醉酒样摇晃，头颅 CT 平扫显示：两侧额上回皮层下缺血灶，脑萎缩。时间飞跃法磁共振血管成像显示：双侧颈内动脉颅内段、大脑中动脉、大脑前动脉未见明确血流信号，符合烟雾病改变。

思考：（1）TOF-MRA 成像原理是什么？

（2）简述 2D-TOF-MRA 的优点。

MRA 是一种常用的无创血管成像技术，无须注射造影剂，又无放射性，可以清晰显示血管的解剖，以时间飞跃法磁共振血管成像（TOF-MRA）技术最为常见。

（一）成像原理

TOF 法血管成像采用"流动相关增强"机制，成像区或层面内的静止组织被反复激发而处于饱和状态，磁化矢量很小，从而抑制了静止的背景组织；然而成像区以外的血流没有被射频脉冲激发，保持完整的纵向磁化，产生很强的信号，表现为高信号，与静态组织形成强烈对比。当流动血液保持在同一层面的时间较长时，被多次射频激发也会产生饱和效应，应用 TOF 法产生的血管信号强度与层块厚度、血管流速及脉冲序列的 TR 有关，血流速度越快，其信号越强；层块厚度越薄，穿越层块时的饱和越少，血管信号越强；脉冲序列的 TR 越短，静止组织被抑制得越好。

TOF-MRA 技术包括二维 TOF-MRA 和三维 TOF-MRA 两种：

二维 TOF-MRA 利用时间飞跃法分层连续采集信号，先激发一层采集一层，再激发一层采集一层，然后用原始图像重建。优点有：①静止的背景组织信号抑制较好；②单层采集时，层面血流饱和现象不明显，为慢血流的显像提供了理论基础，而且可以对大范围血管成像；③提高扫描速度，时间小于 5s。但缺点明显：①单层采集使空间分辨力降低，易受湍流影响导致失相位而产生假象；②原始图像如果变形，就会出现层间配准错误导致血管扭曲，重建效果不如三维采集。

3D-TOF-MRA 面对的是整体，整体激发、采集，同时采集整个容积，不仅在层面方向上提高了空间分辨力，而且采用小体素，有效地减轻了流动失相位，避免了湍流的影响；同时在图像信噪比方面明显优于 2D-TOF-MRA；对容积内任何方向的血流均敏感，适于迂曲多变的血管成像。其不足之处表现为：由于整体范围容积较大，该范围内血流饱和效应较多，出现慢血流信号减弱和容积内远侧血流信号减弱两种效应，这时为了减小饱和效应，就要减小激发角度，激发角度减小又会产生背景抑制效果较差的副作用，同时也增加了扫描时间，并且对运动伪影敏感，不能应用于血管与背景之间对比较差的区域。

无论是 2D-TOF-MRA 还是 3D-TOF-MRA 都具有以下不足：①缺少组织对比度，几乎不能显示血管外周围组织的信息，对需要血管重建的患者带来很大影响。②不能观察血流动态的情况，血流动力学的特点难以显示，需要进行经颅多普勒检查。③湍流现象导致某段血流信号丢失，易被认为狭窄所致，导致假阳性偏高。此外，越是狭窄区域湍流越易产生，信号丢失就越严重，狭窄往往被高估。④动脉瘤内湍流现象显著，若发生信号丢失，容易出现漏诊，经常需要 CTA 或 DSA 进行补充检查。

选用 TOF-MRA 应该考虑到：①血流速度，动脉成像一般选用三维 TOF-MRA 而静脉成像选用二维 TOF-MRA；②血管走行，血管陡直的选用二维 TOF-MRA，迂曲的血管采用三维 TOF-MRA；③血管长短，感兴趣区血管较短的采用三维 TOF-MRA，较长的采用二维 TOF-MRA，另外，三维 TOF-MRA 可以任意方向成像，因此对迂曲脑动脉的显示优势明显。

（二）临床应用

1. 筛查脑动脉粥样硬化 虽然 DSA 是临床诊断脑血管疾病的金标准，但其对受检者创伤较大、费用较高。MRA 是一种全新的检查方式，其以无创、操作简便、高敏感性为优势，广泛运用于缺血性脑血管疾病的诊断。在 MRA 中，大脑前、中、后动脉的狭窄，表现为信号减弱、血管闭塞及血流中断等征象。而对于缺血性脑血管疾病的显示主要以大脑中动脉为主，对于大脑前动脉及后动脉的狭窄检测率较低。

2. 诊断颅内动脉瘤 3D-TOF-MRA 图像可以清晰地显示瘤体、瘤颈及载瘤动脉及三者之间的三维空间关系，显示颅内动脉瘤尤其小动脉瘤效果好。可以为手术治疗或介入治疗的选择提供参考，与手术成功与否有密切关系，对于诊断动脉瘤有较大的优势与临床应用价值。另外，3D-TOF-MRA 图像可以任意旋转和放大，且清晰度不降低，可以根据需要选择性地对某一段靶血管进行成像，并可切除对病变有干扰的重叠血管。

3. 诊断烟雾病　临床上通常采用 DSA 诊断烟雾病。随着 MRI 技术的快速发展，新的扫描序列被逐渐应用，如 3D-TOF-MRA。MRA 为烟雾病病变血管的检出提供了一种无创性的检查手段，现已广泛应用于临床。

> **案例 3-8 解答**
> （1）TOF 法血管成像采用"流动相关增强"机制，成像区或层面内的静止组织被反复激发而处于饱和状态，磁化矢量很小，从而抑制了静止的背景组织；然而成像区以外的血流没有被射频脉冲激发，保持完整的纵向磁化，产生很强的信号，表现为高信号，与静态组织形成强烈对比。
> （2）①抑制静止的背景组织信号较好；②单层采集时，层面血流饱和现象不明显，为慢血流的显像提供了理论基础，而且可以对大范围血管成像；③扫描速度加快。

三、相位对比法磁共振血管成像

（一）基本原理

相位对比法磁共振成像（phase contrast magnetic resonance imaging，PC-MRI）是基于流体内质子相位变化这一原理进行成像，采用梯度回波序列，在流体的流动方向上施加一对双极的编码梯度，由一对幅度和间期相同，而方向相反的梯度脉冲组成。经过一次双极梯度脉冲激发后，静止的质子受到大小相等、方向相反的脉冲作用，相位恢复到原位，相位变化为零，而运动的质子在梯度场中的位置发生变化，产生了相位变化。之后再施加一组双极梯度脉冲，与第一组的脉冲顺序呈镜像对称，通过这一脉冲序列，得到另一个相位变化，将两个相位进行相减，可以得到一个相位差。PC-MRI 是一种能显示血管解剖结构，而且能够提供血流方向、血流速率及流量等血流动力学信息的磁共振检查技术。

PC 成像方法包括二维单层面采集（2D-PC）、三维单层面采集（3D-PC）和电影 PC（cine-PC）三种。2D-PC 成像时间短，但空间分辨力低，常用于 3D-PC 的流速预测成像。2D-PC 法成像需要在成像时确定测量平面，一般选取垂直于血管走行的平面，采用心电门控屏气扫描，成像的结果为一个血管截面内一个心动周期内的血流参数，包括平均流速、峰值流速及正向、反向的流量大小。对于评价心功能、射血分数、瓣膜缩窄程度、瓣膜反流情况、先心病分流状况等都有极高的临床应用价值。PC-MR 血流定量测量是利用在双极梯度场方向自旋质子获得的相位移位与自旋质子的速度成比例的速度-相位这一固有关系。3D-PC 能用很小体素采集，减少体素内失相位并提高对复杂流动和湍流的显示，而且可在多个视角对血管进行投影。Cine-PC 采用心电门控技术对靶血管进行单层多时相或多层多时相数据采集，在心动周期的同一时段得到不同的血管信号，显示靶血管在心动周期内的动态电影图像。

PC 法的优点包括：①背景组织抑制好，具有较高的血管对比，能区分高信号组织（例如脂肪和增强的肿瘤组织）与真实血管，有助于小血管的显示，且有利于慢血流的显示，适用于静脉检查；②有利于血管狭窄和动脉瘤的显示。③利用 PC 的速度-相位固有关系可以获得血流的生理信息，可进行血流的定量分析和血流方向研究。它的缺点是成像时间比 TOF-MRA 长，事先需要确定编码流速。

（二）临床应用

近年来，PC-MRI 成为心血管 MRI 检查的重要扩展，此技术已成功应用于全身的许多动脉、静脉（如颅内大血管、颈动脉、冠状动脉、门静脉、肾动脉和四肢较大血管等）的血流流速和流量测定，以及脑脊液流量和心搏出量的测定。

（1）头颈部血管 PC-MRI 法可测量颈动脉、基底动脉、大脑中动脉平均流速和血流量。

（2）心血管系统 PC-MRI 法可用于测量心搏出量、心输出量、主动脉肺动脉峰值流速、冠状动脉血流量和冠状动脉血流贮备及冠状动脉搭桥术后旁路的血流量等。还可同时测定冠状动脉左前降支和心大静脉的血流量并可清晰显示血流方向。

（3）门脉系统 PC-MRI 法可检测门静脉开放程度和血流方向，同时可显示肠系膜血管和脾静脉血流，这对于门静脉高压分流或肝移植术前准备及术后评估均有重要价值。另外，PC-MR-cine 血流测量可用于诊断和评估慢性肠缺血性疾病。

（4）肾血流量 PC-MRI 法测定肾动脉血流是较为成熟的技术，常用于筛查肾动脉狭窄，也可用来评估血管活性药物如抗高血压药物对肾血流动力学的影响。PC-MR 法提供一种无创可靠的肾动脉血流测定方法，可对搏动性肾血流的病理生理变化进行灵敏检测。

四、对比增强法磁共振血管成像

（一）原理及特点

对比增强法 MRA（CE-MRA）是利用静脉内注射顺磁性对比剂来显著缩短血液的 T_1 弛豫时间，同时采用快速梯度回波序列进行扫描，利用短 TR、小翻转角，从而抑制血管周围组织的信号，使血管内信号明显增强，形成强烈的信号对比。此方法对于血液流动敏感性较小，而且图像空间分辨力高。相对 TOF 法、PC 法，CE-MRA 法不依赖于血管成像，所以不受血流速度及湍流的影响。成像时间短，且可大范围成像，广泛应用于体部血管。

CE-MRA 具有以下优点：①成像速度快，产生运动伪影的概率大大降低，而且不受血管走行方向、血流速度及血管搏动的影响，显示血管更精确。②增强前后的影像进行数字减影，仅留下增强后的血管影像，可以进行 MIP 图像重组，这样提高了对比/噪声比，可更加清晰地显示动脉情况。③扫描范围广、无创伤、无辐射。

CE-MRA 不足之处有：①成像时需要在对比剂峰值浓度时间内进行三维数据采集，确定最佳延时扫描时间是关键。过早扫描，对比剂还未完全到达靶血管内，造成动脉充盈不足甚至不显影；过晚扫描，对比剂已流过靶血管，造成动脉显影浅淡及静脉显示，从而影响对血管的观察，因此，延迟时间的把握极为重要。②需要注射相对较多的对比剂，造成检查费用的增高，从而在一定程度上影响了该项检查的广泛应用。

获得理想的 CE-MRA 血管成像，需要注意以下三点：①确定最佳的延时扫描时间，确定开始注射造影剂时间和开始扫描时间之间的延迟最重要。②注药流速与总量的合理性，目前国内外尚无统一标准，但多数主张采用大剂量高压注射器团注，剂量为 $0.2\text{mmol} \cdot \text{kg}^{-1}$，速率为 $2\sim3\text{ml} \cdot \text{s}^{-1}$。高压注射器的使用，可快速团注对比剂使血液中浓度迅速达到高峰，提高靶血管的信噪比及血管显示质量。CE-MRA 成像与靶血管内造影剂浓度有关，因此，靶血管处于 K 空间中央带时，血管内造影剂浓度最高，血管的信号强度也最强。③合适的扫描序列及其参数，CE-MRA 使用极短的 TR 与TE 的快速梯度回波序列，在此情况下，各种组织的纵向磁化都很小，其信号强度也很小，在血管内注射顺磁性对比剂时，使血液的弛豫时间明显缩短，远远短于背景组织的弛豫时间，在血液与背景组织间形成强烈对比。

（二）临床应用

1. 诊断动脉瘤　CE-MRA 显示动脉瘤较 TOF-MRA 敏感，对解剖结构的观察准确性高，能全面、多方向显示载瘤动脉与瘤颈的关系，并能准确测量动脉瘤体、瘤颈及载瘤动脉的直径，对血管内栓塞治疗或手术方案的选择具有极大的帮助。

2. 评价血管狭窄程度　动脉狭窄在 TOF-MRA 上可表现为动脉中断和闭塞，而 CE-MRA 表现为中断和闭塞的动脉有对比剂通过，表现仅为动脉狭窄，可见 TOF-MRA 可能会出现狭窄的夸大效应或狭窄远端不显影,狭窄越明显,夸大显影越显著,容易产生假阳性或影响狭窄程度的判断。因 CE-MRA 的信号强度主要取决于对比剂 T_1 弛豫时间,血流的影响相对较少,可真实反映血管的狭窄程度。

3. 评价肿瘤的血供情况 对于脑内肿瘤,CE-MRA 能反映肿瘤血供情况,同时可以动态反映肿瘤的血流状况,能清楚地显示肿瘤及其与毗邻血管的关系。CE-MRA 可立体观察静脉窦与瘤体的关系及窦腔的改变,为外科术前的术式、进路、切除范围的选择提供了充分的信息。

4. 用于分流术或肝移植前后门静脉的评价 CE-MRA 具有扫描时间短、图像分辨力高等特点,并可有效减少运动伪影,已成为门静脉血管造影的主流方法。CE-MRA 对于门静脉系统的评价不仅准确,而且比超声和 CT 检查提供更多有关侧支循环的信息。可较准确地评价肝癌的门静脉包埋、闭塞和癌栓形成,并可直观显示肝癌并发的血管性病变。

五、磁共振磁敏感加权成像

磁敏感加权成像(susceptibility weighted imaging, SWI),是以 T_2 加权 GRE 序列作为基础序列,通常采用高分辨的 3D 梯度回波序列在所有的方向上进行流动补偿,同时获得磁矩图像和相位图像,并在此基础上进行数据后处理,将处理后的相位信息叠加到强度信息上,从而形成超高对比度的 SWI 图像。其与传统的 T_1WI、T_2WI 及 PDWI 不同,能充分显示不同组织间的磁敏感性差异,比如显示静脉血、出血(红细胞不同时间的降解成分)及矿物质的沉积。此外,SWI 还可进行定量分析,在其校正的相位图像上,可以进行相位位移(phase shift)值的测量,该值与组织的磁敏感性成正比。

(一)与 SWI 相关的组织磁敏感性特点

物质的磁敏感性是物质的基本特性之一,可用磁化率表示。某种物质的磁化率是指该物质进入磁场后的磁化强度与外磁场的比率,磁化率越大,物质的磁敏感性越大。反磁性物质的磁化率为负值,顺磁性物质的磁化率为正值,铁为顺磁性物质,磁化率为正值,且较高。

血液氧合程度不同,其磁性也不同。完全氧饱和的血液呈反磁性,而静脉血为顺磁性,这与血红蛋白的结构有关。当 Fe^{2+} 与氧结合时,没有不成对的电子存在,氧合血红蛋白为反磁性;反之,当氧从血红蛋白上解离形成去氧血红蛋白时,分子构象发生变化,周围的水分子无法接近 Fe^{2+},去氧血红蛋白带有 4 个不成对的电子,表现为顺磁性;之后,去氧血红蛋白进一步氧化成正铁血红蛋白,Fe^{2+} 变成 Fe^{3+},含 5 个不成对的电子,具有更强的顺磁性,其主要缩短 T_1 弛豫时间。血红蛋白降解的最后产物是含铁血黄素,具有高度顺磁性,在血红蛋白的变化形式中,去氧血红蛋白和含铁血黄素的磁敏感性较强。此外,非血红蛋白铁及钙化也能引起组织磁敏感性的显著改变。铁在体内的代谢过程不同,表现形式也不同,其中高顺磁性的铁蛋白常见。随年龄增长,正常人脑内铁沉积增加,而且在某些神经变性疾病中,如帕金森病(Parkinson disease, PD)、阿尔茨海默病及亨廷顿病等,铁的异常沉积可能与疾病的病理机制有关。

不论顺磁性还是反磁性的物质,只要能改变局部磁场,导致周围空间相位改变,都能使信号去相位。去相位的结果不取决于物质的顺反磁性,而取决于物质在一个体素内改变磁场的程度。比如脑内结合状态的钙为弱反磁性物质,但多数情况下它可以产生局部磁场,引起信号去相位。

顺磁性去氧化静脉血导致磁场不均匀,主要因其增加了血管与周围结构的相位变化及缩短血液信号,这两个效应共同形成了血氧饱和水平依赖(BOLD)的成像基础。研究表明,SWI 图像受血流变化的影响较小,主要是反映小血管中的 BOLD 效应,因而有学者认为 SWI 可应用于反映脑功能定位的 fMRI 研究中,可以提高 BOLD 效应的显示。此外,还可以通过调节吸入的 CO_2 和 O_2 含量比值,对脑血流量(cerebral blood flow, CBF)进行定量分析,评估 CO_2 水平在大脑生理活动中的影响。

（二）临床应用

小血管与周围组织间的影像对比主要与血液中去氧血红蛋白的含量相关,去氧血红蛋白含量越高,血氧水平越低,相位变化越大,影像对比就越好。SWI 对去氧血红蛋白等顺磁性成分敏感,在小静脉的显示上有独特的优势,主要的临床应用有血管畸形,尤其是静脉和小血管的畸形、脑血管病、退行性神经变性病、脑创伤检查及脑肿瘤的血管评价等。

1. 脑血管病　SWI 通过脱氧血红蛋白与血浆、静脉及其周围脑组织的天然对比显示小静脉,对诸如毛细血管扩张症、海绵状血管瘤及静脉瘤等小血管畸形的发现显著优于常规 MRI 序列。如图 3-51 所示,SWI 显示脑梗死继发出血,左侧颞枕区片状低信号,提示病灶内有继发出血,梗死区小静脉的情况较好,确定脑梗死是否有继发出血对于治疗方案的选择有很大的意义。SWI 可反映脑组织内氧合血红蛋白及脱氧血红蛋白的比例,间接反映脑组织氧摄取分数（oxygen extraction fraction,OEF）,从而检出脑缺血区的易损脑组织。SWI 借助顺磁性物质的敏感性,对临床上无症状的隐匿性微出血灶及新生儿缺血缺氧性脑病出血灶的检出很有意义。

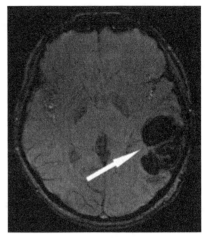

图 3-51　SWI 图像显示急性脑梗死并继发性出血

2. 退行性神经变性病　SWI 是检测脑内矿物质沉积的敏感方法。多数退行性神经变性病由脑内铁水平的异常引起,如帕金森病、阿尔茨海默病、多系统萎缩等疾病,可导致铁在某些神经核团上铁的异常沉积。组织中的铁与 SWI 图像上的相位信息直接相关,可以通过测量相位位移值定量反映组织中铁的沉积。

3. 脑外伤　SWI 对脑外伤评估、判断预后及治疗方法的选择上有重要意义。脑外伤引起的弥漫性轴索损伤（diffuse axonal injury,DAI）及小血管撕裂出血及剪切伤等,常规 MRI 序列上很难发现,但 SWI 能清晰显示病灶的数量、大小和部位等。此外,SWI 通过氧合血红蛋白代谢过程中磁敏感效应的变化,对血肿分期有独特的优势。

4. 脑肿瘤　SWI 图像可以观察肿瘤的静脉引流、微血管形成、出血及代谢物等。SWI 图像有助于良恶性肿瘤的鉴别及恶性程度的分级。

（梁佩鹏）

第八节　磁共振功能成像

一、磁共振波谱成像

案例 3-9

患者,男性,10 岁。因癫痫就诊,医生建议 MRI 平扫检查后发现常规 MRI 序列无异常信号,遂嘱患者加扫海马 MRS 序列。患者家属不理解,向磁共振医师咨询。

思考:（1）MRS 的扫描方式及各自特点是什么?

（2）应如何向患者解释 MRI 与 MRS 检查不同的临床应用?

（一）基本原理

磁共振波谱成像（MRS）是利用磁共振化学位移（chemical shift）现象测定组成物质分子成分

的一种 MR 检查技术，也是目前唯一测得活体组织代谢物化学成分和含量的无创性检查方法。波谱是一定频率范围内信号强度的组合，不同化合物的相同原子核之间，相同的化合物不同原子核之间的化学位移或频率不同，化学位移以频率（单位：ppm）度量。这种化学位移由特定原子核周围的电子云屏蔽所致，后者导致在同一外磁场中不同物质的原子核磁矩经受不同的局部场强和共振频率。

由于氢质子（^1H）在人体组织中自然分布广，旋磁比高，MRS 信号好，且获得氢质子 MRS（^1H-MRS）与常规 MRI 所需的硬件相同，故 ^1H-MRS 临床应用较多。由于 ^1H 在不同化合物中的磁共振频率存在差异，其在 MRS 谱线中的共振峰位置也有差异。人脑组织的 ^1H-MRS 谱线及临床意义见表 3-5。此外，当 MRI 系统采用特别装置时，也可通过 MRS 检测磷、氟、碳、钠等元素。为了获取 MR 波谱信息，需要使各种物质的 MR 信号频率差异以化学位移信息表达。因此，MRS 不能使用频率编码对 MR 信号进行空间编码，而是采用与常规 MRI 检查不同的其他空间定位技术，如受激回波法（stimulated echo acquisition method，STEAM）、点分辨波谱法（point resolved spectroscopy，PRESS）、活体内图像选择波谱（image-selected in vivo spectroscopy，ISIS）等。

表 3-5　脑部氢质子 MRS 谱线中常见的代谢物及意义

代谢物	缩写	共振频率/ppm	作用
N-乙酰天门冬氨酸	NAA	2.0	神经元标志物
肌酸 / 磷酸肌酸	Cr/PCr	3.0（3.9）	参与能量代谢
胆碱	Cho	3.2	细胞膜成分
肌醇	mI, Ins	3.5	胶质细胞标志物
谷氨酰胺 / 谷氨酸	Gln, Glx	2.1–2.6	神经递质
脂质	Lip	0.8–1.4	细胞衰退产物
乳酸	Lac	1.3	无氧糖酵解

MRS 有单体素（single voxel，SV）和多体素（multivoxel，MV）两种扫描方式，通常都需要在常规 MRI 的解剖图像选择特定的区域进行空间定位。单体素 MRS 检查需要在三个相互垂直的层面确定一个适当大小的采集范围（感兴趣区），一次采集只能分析一个区域，适用于局限性病变；扫描序列可选择 PRESS 或 STEAM，采集时间短，谱线定性分析相对容易。多体素 MRS 检查可同时获取病变侧和未被病变累及的多个体素区，通过 K 空间编码，提供多个体素的波谱信息，评价病灶的范围大。由于多个区域要同时获得相同的磁场均匀性，所以匀场较困难；有时多体素 MRS 的波谱信号受到感兴趣区外其他组织信号（谱线）的影响或由一个体素溢出到另一个体素，这时可改单体素 MRS 检查或在感兴趣区周围设置饱和带。多体素 MRS 扫描时间长，谱线定性分析相对复杂。

（二）谱线

在 MRS 谱线图中，横轴表示代谢物的化学位移大小，纵轴对应代谢物的 MR 信号强度，共振峰的峰高和波峰下面积反映某种化合物的浓度，与共振原子核的数目成正比，因此可以对活体组织代谢物进行定量分析。在 ^1H-MRS 中，只有将水峰完全抑制后，其他含氢质子的微弱 MR 信号才能显示。N-乙酰天门冬氨酸（NAA，2.0ppm）分布于成熟神经元及轴突内，正常脑内含量最多，由神经细胞的线粒体合成，是正常波谱中最大的峰。NAA 峰仅出现在脑和脊髓的 MRS 中，它的存在和水平与神经元的完整性及肿瘤组织中神经元成分的比例有关，常作为神经元及轴突密度和活性的标志。NAA 降低见于神经元损害如多发性硬化、缺氧性脑病等；NAA 升高少见，发育中的儿童，海绵状脑白质营养不良时可升高，脑外肿瘤无 NAA 峰。在正常脑波谱中，如图 3-52 所示，肌酸 Cr 为第二高的波峰。肌酸（Cr/Pcr，3.0ppm）参与 ATP 代谢，此峰为组合峰，由肌酸、磷酸肌酸、γ-氨基丁酸、赖氨酸和谷胱甘肽共同组成，一般较稳定，常作为评价其他代谢物信号强度的参照，但肾病时受影响。创伤和高渗状态时 Cr 峰升高，缺氧、中风和肿瘤则降低。胆碱（Cho, 3.2ppm）是细胞膜磷脂代谢的成分之一，由磷酸胆碱、磷酸甘油胆碱及磷脂酰胆碱组成，是细胞膜转换的标记物，反映了细胞膜的代谢和细胞的增殖。肿瘤、急性脱髓鞘、炎症及慢性缺氧等 Cho 峰升高，中风和肝性脑病时 Cho 峰下降。Cho/NAA 比值升高也见于脑梗死、炎症、多发性硬化等，但肿瘤病变时升高更明显，Cho 峰升高，是评价脑肿瘤的重要共振峰之一。谷氨酰胺和谷氨酸峰（Glx, 2.1~2.6ppm），谷氨酸是一种兴奋性神经递质，是主要的氨摄取途径，谷氨酰胺主要参与神经递质的灭活和调节，Glx 峰升高见于肝性脑病、缺氧性脑病等。乳酸（Lac, 1.3ppm）由两个共振峰组成，称为双重线，在短或长 TE（35ms, 288ms）双峰向上，稍长 TE（135~144ms）时双峰倒置向下。正常组织中 Lac 的含量很少，一般检测不到，Lac 峰多见于组织发生无氧酵解时，如肿瘤、脑血管病、癫痫、代谢异常、急性炎症等病变，提示组织处于无氧代谢状态。脑肿瘤中出现 Lac 峰常提示恶性程度较高。此外，乳酸峰可被脂峰污染，特别是在脑表面和骨骼肌获取 MRS 时，影响诊断准确性。脂质（Lipids, 0.8~1.4ppm）多为宽基底的共振峰，共振频率与 Lac 相似，可以遮蔽 Lac 峰，Lip、Glx 及 mI 只有在短 TE 中才能检出。Lip 峰升高提示髓鞘的坏死或中断，见于肿瘤坏死、炎症、急性中风及多发性硬化的急性期。此外，MRS 可见其他分子的谱线，如芳香族氨基酸（酪氨酸、组氨酸、色氨酸，频率值 6.0~7.5ppm），脑组织中髓磷脂相关氨基酸（胆碱，牛磺酸，甘氨酸，频率值 3.0~3.5ppm），肝脏相关氨基酸（谷氨酸，天冬氨酸，2.0~3.0ppm），胆固醇（仅见于肝，频率值 6.5~8.0ppm）。枸橼酸盐的共振峰（2.66ppm）在正常前列腺组织的波谱中最显著。^{1}H-MRS 目前已在临床应用于多个器官和重要脑结构，如海马，如图 3-53 所示，对多种疾病进行临床评价和诊断见表 3-6。

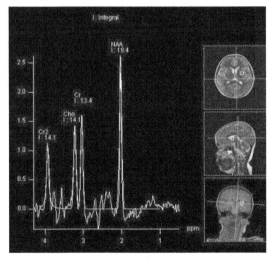

图 3-52　正常脑灰质的 ^{1}H-MRS 谱线示意图

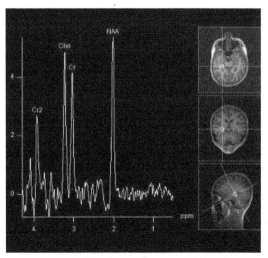

图 3-53　癫痫患者海马 ^{1}H-MRS 谱线示意图

表 3-6　常见疾病 MRS 代谢产物的变化

疾病	代谢产物的变化	疾病	代谢产物的变化
脑肿瘤	Cho↑, NAA↓, Cr↓, Lac↑, Lip↑	肝性脑病	Cho↓, MI↓, Glx↑
卒中	Lac↑, NAA↓, Glx↑, Cr↓, Cho↓	缺血缺氧性脑损伤	Lac↑, NAA↓, Glx↑, Cr↓
癫痫	NAA↓, Lac↑	阿尔茨海默病	NAA↓, MI↑
多发性硬化	NAA↓, Cho↑, （Cr↓）	帕金森病	NAA↓（纹状体）
HIV/AIDS	NAA↓, Cho↑, MI↑	Huntington	NAA↓, Cho↑（基底节）
脑外伤	NAA↓, Cho↑, Lac↑	肌萎缩侧索硬化症	NAA↓（运动皮层和脑干）

除 ^{1}H-MRS 外，MR 磷谱成像临床也常见。^{31}磷（^{31}P）在 1.5T 场强下的共振频率为 25.9MHz（^{1}H 为 63.9 MHz）。生物组织中 ^{31}P 的自然含量远小于 ^{1}H，^{31}P 原子核产生的 MR 信号强度仅为 ^{1}H 原子核的 1/20，故 ^{31}P-MRS 的 SNR 不高。磷 MRS 谱线中常见的共振峰有三磷酸腺苷（ATP）峰、磷酸肌酸（PCr）峰、无机磷酸盐（Pi）峰及 PDE（磷酸二酯酶）和 PME（磷酸单酯酶）峰。Pi 的化学位移与细胞内的 pH 有关，而在多数情况下，组织中 PCr 的化学位移非常稳定，不容易受酸碱度或其他离子浓度的影响，常被用作活体 ^{31}P-MRS 研究的参考值。PCr 是高能磷酸盐的储存形式，是肌肉磷谱中最显著的一个波峰，其含量代表了组织的能量状态，它可以与二磷酸腺苷（ADP）反应形成 ATP 和肌酸（Cr）。磷谱上，在 PCr 峰右侧，三个独立的共振峰（α、β、γ）分别代表 ATP 分子内三个不同磷原子核的 MR 信号强度。ATP 的 α、γ 峰与 ADP 的 α、β 峰相重叠，只有 β-ATP 峰不与其他峰重叠，所以常用 β-ATP 的峰下面积代表 ATP 的含量。PDE 和 PME 参与细胞膜合成，肿瘤代谢活跃时波峰升高。磷 MRS 主要用于评价代谢性疾病的高能磷酸盐代谢（如肌肉萎缩、心肌病）、局部缺血（大脑、心脏、移植肾）和肿瘤组织的代谢状态，从而了解治疗后疾病的变化或判断预后。此外，根据 PCr 峰与 Pi 峰之间的相对距离可以计算细胞内的 pH。

（三）临床应用

MRS 的应用包括：①结合 MRI 所见，辅助诊断疾病；②明确病变部位（以多体素为佳），指导活检；③根据代谢指标，制定合理的治疗计划；④临床治疗后检测病变反应；⑤评估病人预后。在临床方面，MRS 主要用于评估代谢性疾病及肿瘤诊断与分期，尤其是脑组织、乳腺和前列腺肿瘤。通过在 MRS 观察、比较各种化合物对应的谱线高低和峰下面积大小，就可估算它们的相对含量，从而评价局部组织的代谢状态和疾病进程。

案例 3-9 解答

（1）MRS 有两种方式，通常需要在常规 MRI 的解剖图像选择特定的区域进行空间定位。单体素 MRS 检查需要在三个相互垂直的层面确定一个适当大小的采集范围（感兴趣区），一次采集只能分析一个区域，适用于局限性病变；多体素 MRS 检查可同时获取病变侧和未被病变累及的多个体素区，通过 K 空间编码，提供多个体素的波谱信息，评价病灶的范围大。由于多个区域要同时获得相同的磁场均匀性，所以匀场较困难，多体素 MRS 扫描时间长，谱线定性分析相对复杂。

（2）在 MRI 和 MRS 中，MR 信号反映的物质类型不同，两种检查的临床作用也不同。MRI 以灰阶图像的形式提供器官的影像解剖和病变的形态学信息。以此为基础，可以建立基本的影像诊断。而 MRS 则以波谱的形式显示体内微量代谢物种类及其含量变化，揭示局部组织的代谢状态，从而评价疾病的进程，辅助 MRI 的诊断。在临床工作中，MRS 常需要结合 MRI 使用。

二、磁共振弥散成像

（一）磁共振弥散加权成像概述

磁共振弥散加权成像（DWI）的理论基础是水分子在细胞微环境内的自由弥散和弥散受限。弥散是描述水和其他小分子随机热运动（布朗运动）的术语，自由水分子不停地随机运动。相反，细胞微环境内的水分子运动被细胞壁和细胞器等细胞分隔间的相互作用所阻碍。换句话说，水分子弥散受限与组织内细胞的密度直接成比例。在水分子自由弥散的情况下，位移服从高斯分布。但实际上，由于细胞膜、细胞器等微观结构对水分子弥散的限制，弥散位移偏离高斯分布，偏离程度用弥散峰度表示。

弥散受限主要见于恶性肿瘤、富含细胞的转移瘤和纤维化，这些病变内较正常组织含有更多具有完整细胞壁的细胞。相反，在具有较少细胞和细胞膜不完整（如巨大肿块的坏死中心）的微环境内，水分子可以相对自由运动（如弥散受限）。宏观看，水分子的净移动可通过表观弥散系数（ADC）描述，并通过应用两个梯度脉冲测量，其成像机制与相位对比 MRA 类似。DWI 的信号强度变化取决于组织的 ADC 状态和运动敏感梯度（MPG）的强度。MPG 由 b 因子（即弥散梯度因子，又称 b 值）控制。b 因子实际上决定 ADC 参与构成图像对比度的份额，即弥散权重的程度。

（二）DWI 原理及 ADC 值概念

最常用的 DWI 成像方法是在单次激发自旋回波 T_2 序列的基础上施加一对对称性运动探测梯度脉冲，位于 180°重聚脉冲（Stejskal-Tanner sequence）的两侧。这可以在分子水平解释弥散梯度脉冲引起相位的改变，所有在沿着梯度轴方向上相同位置的自旋（如弥散受限）在两个脉冲后回到最初的状态。但是移动了的自旋（如自由水分子）将会在第二个脉冲施加时受到一个不同的梯度场强，因此不能回到初始的位置，导致 MR 信号强度的减低，如图 3-54 所示。

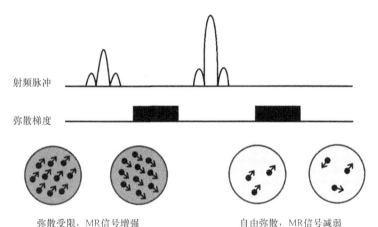

射频脉冲

弥散梯度

弥散受限，MR信号增强　　　　　自由弥散，MR信号减弱

图 3-54　弥散受限的水分子导致 MR 信号增强、自由弥散的水分子导致 MR 信号减弱

信号衰减的程度取决于多个因素，如下面方程所示：

$$SI=SI_0 \cdot \exp\left(-b \cdot D\right)$$

式中 SI_0 为未施加弥散加权梯度敏感场的 T_2WI 的信号强度，b 为弥散敏感因子（b 值），D 为弥散系数。弥散加权图像敏感性随着弥散敏感梯度场强度的增加、弥散敏感梯度场持续的时间和两个弥散敏感梯度场间隔时间的增加而增加。这些梯度场属性取决于 b 值（单位为 $mm^2 \cdot s^{-1}$），它是弥散运动能力的指标。在临床实践中，为了提高组织的特征能力，通过使用多个 b 值来降低 ADC 值计算中的误差。ADC 由至少两个不同的 b 值后处理计算获得。ADC 值为相对信号强度的自然对数（y 轴）和 b 值相重叠的点的直线斜率。通过采用更多的不同 b 值可以获得更准确的 ADC 值，如图 3-55 所示，表示肿瘤组织和正常组织的相对信号强度的对数值（y 轴）与 b 值（x 轴）的关系，肿瘤组织的斜率小于正常组织，转换为 ADC 图即为低信号。

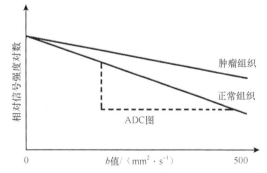

图 3-55　MR 信号强度衰减与 b 值的关系

弥散加权序列扫描产生两种图像，即 DWI 图和 ADC 图。在 DWI 图中，病变或受损组织的信号强度往往高于正常组织，而弥散自由度最大区域的信号强度最低，这使病变组织在 DWI 的

信号表现类似于常规 T_2WI。而 ADC 图是由具有不同 ADC 值的像素组成的。在工作站通过对 DWI 数据后处理操作，可以形成灰阶 ADC 图，通过在病变内画感兴趣区获得 ADC 值。弥散越受限的区域 DWI 信号越高，ADC 值越低。具体来说，受损组织弥散受限，ADC 值降低，表现为较暗区域；自由弥散区域的 ADC 值较高，信号强度相对明亮。在伪彩 ADC 图中，ADC 值降低时呈绿色，正常时呈橘黄或红色，乏水分子弥散的区域呈灰色。值得注意的是，ADC 图显示解剖细节的能力弱，应结合其他 MR 图像分析，例如不同 b 值的 DWI 图像、高分辨力的解剖像和对比增强图像。

（三）临床应用

1. 脑梗死 DWI 最有价值的临床应用是急性脑梗死与恶性肿瘤的检出和评价。在脑梗死的早期阶段，脑细胞出现肿胀并从细胞外间隙吸收水分，细胞内、外的水分子弥散受限，局部组织的 ADC 值降低，DWI 表现为高信号，而此时常规 MRI 序列可表现为正常。DWI 检查的时间很重要，它主要显示脑梗死后数天内的急性病变。对于超急性期、急性期和亚急性期脑梗死，因细胞毒性水肿，使细胞间隙变窄，水分子运动受限，ADC 值下降，在 DWI 呈高信号。DWI 发现超急性期与急性期的脑梗死的敏感性为 88%~100%，特异性为 86%~100%。

2. 颅内肿瘤 颅内肿瘤的 ADC 值的大小取决于肿瘤细胞的密度。淋巴瘤由于肿瘤密度较高，核浆比较大，细胞外含水量少，DWI 呈高信号，ADC 呈低信号，弥散加权可以提供一些比较有用的诊断信息。脑转移瘤的 ADC 值一般较高，DWI 呈等至低信号，原因是肿瘤坏死多为液性成分，弥散不受限，细胞外正铁血红蛋白的存在及血流灌注的增加。少部分转移瘤的 DWI 呈高信号，ADC 图为高或低信号，常见于鳞癌及乳腺癌转移。肿瘤坏死囊变区以浆液性的坏死物为主，其黏稠度相对较低，DWI 呈低信号，ADC 值较高。但脑脓肿脓腔内主要含大量的黏液，其内含有细菌、炎性细胞、黏蛋白、细胞碎屑等，较高的黏稠度和大量的炎性细胞限制了水分子的运动，因此 DWI 呈高信号，而 ADC 值较低。

3. 体部肿瘤 人体组织的 ADC 值一般为 $0.2~2.9×10^{-3}mm^2 \cdot s^{-1}$。由于不同病理状态下 ADC 值改变不同，故 DWI 不仅可以在脑部区别水分子弥散受限的急性脑梗死与非弥散受限的水肿病变（如血管源性水肿），也常用以在体部区分良性与恶性肿瘤，如乳腺鉴别诊断乳腺癌、纤维腺瘤和腺体增生等异常；肝脏鉴别诊断肝细胞癌、转移瘤和血管瘤等病变；胰腺区别分泌黏蛋白的肿瘤与其他肿瘤；盆腔显示前列腺癌、子宫内膜癌和宫颈癌；发现局部或远处的转移淋巴结；区分骨折的性质为病理性或外伤性；评价骨挫伤；对恶性肿瘤进行放疗或化疗后，当 DWI 显示肿瘤的信号强度降低或 ADC 值升高时，提示肿瘤组织对治疗产生反应，说明治疗有效。

（四）DWI 图像质量影响因素

1. T_2 透射效应 DWI 所用的 SE 序列为 T_2WI，组织的信号强度取决于 T_2 信号和施加弥散敏感梯度场后信号的衰减。因此，具有很长 T_2 弛豫时间的组织，T_2 高信号可能被误认为是扩散受限，这种现象称为 T_2 透射效应。最简单区别弥散受限和 T_2 透射效应的方法是生成一个 ADC 图，在 ADC 图上前者表现为低信号（低 ADC 值），而后者表现高信号。还有其他一些技术来降低 T_2 透射效应，比如运用高 b 值和短回波时间来降低 T_2 信号或者指数图像技术，它是通过 DWI 图除以非加权图像（$b=0$）产生的比值生成的新图像，这种计算是基于前面的信号衰减方程式。

2. 磁敏感伪影 弥散加权图像采集使用的平面回波序列对磁场不均匀性特别敏感。由于胃肠道及肺底中气体的存在，因此，在腹部成像中使用平面回波序列需特别注意。其他磁敏感伪影的来源包括金属支架、手术夹等。缩短回波时间及增加带宽可以减轻磁敏感伪影。

3. 运动伪影 多个脏器的持续运动导致的运动伪影是全身弥散成像图像质量降低的主要原因。运动伪影主要发生在相位编码的方向，形成"鬼影"。因此，产生的信号并不局限于原始体素中而是散布于整幅图像中，导致估算 ADC 值时产生潜在错误。增加图像采集速度（单激发平面回波成像技术现已成为可能）和使用并行采集技术可减低此类伪影。

4. 对比剂效应　全身弥散成像时，在各种弥散参数特别是 ADC 值的定量评估时，对比剂因素必须加以考虑。这一效应由于肾实质浓缩对比剂及分泌进入集合系统的对比剂的顺磁性效应而显得最为明显。肾实质在增强后（平均采集时间为注射对比剂后 11min）弥散加权成像 ADC 信号明显低于注射对比剂之前的图像，但肝脏、胰腺及脾脏注射对比剂后 ADC 值没有显著降低。

（五）弥散张量成像和弥散峰度成像

弥散张量成像（DTI）和弥散峰度成像（DKI）是在 DWI 基础上的扩展。弥散张量成像，同样是通过测量水分子的弥散过程来评价生物组织结构和生理状态，被公认为当前最有吸引力的无创性检查方法。使用这种方法可获得脑白质组织的完整性的量化图，以及辨别脑纤维束三维宏观结构图（如脑皮层下灰质核团的投射区及皮层间的纤维连接）。组织内水分子的随机位移通常受到介质组织结构和生理因素的影响，如果在介质组织中水分子的弥散在所有的方向都是相同的，经过一定时间的弥散后水分子的弥散轨迹将成一个球形，此种弥散过程称为各向同性；相反，如果各方向的弥散相互独立，则称为各向异性，这种情况下水分子经过一段时间的弥散会在空间分布上形成一个椭球。弥散的特性能够通过三维椭球图来描述，这需要 6 个独立的数字来定义方向和椭球轴的长度。水分子在脑白质中的弥散在三维空间上是各向异性的，主要是由于脑白质神经纤维束在宏观和微观上的结构特点，如髓鞘、轴突和纤维束等对水分子弥散的限制作用，使水分子的弥散过程在空间上表现为椭球形。通过评估椭球的特点，即可获得有关脑白质的生理和结构（如解剖和组织病理学）信息。

DKI 技术是 DTI 技术的扩展，通过在 DTI 成像公式上引入一个四阶张量，称为具有 15 个独立参数的四阶 3×3×3×3 矩阵。常规单 e 指数模型假设水分子弥散是不受阻碍的自由运动，水分子在随机运动的情况下其弥散运动位移满足高斯分布（即正态分布）。而对于真实的生物组织，水分子的弥散实际上是在细胞间隙、细胞内运动，其运动必然不是自由运动，真实的水分子弥散的运动位移是非高斯分布的。水分子弥散受周围环境的限制程度越大，体素内组织成分越混杂，弥散的非高斯性越显著。

DKI 的应用是从神经研究开始，主要用于反映脑灰、白质弥散的微观结构信息，关注的是组织结构对弥散的受限程度，以及细胞内、外弥散的成分，因此，其 b 值范围为 $0\sim3000mm^2 \cdot s^{-1}$，其中最大 b 值一般都在 $2000\sim3000mm^2 \cdot s^{-1}$。同时，为了获得与神经纤维走向相关的弥散参数，其采用类似于 DTI 的张量模型计算弥散张量和峰度张量，其中峰度张量为更高维度的四阶张量模型，因此，弥散方向至少需要 15 个方向。再加上模型拟合需要至少 3 个 b 值，因此，DKI 的采集时间比 DTI 的时间更长一些，通常在 $5\sim10min$。

随着 DKI 模型应用的逐渐推广，目前在肿瘤的良恶性鉴别和分级方面的应用也受到极大的关注。肿瘤的组织特性与神经系统存在较大的差异，因此扫描方案差异较大。由于肿瘤组织往往没有类似于神经束的各向异性很强的结构，因此并不需要多扫描方向和计算弥散峰度张量，在只需要获得组织平均弥散（MD）和平均峰度（MK）的情况下，采集时间显著缩短，甚至可以缩短到 $1\sim2min$。

三、磁共振动脉自旋标记成像

（一）基本原理

动脉自旋标记（ASL）磁共振灌注成像技术是一种通过对动脉血作磁标记作为内源性示踪剂来测量脑血流量（CBF）的无创技术。ASL 利用动脉血中的水分子作为示踪剂测量灌注，不需要注射钆造影剂或任何其他的外源性对比剂，这不同于动态磁敏感对比增强（dynamic susceptibility contrast-enhanced，DSC）成像和动态对比增强（dynamic contrast enhanced，DCE）成像。

ASL 通过对动脉血中水的氢质子进行标记实现对大脑血流信号的采集及测量。在成像平面上利用射频脉冲对动脉血中的质子进行标记，使其自旋弛豫状态改变，经过一定的通过时间，被标记的血内水质子到达成像层，标记血对组织进行灌注，在成像层毛细血管区与组织水质子发生交换，引起该处组织磁共振信号强度变化，经过磁共振采集所得的图像为标记像（tag image）。而未经标记的血液对相同层面进行灌注成像所得的图像称为对照像（control image）。

标记像包括静态背景组织信息和流入组织的标记血液信息；对照像是对成像区进行的非标记血液成像，因而只包括静态背景组织信息。两组图像相减得到仅有标记血质子信号的、含有局部组织灌注信息的灌注图，即灌注像=对照像-标记像。

需指出，由于动脉血中质子的标记是质子磁矩的反转，磁化矢量降低，使得标记图像信号强度下降，因此灌注像是由对照像减标记像，而不是相反。由于所得灌注图像的信噪比较小（标记像与对照像之间的信号强度差异较小，约为静态组织信号的1%），因此，需要多次采集标记像和对照像对信号进行加权平均。

ASL往往受到示踪剂作用时间的影响，即从标记位置开始到脑组织进行物质交换位置结束血流运行所需要的时间，称为运输时间，也称为动脉通过时间（arterial transit time，ATT）。ATT是由血液的纵向弛豫时间决定的，一般为1300~1750 ms，ATT因人而异，因区域而异，正常组织和病变组织的ATT也不相同。

（二）ASL技术分类

根据标记方式不同ASL可分为两类：脉冲式动脉自旋标记（pulsed arterial spin labeling，PASL）和连续式动脉自旋标记（continuous arterial spin labeling，CASL）。PASL使用选择性的射频脉冲，脉冲式地标记成像层面近端的一个厚块中的血液，等一段时间使标记的血液与组织充分混合，然后成像。而CASL连续标记相应层面近端的动脉血液，被标记的血液连续流入组织。

CASL除了单一的长时间标记方式外，还有伪连续式动脉自旋标记（pseudo-continuous arterial spin labeling，PCASL）方式，PCASL在每1ms施加1000个或更多射频脉冲。

这些成像方法均可用于ASL标记及成像，但各有其优缺点。PASL的优势在于易实现，功率沉积小、标记效率高，但信噪比较低；而CASL的优势在于当生理噪声比较强时，其信噪比比较高，但功率沉积也较高，尤其是在高场强条件下，其功率沉积问题尤为严重；PCASL综合了CASL的高信噪比和PASL的高标记效率优势，临床应用较多。

ASL还可以根据图像采集模式进行分类，2D ASL采用2D的采集模式，3D ASL采用3D的采集模式。3D ASL对流入动脉血液进行连续标记，待标记血液流入脑组织后，进行全脑三维快速成像，测量全脑血流量变化。其特点包括良好的SAR值控制、图像伪影小、扫描范围广、图像信噪比高；螺旋状K空间填充，扫描速度快；连续标记，动脉血液标记效率高；背景抑制优化，突出血流量信息。因而，3D ASL获得了广泛的应用。

（三）定量化

ASL可以在活体定量测量脑血流量（CBF），且无创、无辐射、有高重复性。CBF的单位是每分钟每100g脑组织通过的血液毫升数 $[ml \cdot (100g)^{-1} \cdot min^{-1}]$，是评估脑组织新陈代谢的一个重要指标，CBF的降低可引起脑组织的缺血性损害。ASL理论上还可以得到另两个血液动力学参数：脑血容积（cerebral blood volume，CBV）和平均通过时间（mean transit time，MTT）。

除了测量灌注，ASL方法也可应用于磁共振血管造影产生血管图像。ASL还被越来越多地在功能磁共振成像中用于记录大脑激活区域，作为BOLD的替代方法。

（四）临床应用

目前，应用于颅脑疾病临床诊断的灌注成像技术均采用外源性药物作为示踪剂，以血液为介质对组织进行灌注成像，进入血液的示踪剂会在一定程度上对受检者的血流动力学、血液渗透压等造成影响。而ASL所标记的水分子可以自由通过血脑屏障，其测量的CBF也更贴近实际值。

与其他神经影像学方法相比较，ASL 具有完全无创、无电离辐射、不依赖示踪剂、不易受颅底结构影响、成像时间短及可重复性高等优点。近年来，ASL 被广泛应用于多种颅脑疾病的检查，包括脑缺血、脑梗死、脑肿瘤、神经退行性疾病、癫痫、抑郁症等脑损伤疾病。另外，ASL 也已应用于肺灌注、肾灌注和心肌灌注检查中。

ASL 高场强成像技术（如 7T 及 9.4T）是其重要的发展趋势之一，因为在高场强下，ASL 可产生更长的 T_1 值来提高 SNR；另一个发展趋势是与其他技术相结合，如校准 BOLD fMRI 成像，即 ASL 与 BOLD 技术相结合测量 CBF。

四、动态对比增强磁共振成像

（一）动态对比增强磁共振成像的基本概念和发展概况

动态对比增强磁共振成像（DCE-MRI）是一种运用快速 MRI 序列连续采集静脉注射对比剂（通常应用钆的螯合物 Gd-DTPA）前、中、后期的图像，显示对比剂进入靶器官或组织血管，通过毛细血管床并最终被清除过程中的信息，其信号增强的程度反映了靶器官或组织的物理及生理特性，包括组织灌注、毛细血管表面积、毛细血管通透性及血管外-细胞外间隙（extravascular-extracellular space，EES）等特性。普通对比增强 MRI 只能通过病变强化的形态学特征进行诊断，并且只反映某个或某些固定时间点的增强特性，结果分析依赖于医师的经验，主观性较强。DCE-MRI 则可以多时相扫描，产生连续动态的图像，通过后处理技术能获得一系列半定量及定量参数，更为客观地反映病变的强化特征，对所显示区域的病理生理特性有着更为丰富全面的信息。从这种意义上来说，DCE-MRI 与其他功能成像技术一样可以在显示病变的解剖结构之外识别其病理生理学特征。

这种概念逐渐分化产生两个领域：运用 T_1 加权的 DCE-MRI 和运用 T_2 或 T_2^* 加权的动态磁敏感对比增强 MRI（dynamic susceptibility contrast-enhanced MRI，DSC-MRI）。20 世纪 90 年代普遍认为灌注成像首选 DSC-MRI，渗透性成像首选 DCE-MRI。目前，DCE-MRI 已取代 DSC-MRI 成了脑外灌注成像的标准方法。

（二）DCE-MRI 的临床研究

与其他一些功能 MRI 序列相似，DCE-MRI 早期研究多集中于脑部。经过 20 年的发展，DCE-MRI 临床研究已扩展至体部及四肢，其疾病谱涵盖了心肌梗死、脑卒中、自身免疫性疾病及各系统肿瘤。其在肿瘤成像的应用最为广泛，包括肿瘤高危人群的筛查、良恶性病变的鉴别、肿瘤分级、疗效预测及评估、预后判断、检测肿瘤病灶的复发等方面。在肿瘤的 DCE-MRI 中，抗血管治疗的临床研究开展广泛，相关定量参数的分析有助于药物剂量调整和方案优化。定量参数的分析可以提高研究间的可对比性，对 DCE-MRI 临床应用的总结多集中于定量分析结果。

另外，将 DCE-MRI 与其他模态成像技术（如 CT、PET 等）相互融合，将提供既具备高质量的解剖结构定位，又能提供病理生理学及分子生物学信息的复合图像，并有望实现精准诊断，指导临床精准治疗。

五、基于血氧水平依赖的功能磁共振成像

目前，在功能磁共振研究中，应用最广泛的技术是基于血氧水平依赖功能磁共振成像（BOLD-fMRI）。BOLD-fMRI 作为一种非侵入、无损伤、高分辨力的成像技术，为探索活体状态下的人类大脑不同区域的正常生理功能及病理改变提供了强有力的实验手段。

（一）成像基本原理

静脉血中顺磁性的脱氧血红蛋白可以作为磁共振成像的天然对比剂，利用该对比剂的效应，可以得到正常生理条件下大脑血氧的实时变化情况，进而间接地反映活体大脑局部神经元的动态变

化。具体来讲，机体血液中的氧与血红蛋白结合形成氧合血红蛋白，为兴奋脑区消耗能量提供氧气，其释放氧后变成脱氧血红蛋白。两种血红蛋白对磁场有截然不同的影响，氧合血红蛋白是抗磁性物质，对质子弛豫没有影响。脱氧血红蛋白中的血红素铁为二价铁，其外层有 4 个高速自旋、具有较大磁矩的不成对电子，这些不成对电子使脱氧血红蛋白产生顺磁性效应。脱氧血红蛋白的顺磁性可与血管及周围组织中的水质子建立起小的局部场，使组织毛细血管内外出现非均匀磁场，该非均匀场可通过加快质子失相过程缩短横向弛豫时间。因此，当脱氧血红蛋白含量增加时，T_2 加权信号减低。生理状态下，当大脑接受刺激时，局部神经元活动导致脑内血液动力学改变。在特定刺激后其相应的皮质功能区被激活，该区域能量代谢率上升，由于神经元本身并不储存能量所需的葡萄糖和氧气，神经元活化所消耗的能量必须快速地补充，于是出现局部的血管扩张，脑血流量增加，向兴奋性的脑区输送葡萄糖和氧，持续 3~5 s。这种脑兴奋区域的血流量增加，使其氧分压相对升高，氧合血红蛋白含量增加，同时氧的消耗量也增加，但增加幅度不明显。一般认为，脑血流量的增加多于耗氧量，即综合效应是局部血液氧合蛋白含量增加，去氧血红蛋白的含量相对减少。于是，脱氧血红蛋白缩短 T_2 的作用也减少，导致兴奋脑区的 T_2 弛豫时间相对延长，在 T_2 加权像上表现为脑激活区信号相对增加，即高 BOLD 信号。反之，局部脑区脱氧血红蛋白含量相对增加时，BOLD 信号就会降低。综上所述，BOLD 效应就是基于神经元活动对局部耗氧量和脑血流影响程度不匹配所导致的局部磁场不均匀变化的原理。

（二）成像序列

BOLD 效应所反映的磁共振信号具有明显的场强依赖性。在其他条件不变的情况下，场强越大，脱氧血红蛋白的横向磁化弛豫时间缩短则效应越弱，BOLD 信号越强。超高场强（3~7T）磁共振对磁化率差异非常敏感，既可提高图像的时间分辨力，又可极大提高图像的信噪比。激活脑区的 BOLD 效应容易受周围脉管系统内的血流 BOLD 信号影响。在常规场强条件下，主要是脉管系统内的血流 BOLD 信号被观测并形成对比度；当提高场强时，血液的 T_2 信号急剧衰减，脉管内的 BOLD 信号被抑制，主要观测脑内软组织的 BOLD 信号。因此，采用超高场强可以得到较高的 BOLD 灵敏度，还可观察到一些兴奋后血流变化较小的脑实质的信号，这也是目前磁共振研究采用高场强的主要原因。BOLD-fMRI 除了与场强关系密切，还需要合适的扫描序列来进一步提高其敏感性和特异性。通过对序列成像时间、时间分辨力、图像伪影等因素的考量，目前常选用对磁化率变化敏感的梯度回波（GRE）成像序列和平面回波（EPI）成像序列。

（三）应用

目前，应用 BOLD-fMRI 进行的脑科学研究主要有以下几个方面：①脑功能区定位。利用 BOLD-fMRI 方法，可以确定刺激任务在脑内的功能定位，进一步明确脑基本功能（如感觉、运动、视觉、听觉等）的精细定位。②脑相关疾病的诊断及机制研究，在临床上可以利用该方法对各种神经和精神疾患（如老年痴呆、帕金森综合征、癫痫、脑肿瘤、精神分裂症、物质依赖、抑郁焦虑等）的发病机制进行探索和预防性研究。③脑高级功能的机制研究，可以运用该方法对大脑的高级功能（如认知、情感、学习记忆等）进行探索，研究参与这些功能的复杂脑网络模式。

（梁佩鹏）

第四章 核医学物理及成像

学习要求:

记忆: 原子核的衰变类型、放射性指数衰变规律、与核衰变相关的物理量。

理解: 原子核的性质、原子核的稳定性、递次衰变、放射平衡。

运用: 核素及分类、放射性计数的统计规律。

核医学成像是四大影像学检查手段之一, 在医学影像诊断中占有重要地位, 其物理基础是原子核物理学 (nuclear physics)。原子核物理学是研究原子核的基本结构、组成特征和相互转换等问题的物理学分支, 研究内容包括以下两个方面: 第一, 研究核力、核结构与核反应等物质结构的基本问题; 第二, 研究物质的放射性和射线。随着原子核物理理论与技术的迅速发展, 利用原子核的放射性对疾病进行诊断和治疗已经得到越来越多的重视, 为现代医学诊疗及医学影像新技术的开展提供了新的手段。

第一节 原子核的性质与衰变类型

案例 4-1

患者, 女性, 58 岁, 主诉: 右侧颈部增粗增大一月余, 超声检查提示: 右侧甲状腺肿大, 呈单个结节状, 甲状腺包膜完整, 彩色多普勒血流显示: 血流丰富, 绕结节而行。医生建议行 ^{131}I 治疗。

思考: (1) ^{131}I 治疗的放射性物理基础是什么?

(2) ^{131}I 的放射性核衰变的类型是什么?

自然界的任何物质是由分子组成的, 而分子是由原子组成的, 原子是元素的最小单元, 原子在化学反应中不可分割。分子和原子都处于不停的运动之中。目前天然存在的元素有 94 种, 人工制造的元素已报道的共有 118 种。

一、原子核的性质

(一) 原子核的组成

1932 年, 中子 (neutron) 被发现以后, 人们通过实验和理论证明了原子核是由带正电荷的质子 (proton) 和不带电的中子组成的。质子和中子统称为核子 (nucleon)。核内质子数用 Z 来表示, 因其原子核所带正电荷必须与核外电子的负电荷数值相等, 故核电荷数也用 Z 来表示。核质量数 A 和核电荷数 (或原子序数或核外电子数) 是原子核特征的两个重要标志。通常用 $^A_Z X$ 来表示核素。X 表示元素的化学符号, A 表示核的质量数 (核子总数), Z 表示核内质子数 (正电荷数或原子序数), 核内中子数用 N 来表示, 其关系为 $A-Z=N$。如 $^{16}_8 O$, 表示氧原子核内 8 个质子和 8 个中子组成, 质量数为 16。

(二) 原子核的质量

原子的质量等于原子核的质量加上核外电子的质量, 再减去相当电子全部结合能的数值, 一般电子组成原子的结合能很小, 可忽略不计, 因此原子核的质量简单地等于原子质量与核外电子质量之差。

1. 原子质量单位　质子是带有一个电子电量的正电核，以 p 表示，其质量 m_p=1.67254×10^{-27}kg，是电子质量的 1836 倍。中子是不带电的中性粒子，以 n 表示，其质量 m_n=1.6748×10^{-27}kg，是电子质量的 1836.3 倍，比质子质量略大些。

微观粒子（如质子、中子和原子核）的质量都很小，用千克或克作为质量单位来量度很不方便，因此，国际上规定用"原子质量单位"（atomic mass unit）来量度，记为"u"。规定一个原子质量单位等于 $^{12}_{6}$C 原子质量的 1/12，即

$$1u = 1.660566×10^{-27}kg \tag{4-1}$$

质子和中子的质量分别记作 m_p 和 m_n，故 m_p = 1.007276u，m_n = 1.008665u。

原子的质量以"原子质量单位"量度时，都接近于某一整数，以 A 表示，称为原子核的质量数，是核内质子数和中子数的总和。

原子核带正电，其电量 q 等于电子电量的绝对值 e 的整数倍，$q=Ze$，Z 为整数，称为原子核的电荷数，即原子序数。

2. 核力　核子之间既存在着万有引力，也存在电磁力，核子之间万有引力非常小，与电磁力相比可忽略不计。将质子和中子结合在一起的力既不是万有引力，因为质子间的万有引力比库仑斥力要小得多，也不是电磁力，因为中子不带电，而质子间为库仑斥力，质子和中子结合在一起的力是一种特殊的力，称为核力（nuclear force）。核力具有如下重要特征：核力是短程强吸引力，它只在距离为 10^{-15}m 的数量级内发生作用；核力是强相互作用力，核力大约是库仑力的 100 倍；核力具有饱和性，一个核子只同附近的几个核子有作用力，核力与电荷无关，原子核内质子与质子、质子与中子、中子与中子之间的引力是相等的，与核子是否带电无关；核子不能无限靠近，在 6×10^{-16}m 的极短程内存在斥力。

（三）原子核的大小

α 粒子散射实验证明，原子核的形状接近于球形，通常用核半径表示原子核的大小。核半径是指核力的作用范围或核内电荷分布的范围，而不是几何半径。原子核的半径 R 为 10^{-15}~10^{-14}m，与核质量数 A 的近似关系可表示为

$$R = R_0 A^{\frac{1}{3}} \tag{4-2}$$

式中通常取 R_0=1.2×10^{-15}m。

如果把原子核的质量 Au 近似为原子质量 m，而原子核的体积 $V = \frac{4}{3}\pi R^3$，那么原子核的平均密度 ρ 为

$$\rho = \frac{m}{V} = \frac{Au}{(4/3)\pi R^3} = \frac{Au}{(4/3)\pi A R_0^3} = \frac{3u}{4\pi R_0^3} = 2.3×10^{17}\,kg\cdot m^{-3} \tag{4-3}$$

由式（4-3）可见，原子核密度是非常大的，各种原子核的密度是大致相同的。

二、原子核的稳定性

（一）质量亏损

原子核质量与组成它的所有核子质量的总和差值 ΔM 称之为质量亏损。原子核是由众多核子紧密结合在一起组成的，例如，$^2_1$H 核是由一个中子和一个质子共同组成的，因此，它们的质量和是质子和中子之和，即 m_n+m_p=1.008665u+1.007276u=2.015941u。但通过实验实际测量表明：1 个 $^2_1$H 核（不是 $^2_1$H 原子）的质量仅仅为 2.013 553u，所以，两者质量之差（质量亏损）为

$$\Delta M=2.015941u–2.013553u=0.002388u \tag{4-4}$$

根据爱因斯坦质能关系方程进行分析

$$\Delta E = \Delta M c^2 \tag{4-5}$$

式（4-5）表明，原子核的质量亏损 ΔM 相当于在单个核子合成原子核时有能量 $\Delta M c^2$ 放出。而且按照上述质能关系原理，如果将原子核拆成单个核子，则需要外界提供能量；反之，如果将单个核子组成原子核，那么一定要释放能量。

（二）平均结合能

由单个核子结合成原子核时，所释放的能量称之为原子核的结合能。设定原子核的结合能为 ΔE，核子数（即质量数）为 A，则满足如下关系式 $\Delta \varepsilon = \Delta E / A$，称为平均结合能。对于任何一个原子核 $_Z^A X$ 的平均结合能 $\Delta \varepsilon$ 定义为

$$\Delta \varepsilon = \Delta E / A = \Delta M c^2 / A = (Z m_p + N m_n - m_A) c^2 / A \tag{4-6}$$

式中 Z、N 分别表示质子数和中子数，m_p、m_n、m_A 分别表示物质质子、中子和原子核的质量。等式右侧的括号内是 Z 个质子和 N 个中子结合成原子核时的质量亏损，即

$$\Delta M = Z m_p + N m_n - m_A \tag{4-7}$$

（三）原子核的稳定性

在原子核物理中，常用平均结合能来表示原子核的稳定性，平均结合能的数值大小能够反应原子核结合的松紧程度，如果原子核的平均结合能越大，那么原子核分解为单个核子所需要的能量就会越大，原子核就会越稳定。图 4-1 为原子核的平均结合能关系曲线。从该曲线可以看出：中等质量的原子核，其平均结合能相比轻核和重核都大，因此，中等质量的原子核比较稳定。在重核区（质量数 $A>209$），由于质子数增多，彼此间的静电斥力迅速增大，使平均结合能减小，核子之间结合松散，原子核也显示出不稳定性。所以，天然放射性核素多数都是原子序数较大的重核，它们能够自发地衰变而放出射线。

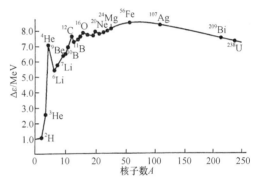

图 4-1　原子核的平均结合能关系曲线

三、原子核的衰变类型

原子核自发地放射出 α、β、γ 等各种射线的现象，称为放射性。放射性是 1896 年法国物理学家贝可勒尔发现的。他在研究荧光物质能否发射 X 射线时发现铀盐能放射出穿透力很强、能使照相底片感光、能与 X 射线一样穿透物质并使空气电离的一种不可见的射线。

案例 4-1 解答
（1）^{131}I 治疗的放射性物理基础是 ^{131}I 具有放射性。
（2）^{131}I 的放射性核衰变的类型是 β 衰变。

经过研究发现，射线共有三种成分：一种是 α 射线，它是高速运动的氦原子核的粒子束，它的电离作用大，贯穿本领小；另一种是 β 射线，它是高速运动的带电粒子束，它的电离作用较小，贯穿本领大；第三种是 γ 射线，它是波长很短且不带电的电磁波，它的电离作用小，贯穿本领大。经研究发现，许多天然和人工制造的核素都能自发地放射出射线，除上述三种射线外，还有正电子、质子、中子和中微子等其他粒子。

放射性核素衰变是原子核从不稳定状态趋于稳定状态的过程，衰变类型主要有三种：α衰变、β衰变、γ衰变。核衰变过程遵守质量、能量、动量、电荷和核子数守恒定律。

1. α衰变 放射性核素放出α粒子而衰变为另一种核素的过程，称为α衰变。α粒子就是氦核，它是由两个质子和两个中子组成的，用符号 $_2^4He$ 表示。

在α衰变中，通常把衰变前的原子核称为母核（母体），衰变后的原子核称为子核（子体）。由于衰变前后的质量数 A 和电荷数 Z 都是守恒的，故子核的质量数比母核的质量数少4，子核的电荷数比母核的电荷数少2，因此，子核在周期表中的位置要向前移动两位，这种规律称为α衰变的位移定则。用 $_Z^AX$ 代表母核，$_{Z-2}^{A-4}Y$ 代表子核，则α衰变反应式为

$$_Z^AX \to {}_{Z-2}^{A-4}Y + {}_2^4He + Q \tag{4-8}$$

如镭 $_{88}^{226}Ra$ 放出α粒子变成氡 $_{86}^{222}Rn$，其过程为

$$_{88}^{226}Ra \to {}_{86}^{222}Rn + {}_2^4He + Q \tag{4-9}$$

式中 Q 为母核衰变成子核时所放出的能量，称为衰变能。它为子核和α粒子所共有，由于子核质量比α粒子质量大很多，因此，衰变能的绝大部分为α粒子所有，α衰变多发生在 A 值超过209的重核。

2. β衰变 原子核内释放出电子或正电子的衰变过程统称为β衰变。β衰变包括β⁻衰变、β⁺衰变和电子俘获三种形式。

（1）β⁻衰变：核内放出β粒子（电子 $_{-1}^0e$）的衰变过程。衰变时，母核 X 放出一个电子而转变成子核 Y，子核的电荷数比母核增加1，质量数不变，子核在周期表中的位置比母核后移一位，这就是β衰变的位移定则。其一般过程为

$$_Z^AX \to {}_{Z+1}^AY + {}_{-1}^0e + \bar{\nu}_e + Q \tag{4-10}$$

式中 $\bar{\nu}_e$ 是反中微子，它不带电，其静止质量基本为零。子核与母核是相邻的同量异位素，例如：$_{15}^{32}P \to {}_{16}^{32}S + {}_{-1}^0e + \bar{\nu}_e + Q$。

（2）β⁺衰变：核内放出β⁺粒子（正电子 $_{+1}^0e$）的衰变过程。衰变时，母核 X 放出一个正电子而转变成子核 Y，子核的电荷数比母核减少1，而质量数相同，子核在周期表中的位置比母核向前移动一位，这就是β⁺衰变的位移定则，其一般过程为

$$_Z^AX \to {}_{Z-1}^AY + {}_{+1}^0e + \nu_e + Q \tag{4-11}$$

式中 ν_e 是中微子，它不带电，其静止质量基本为零。子核和母核也是相邻的同量异位素，例如：$_7^{13}N \to {}_6^{13}C + {}_{+1}^0e + \nu_e + Q$。

（3）电子俘获：能发生β⁺衰变的原子核俘获一个核外电子，同时放出一个中微子，使核内一个质子转变为中子，这个过程称为电子俘获（electron capture，EC）。其过程为

$$_{-1}^0e + {}_Z^AX \to {}_{Z-1}^AY + \nu_e + Q \tag{4-12}$$

例如：$_{-1}^0e + {}_{26}^{55}Fe \to {}_{25}^{55}Mn + \nu_e + Q$ 子核和母核也是相邻的同量异位素。

一个内层电子被原子核俘获后，核外会缺少一个电子，原子核的外层电子会立即将这一空位填充，填充过程释放的能量以标识 X 射线的形式放出，也可使另一外层电子电离，成为自由电子，这种被电离出的电子称为俄歇电子。

3. γ衰变和内转换 处于高能态的原子核跃迁到低能态或基态时放出γ射线的过程称为γ衰变，又叫γ跃迁。γ射线是一种电磁辐射。在放出γ射线过程中，原子核的质量数和电荷数都不改变，只是核的能量状态发生变化，故γ跃迁是属于同质异能跃迁。处于同质异能态的核素（nuclide）称为同质异能素。如果用 $_Z^AX^*$ 表示 $_Z^AX$ 的同质异能素，γ跃迁可用下式表示

$$_Z^AX^* \to {}_Z^AX + \gamma + Q \tag{4-13}$$

γ衰变是通常伴随着α或β衰变而出现的。有些原子核从激发态向较低能态或基态跃迁时，并不辐射γ光子，而是将多余的能量直接传递给核外内层电子，使其成为自由电子，这种现象称为内

转换（internal conversion，IC）。所放出的电子叫内转换电子（internal conversion electron）。核素发射内转换电子时也会辐射标识 X 射线。

4. 衰变纲图 放射性核素的衰变过程可用衰变纲图（decay scheme）来表示，图4-2 为 $^{32}_{15}$P和$^{60}_{27}$Co的衰变纲图。图中最下面的横线表示原子核的基态，上面的各横线分别表示子核的激发态。相应的衰变类型、能量和半衰期等分别标在能级的两侧，两能级之间的能量差表示衰变能。斜线上标示衰变类型、粒子的动能和衰变百分比。发生 α 衰变、β$^+$衰变和轨道电子俘获，箭头向左倾斜；发生 β$^-$衰变，箭头向右倾斜；向下的垂线表示 γ 跃迁。

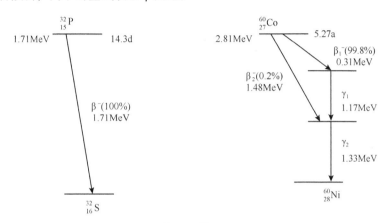

图 4-2 $^{32}_{15}$P 和 $^{60}_{27}$Co 的 β$^-$衰变

$^{32}_{15}$P 通过 β$^-$衰变成$^{32}_{16}$S，在此过程中放出 1.71MeV 的能量。$^{60}_{27}$Co 在 β$^-$衰变过程中产生的 γ 射线，其衰变过程为：$^{60}_{27}$Co 可以发生 β$^-$衰变到$^{60}_{28}$Ni 的 2.50MeV 的激发态，释放出能量为 1.17MeV 的 γ 射线，再跃迁到$^{60}_{28}$Ni 的 1.33MeV 的较低激发态，释放出能量为 1.33MeV 的 γ 射线。

（张淑丽）

第二节 放射性核素的衰变规律

案例 4-2

患者，女性，13 岁，生长发育迟缓，身材矮小，尚不会说话，曾经服用甲状腺激素，血清学检查，具体结果不详，临床诊断为甲状腺功能低下，服用甲状腺片剂治疗 2 个月，疗效不显著，来医院进一步检查。

思考：（1）对于该患者临床考虑哪种检查手段？

（2）如果采用核素检查，试说明采用何种核素；并说明该核素的放射性指数衰变规律有哪些？

一、核素及分类

在原子核物理中，常把具有确定质子数和中子数和能量状态所对应的中性原子统称为核素。原子的质量通常用"原子质量单位"来描述，用字母 A 表示原子核的质量数，是核内质子数和中子数之和，原子核带正电，电量是 q，q 等于电子电量的绝对值 e 的整数倍，即 $q=Ze$，其中，Z 取整数，是原子核的电荷数，也就是物质的原子序数。

（一）按照稳定程度分类

核素可以分为稳定性核素（stable nuclide）和放射性核素（radioactive nuclide）。现已发现的核素已超过 1600 种，其中有 274 种是稳定的，其余的都是不稳定的，它们能放射出射线。

稳定性核素在没有受到外来因素（高能粒子轰击）时，核内结构与能级不会发生变化。

放射性核素是不稳定的，或自发地转变为其他的原子核，或自发地发生核能态变化，变化时伴有射线的发射。放射性核素根据来源不同分为天然和人工两类。在自然界中，存在铀、镭等天然放射性核素，人工合成的放射性元素有钴、铯和铱等。

（二）按照 Z 与 A 的关系分类

1. 同位素 具有质子数相同而质量数不同的核素称为同位素（isotope）。它们在元素周期表中处于同一位置，具有相同的化学性质。例如：氢有 ^1_1H 、^2_1H 和 ^3_1H 三种核素，分别叫做氢（氕）、重氢（氘）和超重氢（氚），它们属于同一种化学元素，互称为同位素。虽然同位素化学性质基本相同，但物理性质可能有很大不同，各种元素都有各自的同位素，氦的同位素有 ^3_2He 、^4_2He 和 ^5_2He 。同位素占该元素总量的百分数称为该同位素的丰度（isotope abundance）。如 ^{40}K 的丰度为 0.0119%，就是说 ^{40}K 占所有钾元素总量的 0.0119%。

2. 同量异位素 质量数相同而质子数不同的那些原子核称为同量异位素（isobar），如 $^{14}_6C$ 和 $^{14}_7N$ 等。

3. 同质异能素 质量数和质子数均相同而处于不同能量状态的一类核素，称为同质异能素（isomer），在质量数后面加写"m"，表示这种核素的能量状态比较高，如 $^{99m}_{43}Tc$ 。

4. 同中子异位素 中子数相同而质子数不同的核素叫同中子异位素。

5. 同质异位素 核子数相同而质子数不同的核素叫同质异位素。

二、放射性指数衰变规律

原子核衰变也称为核放射现象，是原子核从不稳定状态到趋于稳定状态的过程。放射性核素自发地进行衰变，原来的核素数量不断减少，并产生新的核素。衰变后产生的核素有稳定核素，也有不稳定核素，不稳定核素继续发生衰变。对于某一个不稳定核素，我们无法预知它什么时候衰变，但对于由大量原子核组成的放射性物质，其衰变符合统计性规律。

原子核发生衰变时，母核不断变成子核，随着时间 t 的增长，母核的数目不断减小，一种放射性核素团体中的每一个核素都将衰变，不稳定的母核衰变的时间有长短和先后之分，并且衰变的初始时刻是随机的，大量的原子核的宏观衰变规律符合数理统计规律，经过实验测得核素衰变服从指数衰减规律。

案例 4-2 解答
（1）临床可以考虑进行甲状腺放射性核素检查。
（2）采用 ^{131}I 放射性核素；^{131}I 的放射性遵循指数衰变规律，半衰期为 8.04d。

三、与核衰变相关的物理量

（一）衰变常数 λ

如在 t 时刻原子核数目为 N，经 dt 时间后，因衰变而减少的原子核为 $-dN$。实验和理论都证明，$-dN$ 与时间间隔 dt 及 t 时刻未衰变的原子核数目 N 成正比，即

$$-dN = \lambda N dt \tag{4-14}$$

式中负号表示放射性核数 N 随时间 t 增加而减少，λ 是比例常数，称为衰变常数（decay constant）。

它是表示放射性核素衰变快慢的物理量,单位为 s^{-1}。其值越大,核素随时间增加而减少得就越快。式(4-14)可改写为

$$\frac{\mathrm{d}N}{N} = -\lambda\mathrm{d}t \tag{4-15}$$

对式(4-15)积分,可得到在 t 时刻的原子核数目 N 与 $t=0$ 时刻的原子核数目 N_0 之间的关系

$$N = N_0\mathrm{e}^{-\lambda t} \tag{4-16}$$

放射性核素衰变的指数衰减规律,称为衰变定律。通过实验证明,放射性核素衰变的快慢,也就是 λ 的大小,是由原子核本身性质决定的,与原子核的化学性质无关,同时也不受到相关物理因素如温度、压力等的影响,同时每一种放射性核素都具有自身的 λ 值,如果一种核素同时发生 n 种不同类型的核衰变,衰减常数分别为 λ_1, λ_2, $\cdots$, λ_n,则总衰变常数 λ 等于各衰变常数之和。即

$$\lambda = \lambda_1 + \lambda_2 + \cdots + \lambda_n \tag{4-17}$$

(二)半衰期 $T_{1/2}$

放射性核素因衰变而减少到原来的一半所需的时间,称为半衰期(half life)。用 $T_{1/2}$ 表示。

当 $t=T_{1/2}$ 时,$N = \dfrac{N_0}{2}$,代入式(4-16)得

$$\frac{1}{2}N_0 = N_0\mathrm{e}^{-\lambda T_{1/2}}$$

两边取对数,得

$$T_{1/2} = \frac{\ln 2}{\lambda} = \frac{0.693}{\lambda} \tag{4-18}$$

由式(4-18)可知半衰期 $T_{1/2}$ 与衰变常量 λ 成反比,显然 λ 越大,$T_{1/2}$ 就越短,衰变就越快。将式(4-18)代入式(4-16),可得到用半衰期表示的衰变定律

$$N = N_0\left(\frac{1}{2}\right)^{t/T_{1/2}} \tag{4-19}$$

常见的放射性核素的半衰期见表4-1。

表 4-1 常见的放射性核素的半衰期

核素	符号	半衰期	核素	符号	半衰期
镓-68	$^{68}_{31}\mathrm{Ga}$	68.3min	汞-203	$^{203}_{80}\mathrm{Hg}$	46.9d
锝-99	$^{99}_{43}\mathrm{Tc}$	6.02h	钴-60	$^{60}_{27}\mathrm{Co}$	5.27d
金-198	$^{198}_{79}\mathrm{Au}$	2.7d	锶-90	$^{90}_{38}\mathrm{Sr}$	28a
碘-131	$^{131}_{53}\mathrm{I}$	8.04d	铯-137	$^{137}_{55}\mathrm{Cs}$	30a
磷-32	$^{32}_{15}\mathrm{P}$	14.3d	碘-125	$^{125}_{53}\mathrm{I}$	60d

(三)生物衰变常数 λ_b

当放射性核素进入生物体或人体时,其原子核的数目除按自身的衰变规律减少外,还会由于生物体或人体的代谢而使原子核的数目减少。假定因代谢而减少的原子核数目也按指数规律衰减,并引入生物衰变常数(biological decay constant)λ_b 和生物半衰期(biological half life)T_b。据此,放射性核素在生物体或人体内实际所表现的衰变常数和半衰期分别用有效衰变常数(effective decay constant)λ_e 和有效半衰期(effective half life)T_e 表示。一一对应的三者之间有如下关系,即

$$\lambda_e = \lambda + \lambda_b, \qquad \frac{1}{T_e} = \frac{1}{T} + \frac{1}{T_b} \tag{4-20}$$

（四）平均寿命 τ

原子核总数一定的放射源，原子核在衰变前平均存在的时间称为放射性核素的平均寿命（mean life），以 τ 表示。它是一个反映放射性核素衰变快慢的物理量。假设某放射性核素在 $t=0$ 时有 N_0 个原子核，在 t 到 $t+dt$ 的间隔内发生衰变的原子核为 dN，寿命为 t，它们寿命的和就是 $-tdN$，N_0 个核它们总的寿命就是 $-tdN$ 的积分，即平均寿命

$$\tau=\frac{1}{N_0}\int_0^\infty -t\mathrm{d}N=\frac{1}{N_0}\int_0^\infty \lambda Nt\mathrm{d}t=-\frac{\lambda}{N_0}\int_0^\infty N_0\mathrm{e}^{-\lambda t}t\mathrm{d}t=\frac{1}{\lambda} \tag{4-21}$$

由此可见，平均寿命 τ 等于衰变常数的倒数。据此还可推导出平均寿命和半衰期的关系

$$\tau=\frac{1}{\lambda}=1.44T_{1/2} \tag{4-22}$$

由式（4-22）可知，衰变常数越大，衰变越快，平均寿命也越短。

（五）放射性活度 A

放射性核素在单位时间内衰变的原子核数称为该物质的放射性活度（radioactivity），用 A 表示，则

$$A=-\frac{\mathrm{d}N}{\mathrm{d}t}=\lambda N \tag{4-23}$$

放射性活度也是随时间作指数变化的，即

$$A=\lambda N=\lambda N_0\mathrm{e}^{-\lambda t}=A_0\mathrm{e}^{-\lambda t} \tag{4-24}$$

式中 $A_0=\lambda N_0$，即为 $t=0$ 时的放射性活度，A 为 t 时刻的放射性活度。

将 $\lambda=\dfrac{\ln 2}{T_{1/2}}$ 代入式（4-24），可得到用半衰表示的放射性活度的衰减规律为

$$A=A_0\left(\frac{1}{2}\right)^{t/T_{1/2}} \tag{4-25}$$

放射性活度的 SI 单位是贝可勒尔（Bq）。它表示每秒钟发生一次核衰变，即 $1\mathrm{Bq}=1$ 次核衰变 $\cdot \mathrm{s}^{-1}$。

早期放射性活度的单位为居里（Ci），$1\mathrm{Ci}=3.7\times10^{10}\mathrm{Bq}$。

对式（4-23）和式（4-24）进行如下讨论：①当核素一定（即 λ 不变）时，$A\propto N$。相当于在体外测得的放射性活度数值正比于体内对应投影位置上的放射性核素数目，这是核医学成像的基本原理之一；②当两种核素的 N 相同而 λ 不同，有 $A\propto\lambda=\dfrac{1}{\tau}$。相当于如果引入体内两种数量相等的不同核素，短寿命的核素放射性活度大；③当 A 一定时，有 $N\propto\dfrac{1}{\lambda}=\tau$。相当于在满足体外测量的一定活度下，引入体内的放射性核素寿命越短，所需要的放射性核素数量就越少，这也是临床选择短寿命放射性核素的原因。

四、递 次 衰 变

在不稳定的放射性核素衰变成子核以后，如果子核仍具有放射性，那么子核将按照自己的衰变方式和规律进行衰变，如果子核衰变以后，产生的下一代子核仍具有放射性，则新生成的这一代子核也要进行核衰变，这样一代一代衰变下去以后，直到最后生成稳定的放射性核素为止，这种现象就是原子核的递次衰变。这种现象可以延续好几"代"，形成一个核素的放射性家族体系，称之为放射系。如图 4-3 所示，由 $^{232}\mathrm{Th}$ 开始经过多次衰变以后，最终生成了稳定核素 $^{208}\mathrm{Pb}$，在多次的衰变中，各代子核的衰变规律将有所不同，现就三代递次衰变进行探讨，总结分析 n 代递次衰变的规律。

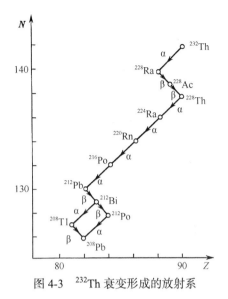

图 4-3 ^{232}Th 衰变形成的放射系

（一）三代递次衰变

设三代放射性核素 A、B、C 的衰变常数是 λ_1、λ_2 和 λ_3，在 t 时刻，三种放射性核素的数目分别为 $N_1(t)$、$N_2(t)$ 和 $N_3(t)$。当 $t=0$ 时，只有母核 A 存在，此时没有子核存在，即 $N_1(0)=N_0$，$N_2(0)=N_3(0)=0$，因此

$$N_1(t) = N_1(0)e^{-\lambda_1 t} \tag{4-26}$$

1. 第一代子核 B 它的数目改变的速率为 $\dfrac{dN_2(t)}{dt}$，一方面，从 A 中以速度 $\lambda_1 N_1$ 生成，并逐渐增多，另一方面，又同时以 $\lambda_2 N_2$ 这个衰减速率而减小，因此

$$\frac{dN_2(t)}{dt} = \lambda_1 N_1 - \lambda_2 N_2 \tag{4-27}$$

将式（4-26）代入式（4-27），考虑初始条件的情况下，求解微分方程，得出

$$N_2(t) = \frac{\lambda_1}{\lambda_2 - \lambda_1} \frac{d}{dt} N_1(0)(e^{-\lambda_1 t} - e^{-\lambda_2 t}) \tag{4-28}$$

2. 第二代子核 C 分稳定的子核和不稳定的子核两种情况。

（1）第二代子核 C 为稳定的子核：$\lambda_3=0$，即

$$\frac{dN_3(t)}{dt} = \lambda_2 N_2(t) \tag{4-29}$$

将式（4-28）代入式（4-29），在考虑初始条件的情况下，求通解，则有以下关系式

$$N_3(t) = \frac{\lambda_1 \lambda_2}{\lambda_2 - \lambda_1} N_1(0) \left[\frac{1}{\lambda_1}(1 - e^{-\lambda_1 t}) - \frac{1}{\lambda_2}(1 - e^{-\lambda_2 t}) \right] \tag{4-30}$$

从以上公式分析可以看出，当 $t \to \infty$ 时，$N_3(t) \to N_1(0)$，即母核 A 全部转换为第二代子核 C。

（2）第二代子核 C 为不稳定的子核：$\lambda_3 \neq 0$，即

$$\frac{dN_3(t)}{dt} = \lambda_2 N_2(t) - \lambda_3 N_3(t) \tag{4-31}$$

该方程在满足初始条件的解为

$$N_3(t) = N_1(0)(k_1 e^{-\lambda_1 t} + k_2 e^{-\lambda_2 t} + k_3 e^{-\lambda_3 t}) \tag{4-32}$$

式中

$$k_1 = \frac{\lambda_1}{\lambda_2 - \lambda_1} \cdot \frac{\lambda_2}{\lambda_3 - \lambda_1},$$

$$k_2 = \frac{\lambda_1}{\lambda_1 - \lambda_2} \cdot \frac{\lambda_2}{\lambda_3 - \lambda_2},$$

$$k_3 = \frac{\lambda_1}{\lambda_1 - \lambda_3} \cdot \frac{\lambda_2}{\lambda_2 - \lambda_3}。$$

（二）n 代递次衰变

如果在初始的时候只有第一代母核，即 $N_1（0）=N_0$，由三代递次衰变的结果可以计算出第 i 代衰变规律为

$$N_i(t) = N_1(0)(k_1 e^{-\lambda_1 t} + k_2 e^{-\lambda_2 t} + \cdots + k_i e^{-\lambda_i t}) \tag{4-33}$$

式中

$$k_1 = \frac{\lambda_1 \lambda_2 \lambda_3 \cdots \lambda_{i-1}}{(\lambda_2 - \lambda_1)(\lambda_3 - \lambda_1)\cdots(\lambda_i - \lambda_1)}$$

$$k_2 = \frac{\lambda_1 \lambda_2 \lambda_3 \cdots \lambda_{i-1}}{(\lambda_1 - \lambda_2)(\lambda_3 - \lambda_2)\cdots(\lambda_i - \lambda_2)}$$

$$\cdots\cdots$$

$$k_i = \frac{\lambda_1 \lambda_2 \lambda_3 \cdots \lambda_{i-1}}{(\lambda_1 - \lambda_i)(\lambda_2 - \lambda_i)\cdots(\lambda_{i-1} - \lambda_i)}$$

在以上的求解中可以发现，递次衰变规律不再是按照简单的指数衰减规律进行衰减，任意一代的变化都和自身的衰变常数有关，同时又与前面各代的衰减常数有关。

五、放射平衡

在递次衰变中，各代核的数量比会出现多种衰变现象，并且此衰变现象与时间变化无关，这些现象称为放射平衡。放射平衡根据各自的平衡特点又可分为暂时平衡、长期平衡和不成平衡三种情况。下面以两代衰变 A→B 为例作简要说明。

（一）暂时平衡

暂时平衡实现的条件是：$\lambda_1 < \lambda_2$，且 $e^{-(\lambda_2 - \lambda_1)t} \ll 1$。

根据两代衰变的公式 $N_2(t) = \dfrac{\lambda_1}{\lambda_2 - \lambda_1} N_1(0)(e^{-\lambda_1 t} - e^{-\lambda_2 t})$ 可得

$$N_2(t) = \frac{\lambda_1}{\lambda_2 - \lambda_1} N_1(0) e^{-\lambda_1 t} \left[1 - e^{-(\lambda_2 - \lambda_1)t} \right]$$

即

$$N_2(t) = \frac{\lambda_1}{\lambda_2 - \lambda_1} N_1(t) \left[1 - e^{-(\lambda_2 - \lambda_1)t} \right] \tag{4-34}$$

因为 $\lambda_1 < \lambda_2$，式（4-34）可近似为

$$N_2(t) = \frac{\lambda_1}{\lambda_2 - \lambda_1} N_1(t) = \frac{\lambda_1}{\lambda_2 - \lambda_1} N_1(0) e^{-\lambda_1 t} \tag{4-35}$$

或

$$\frac{N_2(t)}{N_1(t)} = \frac{\lambda_1}{\lambda_2 - \lambda_1} \tag{4-36}$$

式（4-35）和式（4-36）说明：此时子核的数量将按照母核的衰变规律的变化而变化，并且可

以看出，它们之间保持与时间 t 暂时无关的固定比例，这种平衡称为暂时平衡。

由于 $A = \lambda N$，因此，在达到暂时平衡时，由式（4-36）可以得到 $\dfrac{A_2}{A_1} = \dfrac{\lambda_2}{\lambda_2 - \lambda_1}$，即此时有 $A_2 > A_1$。

在衰变开始时，子核 B 的数目为零，经过衰变后，部分母核 A 会衰变为子核 B，使子核数目增多。在达到暂时平衡时，子核 B 和母核 A 将出现以同样的规律减少。由此可见，子核 B 的数目 N_2 在衰变过程中的某一时刻必然会出现一最大值。设子核 B 的数目达到最大值 N_{2m} 时间为 t_m，其中 t_m 可从式（4-34）求出，从而求出 N_{2m}。

$$t_m = \frac{1}{\lambda_1 - \lambda_2} \ln \frac{\lambda_1}{\lambda_2} \tag{4-37}$$

$$N_{2m} = N_1(0)\left(\frac{\lambda_1}{\lambda_2}\right)^{\frac{\lambda_2}{\lambda_2 - \lambda_1}} \tag{4-38}$$

暂时平衡的关系曲线如图 4-4 所示，表示在 $\lambda_1 < \lambda_2$ 时，子核和母核出现暂时平衡的情况，曲线 a 表示子核的活度 A_2 随时间的变化关系；曲线 b 表示母核的活度 A_1 随时间的变化关系；曲线 c 表示子核和母体的总活度（$A_1 + A_2$）随时间的变化关系；曲线 d 表示子核单独存在时的活度变化关系。由曲线 a 可知，子核的活度最初随时间的增加而逐渐增大，在达到某一极大值后，子核的活度出现随着母核的衰变而逐渐减小的情况。

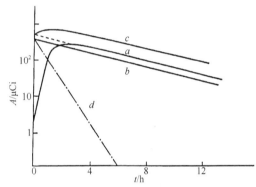

图 4-4 暂时平衡的关系曲线

在医学上，半衰期短的放射性核素具有很高的应用价值。但是，由于它们衰变很快，一旦从生产到临床使用的时间较长，则剩下的核素所剩无几。因此，利用串联衰变的暂时平衡可以解决这个矛盾。先生产长半衰期的母核，在使用核素时，根据母核和子核物理化学性质的不同，用特定的淋洗剂把短半衰期的子核提取出来。当子核被洗脱后，经过一定时间，子核和母核又重新达到暂时平衡，此时再次进行淋洗。这样，每隔一定时间就可以从母核中分离出具有一定活度的短半衰期的子核，随时供临床使用。

（二）长期平衡

长期平衡实现的条件是：$\lambda_1 \ll \lambda_2$，且时间足够长 $t \geqslant 7T_2$。此时，由于 $\lambda_1 \ll \lambda_2$，根据式（4-32）可得

$$N_2(t) = \frac{\lambda_1}{\lambda_2} N_1(t)(1 - e^{-\lambda_2 t}) \tag{4-39}$$

当时间足够长时，式（4-39）中因子 $e^{-\lambda_2 t} \ll 1$，当 $t = 7T_2$ 时，$e^{-\lambda_2 \cdot 7T_2} = e^{-7 \times 0.693} = 7.8 \times 10^{-3}$ 得到

$$N_2(t) = \frac{\lambda_1}{\lambda_2} N_1(t) \tag{4-40}$$

即

$$\lambda_1 N_1 = \lambda_2 N_2, \quad A_1 = A_2 \tag{4-41}$$

只要母核的衰变常数比子核的小得多（$\lambda_1 \ll \lambda_2$），即母核的半衰期比子核的半衰期长得多（$T_1 \gg T_2$），并且观察的时间足够长（$t \geqslant 7T_2$）时，则子核数目及放射性活度就会出现饱和现象，而且子核与母核的放射性活度相等，这种平衡称为长期平衡。

对于多代的情况，只要母核的半衰期远大于子核的半衰期，就会出现这种长期平衡。整个系列达到长期平衡时，各代核的放射性活度均相等

$$\lambda_1 N_1 = \lambda_2 N_2 = \cdots = \lambda_n N_n = A \tag{4-42}$$

利用式（4-40）和 $T_{1/2} = \dfrac{\ln 2}{\lambda} = \dfrac{0.693}{\lambda}$，可推得 $T_1 = T_2 N_1 / N_2$，可以看出，只要知道某一种核的半衰期及所求某一代核的数目比，便可以求出长寿命核素的半衰期。例如，$^{231}_{91}\text{Pa} \to ^{227}_{89}\text{Ac}, \cdots$，已知 $^{227}_{89}\text{Ac}$ 的半衰期为 $T_2 = 21.8\text{a}$。实验测出长期平衡时，母核和子核的原子数目比为 $\dfrac{N(^{231}_{91}\text{Pa})}{N(^{227}_{89}\text{Ac})} = 1505$，则可求得 $^{231}_{91}\text{Pa}$ 的半衰期 $T_1 = 1505 \times 21.8\text{a} = 3.28 \times 10^4 \text{a}$。

（三）不成平衡

若母核的半衰期远远小于各代子核的半衰期，则经过一段时间后，母核将几乎全部转变为子核，子核将按照自己的规律进行衰变，这种现象称为不成平衡。

六、放射性计数的统计规律

放射性核素所发生的核衰变是一个随机事件。这种随机性主要表现在衰变发生的时间、衰变的方式、辐射粒子的空间位置、定点测量辐射粒子数目的多少上。

（一）放射性计数的统计涨落

在测量对象和测量环境均保持不变情况下，多次计数测量的数值大小会在某一数值上下出现波动的现象，称为放射性计数的统计涨落（statistical fluctuation）。辐射源在空间位置上的随机性，在核医学图像上表现为"灰雾"，这是图像的一种噪声（也称量子噪声），它会降低图像的信噪比，图像的对比度和空间分辨力变差，增加了分辨微小病灶的难度。

（二）放射性计数的统计规律

由于辐射源是由大量放射性核素构成，辐射源的放射性计数是一种大量随机事件的统计平均结果，具有数理统计规律。计数出现的次数随着计数数目呈现泊松分布（Poisson distribution）；当计数数目较大时，趋向于高斯分布（Gauss distribution），即偶然误差的对称分布。

若某一次测量的计数为 N，其标准差 S 为

$$S = \sqrt{N} \tag{4-43}$$

变异系数 CV 为

$$\text{CV} = \frac{\sqrt{N}}{N} = \frac{1}{\sqrt{N}} \tag{4-44}$$

一次性计数的测量结果表示为

$$N \pm S = N \pm \sqrt{N} = N\left(1 \pm \frac{1}{\sqrt{N}}\right) = N(1 \pm \text{CV}) \tag{4-45}$$

式中 S 和 CV 反映了测量值的离散程度，其表示重复测量的结果有 68% 的概率出现在 $N - S \sim N + S$。

通常计数测量是用计数率 n 表示，其定义为

$$n = \frac{N}{t} \tag{4-46}$$

式中 N 是在时间 t 内的总计数，计数率 n 是计数测量总体中一个样本中的一个单元，t 为样本的大小。

表示样本中计数率离散程度的是标准误差 $S_{\bar{x}}$ 和相对标准误差 $\dfrac{S_{\bar{x}}}{n}$，其值为

$$S_{\bar{x}} = \sqrt{\frac{n}{t}} = \frac{\sqrt{N}}{t} \tag{4-47}$$

$$\frac{S_{\bar{x}}}{n} = \sqrt{\frac{1}{nt}} = \frac{1}{\sqrt{N}} \tag{4-48}$$

所以，计数率的测量值可表示为

$$n \pm S_{\bar{x}} = n\left(1 \pm \frac{S_{\bar{x}}}{n}\right) = n\left(1 \pm \frac{1}{\sqrt{N}}\right) \tag{4-49}$$

比较式（4-45）和式（4-49）可知，计数率的离散程度比一次性计数缩小了 t 倍，可以通过减少 $S_{\bar{x}}$ 或 $\frac{S_{\bar{x}}}{n}$ 的途径来增大 N 或 t。其中，$S_{\bar{x}}$ 和 $\frac{S_{\bar{x}}}{n}$ 的意义与 S 和 CV 的意义相似，即计数率 n 出现在 $n - S_{\bar{x}} \sim n + S_{\bar{x}}$ 的概率为 68%，这个概率称之为可信度。

实际测量中总存在本底计数，所以净计数率 n_S 为

$$n_S = n_T - n_B \tag{4-50}$$

式中 n_T 为总计数率，n_B 为本底计数率。根据误差传递法则

$$S_{S_{\bar{x}}} = \sqrt{S_{T_{\bar{x}}}^2 + S_{B_{\bar{x}}}^2} = \sqrt{\frac{n_T}{t_T} + \frac{n_B}{t_B}} \tag{4-51}$$

$$\frac{S_{S_{\bar{x}}}}{n_S} = \frac{\sqrt{\frac{n_T}{t_T} + \frac{n_B}{t_B}}}{n_T - n_B} \tag{4-52}$$

（张淑丽）

第三节　医用放射性核素的来源

案例 4-3

放射性核素广泛应用于医学，如用于某些特殊疾病的治疗需要不同放射类型、不同能量的放射性核素，用于诊断与成像的放射性核素需要有另外的特质与要求，因此，如何制备不同类型的放射性核素，如何运输与使用不同的放射性核素是我们大家需要思考的问题。

思考：（1）临床应用的放射性核素主要是利用何种核反应获得的？

（2）进行中子核反应的先决条件是什么？

（3）反应堆生产的放射性核素是利用什么方法引起中子核反应的？

（4）利用反应堆生产的放射性核素大多是什么类型的核素，主要通过哪些中子核反应得到？

（5）临床上广泛应用于各种放射治疗及核素成像的放射性核素的来源有哪些？

（6）核反应堆（nuclear reactor）生产放射性医用核素的方法及核素的特点是什么？

（7）回旋加速器生产放射性医用核素的方法及核素的特点是什么？

（8）核素发生器生产放射性医用核素所必须遵循的规律及子核的提取方法有哪些？

一、核　反　应

（一）核反应

具有一定能量的粒子，如氦核 ^{3}He 或 ^{4}He（α）、氘核 ^{2}H（d）、质子（p）、中子（n）及光子（γ）等轰击靶核，转变为另一种原子核的过程称为原子核反应。

核反应过程为

$$_Z^A X + a \rightarrow _{Z'}^{A'} Y + b \tag{4-53}$$

式中 a 为入射粒子，b 为反应后释放的粒子，X 为被轰击的原子核，Y 为生成的新原子核。核反应可简写成

$$_{Z}^{A}X(a,b)_{Z'}^{A'}Y \tag{4-54}$$

（二）人工放射性同位素

人们用各种粒子对自然界的核素进行轰击，例如用α粒子轰击各种物质时，发生核反应产生了不定的元素，这种新生元素具有放射性。这种用人为方法产生的放射性元素称为人工放射性同位素。这一现象为我们生产人工放射性同位素提供了重要的实验基础。

中子作为入射粒子可产生放射性同位素。在这种人工核反应中可生成正电子β^+，正电子的质量与电量和电子等值，电性相反。如核反应

$$_{5}^{10}B + _{2}^{4}He \rightarrow _{7}^{13}N + _{0}^{1}n \tag{4-55}$$

（三）重核裂变

中子轰击重核时，重原子核经中子轰击后分裂为质量相当的两个部分和 1 到 3 个中子，同时放出热量。

该反应记作（n，f）。如中子轰击 ^{235}U 时，可发生重核裂变

$$_{92}^{235}U + _{0}^{1}n \rightarrow _{54}^{139}Xe + _{38}^{95}Sr + 2_{0}^{1}n + Q \tag{4-56}$$

式中 ^{139}Xe 和 ^{95}Sr 是放射性核素，并通过β衰变成稳定核。重核的平均结合能要小于中等原子核，因此，重核裂变释放能量 Q。

（四）核反应堆

在上述（n，f）反应，即重核裂变中，入射一个中子出射两个中子。中子增殖可使裂变反应持续进行，形成裂变链式反应。在实际应用中，需要对反应速度进行人为的控制，核反应堆装置可以实现人工可控制的持续核链式反应。

（五）核反应类型

（1）按入射粒子种类分为五种类型：①中子核反应[（n，γ）、（n，α）、（n，p）、（n，2n）、（n，f）]；②质子核反应[（p，α）、（p，d）、（p，n）、（p，γ）]；③光核反应[（γ，n）、（γ，d）、（γ，α）]；④轻离子核反应[（d，α）、（d，p）、（d，n）、（α，p）、（α，n）、（α，γ）]；⑤重离子核反应。

（2）按入射粒子能量分为三种类型：①低能核反应（<140MeV）；②中能核反应（<1GeV）；③高能核反应（>1GeV）。

（3）按靶核的质量分为三种类型：①轻核反应（$A \leqslant 30$）；②中核反应（$30 < A \leqslant 90$）；③重核反应（$A > 90$）。

核反应过程与核衰变过程严格遵守质量（能量）守恒、动量守恒、电荷数守恒等有关守恒定律。

（六）电子对湮灭

在式（4-55）的核反应中，产生的放射性核素 ^{13}N 是不稳定的核素，其衰变过程放出正电子β^+，类似的核素有 ^{11}C、^{15}O、^{18}F 等。衰变中产生的β^+大约在 1.5mm 范围内与电子β^-发生湮灭。根据能量守恒和动量守恒，电子对湮灭过程中，必然产生一对飞行方向相反、能量各为 0.511MeV 的双光子。PET 就是通过探测这一对光子的能量，从而实现人体图像重建的。

二、中子及中子核反应

中子的质量 m_n 与质子质量 m_p 基本相当，是不带电的中性粒子，所以，与原子核作用时不存在

库仑力。正是由于中子的这一性质，它可以穿过核外电子云层与原子核直接作用，因此其穿透性非常强，与大多数原子核都可以发生核反应。

（一）自由中子

自由中子不稳定，它可以衰变成质子、负电子并放出一个反中微子，自然界一般很难见到自由中子的原因是其衰变过程的半衰期为12min，自由中子核反应方程为

$$n \rightarrow p + \beta^- + \bar{v} \tag{4-57}$$

（二）快中子

^{233}U、^{235}U、^{239}Pu、^{241}Pu 等核素在裂变时产生的中子能量很高、速度很快，称为快中子。

（三）热中子

在反应堆中放入一定量的含轻原子核（^1H、^2H、^{12}C、^9Be 等）的物质，如轻水（即普通水）、重水（氘与氧的化合物）、石墨和铍等，由裂变产生的快中子同这些轻原子核碰撞，自身能量逐渐降低，速度逐渐减小，最终与周围介质的分子热运动达到平衡。这些经过慢化，与周围介质分子热运动达到平衡的中子，称为热中子。

中子按中子的能量分为三类：①快中子（$E>0.1MeV$）；②中能中子（$1eV<E<0.1MeV$）；③热中子（$E<1eV$）。

（四）热中子反应堆

依靠热中子引起核裂变并维持链式反应的反应堆称为热中子反应堆，简称热堆。根据放入堆中慢化中子的物质不同，热堆又分为轻水堆、重水堆和石墨堆等。

（五）快中子反应堆

由快中子引起核裂变并维持链式反应的反应堆称为快中子反应堆，简称快堆。在核反应过程中没有放入慢化中子的物质。

（六）中子核反应

中子核反应为中子同原子核相互作用引起的核反应。中子核反应和核裂变等现象为我们对核能在各领域的应用及对核结构与核力的研究提供了条件，同时也解释了为什么许多化学元素会有不同原子质量的同位素存在。

案例4-3 解答（1）~（5）

（1）目前临床应用的放射性核素主要是利用中子核反应获得的。

（2）由于自然界不存在自由中子，因此，要想进行中子核反应首先要获得中子源。

（3）反应堆生产放射性核素是利用反应堆提供的高通量中子流照射靶材料，引起中子核反应而得到的。

（4）利用反应堆生产的放射性核素品种多、成本低，是目前医用放射性核素的主要来源。反应堆生产的放射性核素大多是丰中子核素，主要通过（n, f）、（n, γ）、（n, p）、（n, α）、（n, 2n）等中子核反应得到。

（5）临床上广泛应用于各种放射治疗及核素成像的放射性核素来源于核反应堆、粒子回旋加速器（cyclotron）及放射性核素发生器等。

三、核反应堆生产放射性核素

多种医用放射性核素可以通过核反应堆来产生，见表4-2。放射性核素发生器（如 $^{99}Mo \rightarrow ^{99m}Tc$）

的母体核素大多数也是用反应堆制备的。

表 4-2 反应堆生产的医用放射性核素

放射性核素	半衰期	核反应	放射性核素	半衰期	核反应
^{51}Cr	27.7d	^{50}Cr (n, γ) ^{51}Cr	^{153}Sm	46.8h	^{152}Sm (n, γ) ^{153}Sm
^{99}Mo	66.02h	^{98}Mo (n, γ) ^{99}Mo	^{3}H	12.33a	^{6}Li (n, α) ^{3}H
^{125}I	60.2d	^{124}Xe (n, γ) ^{125}Xe→^{125}I	^{14}C	5730a	^{14}N (n, p) ^{14}C
^{131}I	8.04d	^{130}Te (n, γ) ^{131}Te^m→^{131}Te→^{131}I	^{32}P	14.3d	^{32}S (n, p) ^{32}P
^{133}Xe	5.25d	^{132}Xe (n, γ) ^{133}Xe			

案例 4-3 解答（6）

（6）核反应堆产生医用放射性核素的方法：反应堆是首先以 ^{235}U 和 ^{239}Pu 为核燃料进行(n, f)裂变反应，然后用在裂变过程中产生的中子(n)来轰击靶物引起(n, γ)、(n, p)、(n, α)、(n, 2n)等核反应，再将经中子辐照后的靶物进行化学处理，即可最后生产出医用放射性核素。产生的医用放射性核素的特点：反应堆生产的放射性核素是丰中子核素，主要发生β⁻衰变，放出γ射线。

四、回旋加速器生产医用放射性核素

回旋加速器是用来加速带电粒子轰击靶物质引起核反应的装置。

案例 4-3 解答（7）

（7）加速器产生医用放射性核素的方法：加速器加速的带电粒子质子（p）、氘核（d）、氦核（^{3}He 或 ^{4}He）等轰击靶后，产生与靶元素不同的放射性核素，再通过化学分离法，即可得到高放射性浓度甚至是无载体的医用放射性核素。产生的医用放射性核素的特点：加速器主要生产短寿命和超短寿命的贫中子放射性核素，多以电子俘获（EC）和β⁺的形式衰变。

加速器生产的放射性核素适合于γ照相机（γ camera）、SPECT 和 PET 显像。其图像清晰，辐射危害小，与 PET 配套使用的发射正电子核素 ^{11}C、^{13}N、^{15}O、^{18}F 等短寿命核素均需要由加速器生产，见表 4-3。

表 4-3 回旋加速器生产的医用放射性核素

放射性核素	半衰期	核反应
^{11}C	20.4min	^{10}B (d, n) ^{11}C, ^{11}B (d, 2n) ^{11}C, ^{14}N (p, α) ^{11}C
^{13}N	9.96min	^{12}C (d, n) ^{13}N, ^{10}B (α, n) ^{13}N
^{15}O	2.03min	^{14}N (d, n) ^{15}O
^{18}F	109.8min	^{18}O (p, n) ^{18}F, ^{16}O (^{3}He, p) ^{18}F
^{67}Ga	78.3h	^{66}Zn (d, n) ^{67}Ga, ^{67}Zn (p, n) ^{67}Ga, ^{68}Zn (p, 2n) ^{67}Ga
^{113}In	2.83d	^{109}Ag (α, 2n) ^{111}In, ^{111}Cd (p, n) ^{111}In
^{123}I	13h	^{124}Te (p, 2n) ^{123}I, ^{121}Sb (α, 2n) ^{123}I
^{201}Tl	74h	Hg (d, xn) ^{201}Pb→^{201}Tl, ^{203}Tl (p, 3n) ^{201}Pb→^{201}Tl

五、放射性核素发生器生产医用放射性核素

放射性核素发生器是生产一种从较长半衰期的母体核素（parent nucleus）中分离出由它衰变而来的短半衰期子体核素（daughter nucleus）的装置。

（一）核素发生器中的放射平衡

由于在核素发生器母子体系中，母子体系的半衰期长短不同，故会出现不同的放射平衡情况。现以暂时平衡和长期平衡两种情况加以讨论。

1. 暂时平衡状态 当发生器母子体系中，母体的半衰期大于子体半衰期，也就是 $\lambda_2 > \lambda_1$ 时，经过足够长的时间后，母子体核素之间达到暂时平衡。此时有

$$\frac{A_2}{A_1} = \frac{\lambda_2}{\lambda_2 - \lambda_1} = \frac{T_1}{T_1 - T_2} \tag{4-58}$$

即子体核素的放射性活度为母体核的 $\dfrac{T_1}{T_1 - T_2}$ 倍。当 $t = t_m$ 时，$A_2 = A_{2m} = \lambda_2 N_{2m}$，此时从母核中分离子核可获得子核的最大放射性活度，这就是 t_m 的重要意义。

2. 长期平衡状态 当 $\lambda_2 \gg \lambda_1$，$t \geqslant 7T_2$ 时，母子体系会达到长期平衡。当 t 足够大时，母子体核素的放射性活度近似相等。例如，$^{90}\text{Sr} \to ^{90}\text{Y}$ 就属于这种情况。^{90}Sr 的半衰期为 28 年，^{90}Y 的半衰期仅为 64 小时。由式（4-59）可得子核的放射性活度随时间的变化规律为

$$A_2(t) = A_1(t) - \frac{\mathrm{d}N_2(t)}{\mathrm{d}t} \tag{4-59}$$

当 t 不是很大时，也可由式（4-34）得到 A_2 的近似计算公式

$$A_2(t) \approx A_{10}(1 - \mathrm{e}^{-\lambda_2 t}) \tag{4-60}$$

式中 A_{10} 为母体初始活度。

（二）子核提取

当子体核素的放射性增大到最大值时，可对子核进行提取。

> **案例 4-3 解答（8）**
>
> （8）放射性核素发生器产生医用放射性核素所必须遵循的规律：放射性核素发生器的工作原理遵守放射性核素的递次衰变规律及放射平衡规律。根据它的工作原理，每隔一定时间就可以从该装置中分离出可供使用的子体核素，就好像从母牛身上挤奶一样，所以这种装置俗称"母牛（cow）"。子核的提取方法：当子体核素的放射性增大到最大值时，可对子核进行提取。即对于暂时平衡是 t_m 时刻；对于长期平衡是 $t \geqslant 7T_2$ 时刻。子核提取后，母子核体系又处于不平衡状态，在下一个 t_m 或 $7T_2$ 又可对子核进行提取。所以，"母牛"可以多次"挤奶"。"挤奶"总次数（"母牛"的使用期限）取决于母体核素的半衰期和 t_m 及 $7T_2$ 的长短。

放射性核素发生器可以商品化供应放射性核素，使医院或实验室能够方便地自己"生产"医用放射性核素，见表 4-4。目前核医学临床最常用的医用放射性核素发生器是"$^{99}\text{Mo} \to ^{99m}\text{Tc}$"发生器。

表 4-4 常用的放射性核素发生器

母体核素	母体核素半衰期	子体核素	子体核素半衰期	子体核素主要光子能量/keV
^{99}Mo	66.02 h	^{99m}Tc	6.02 h	140
^{113}Sn	115 d	^{113m}In	99.5 min	392
^{68}Ce	271 d	^{68}Ga	68 min	511
^{62}Zn	9.3 h	^{62}Cu	9.7 min	511
^{81}Rb	4.6 h	^{81m}Kr	13 s	190
^{82}Sr	25.5 d	^{82}Rb	75 s	511
^{87}Y	80 h	^{87m}Sr	2.8 h	388
^{132}Tc	78 h	^{132}I	2.28 h	668
^{188}W	69.4 d	^{188}Re	16.9 h	155

（商清春）

第四节 核医学成像

一、核素示踪剂

放射性药物（radiopharmaceuticals）是指用于临床诊断或者治疗的放射性核素制剂或其标记药品。获得国家药品监督管理部门批准文号的放射性药物又称为放射性药品。放射性药物中的放射性核素主要起到示踪、可被探测的作用；放射性药物与脏器、组织或病变部位的聚集原理不同决定了放射性药物在体内的分布，放射性药物可以检测出体内组织血流、代谢改变及器官功能的变化。目前 SPECT 显像常用的示踪剂有 ^{99m}Tc 标记的放射性药物。

放射性药物根据其不同用途分为诊断用放射性药物（diagnostic radiopharmaceutical）和治疗用放射性药（therapeutic radiopharmaceutical）。

（一）诊断用放射性药物

诊断用放射性药物是用于得到体内器官或病变组织的影像或测定其功能，也称显像剂（imaging agent）或示踪剂（tracer）。

1. 示踪剂的选择 示踪剂的选择主要依据：

（1）合适的半衰期：放射性核素的半衰期要能保证放射性药物的制备、给药和完成整个显像过程，且受检者所受辐射剂量最小。

（2）衰变方式（decay mode）：理想的核医学显像所用的放射性核素应是单纯发射 γ 射线或 X 射线，即光子射线。

（3）光子能量：适合 γ 照相机和 SPECT 显像的光子能量一般选在 80~200keV，PET 显像能探测到 511keV 的 γ 射线。

（4）示踪剂的生物学特性及要求：①在血液中清除快；②在靶器官中及病变组织要比正常组织中分布多，即要有高的靶/非靶比值（target-to-nontarget ratio，T/NT）；③放射性药物在靶组织中积聚的机制主要有细胞选择性摄取、化学吸附和离子交换、特异性结合、微血栓栓塞、生物区通过和容积分布。

2. SPECT 显像常用示踪剂 SPECT 常用示踪剂为 ^{99m}Tc 标记的放射性药物，见表 4-5，由于其半衰期短（6.02h），能量适中（140keV），容易获得（钼-锝发生器生产），是目前临床上使用最广泛的 SPECT 示踪剂。

表 4-5 ^{99m}Tc 标记放射性药物

药物名称	配体、化合物	显像器官
^{99m}TcO$_4$	高锝酸	甲状腺、唾液腺、异位胃黏膜
^{99m}Tc-SC	硫胶体	肝、脾、骨髓
^{99m}Tc -MDP	亚甲基二膦酸盐	骨
^{99m}Tc -HMDP	甲烷-1-羟基-1，1-二膦酸盐	骨
^{99m}Tc -EHDP	乙烷-1-羟基-1，1-二膦酸盐	骨
^{99m}Tc -PYP	焦磷酸盐	骨
^{99m}Tc-DMSA	2，3-二巯基丁二酸	肾皮质
^{99m}Tc-PHY	植酸盐	肝、脾、淋巴
^{99m}Tc-MAA	聚合人血清白蛋白	肺
^{99m}Tc-HAM	人血清白蛋白微球	肺
^{99m}Tc-MIBI	甲氧基异丁基异腈	心脏、甲状腺、甲状旁腺
^{99m}Tc-DTPA	二乙三胺五乙酸	肾脏
^{99m}Tc-MAG$_3$	巯基乙酰基三甘氨酸	肾脏
^{99m}Tc-EC	双半胱氨酸	肾脏
^{99m}Tc-EHIDA	二乙基 IDA（依替菲宁）	肝脏
^{99m}Tc-PMT	吡哆-5-甲基色氨酸	肝脏

3. PET 显像示踪剂 PET 显像常用示踪剂为正电子药物，正电子核素大部分由回旋加速器生产，如常用的 ^{11}C、^{13}N、^{15}O、^{18}F；另外一部分也可从核素发生器获得，如 ^{68}Ga 可由锗–镓发生器获得。这些示踪剂均为短半衰期核素标记化合物，受检者所接受辐射剂量较小。目前，临床使用的 PET 示踪剂有几十种，最常使用的是 ^{18}F–脱氧葡萄糖，约占 PET 使用示踪剂一半以上。

（二）治疗用放射性药物

1. 治疗用放射性药物 对放射性核素特性的选择上基本同诊断用放射性药物。一般选择衰变过程中可释放 β 射线的核素，如 ^{131}I、^{89}Sr、^{32}P 等，也可使用同时发射多种射线的放射性核素，比如 ^{125}I 粒子，包括 27~35keVγ 射线和特征 X 射线。

2. 治疗用放射性药物特点 需根据临床治疗需求慎重选择治疗用放射性药物，并要注意以下三点：①放射性药物引入体内后利用射线的辐射作用不进入恶性肿瘤细胞也可对其产生致死杀伤作用；②由于放射性药物的选择性靶向作用，在体内可达到较高的靶/非靶比值，如在恶性肿瘤骨转移的治疗中骨转移灶的摄取比正常骨高出 36 倍；③对于范围不同的病变组织，可选用射线能量不同的放射性核素标记。

二、γ 照 相 机

γ 照相机，又叫闪烁照相机，是最早的核医学影像设备。早期应用于药物研发和核医学成像中，可以用来分析示踪剂在人体组织、脏器中的分布。

（一）γ 照相机的组成

γ 照相机是核医学最基本的显像设备。它由准直器（collimator）、碘化钠（铊）晶体、光导、光电倍增管矩阵、位置电路、能量电路、显示系统、成像装置、计算机系统及支架系统等组成，如图 4-5 所示。准直器、晶体、光电倍增管矩阵等构成可单独运动的部分，称为探头（detector），是 γ 照相机的核心。

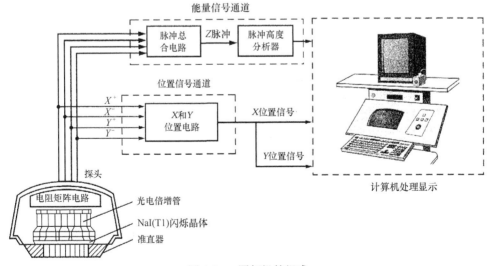

图 4-5 γ 照相机的组成

（二）γ 照相机基本结构

1. 准直器 准直器的主要作用是屏蔽掉不垂直于探头表面的射线，使探头具有空间指向性，以获得具有足够的空间分辨力的图像。准直器安置于晶体前方朝向受检者的一侧，位于探头的最外层，用吸收γ射线较强的金属材料铅做成，还掺入少量铋元素，以增加机械强度和改善物理指标。准直器的表面大小与探头表面接近，厚度约4cm，内部有很多大小在2mm左右贯穿的小孔，孔的形状一般为六角形，彼此被金属间隔分开。

准直器的几何参数有孔数、孔径、孔长（或孔深）及孔间壁厚度，这些参数决定了空间分辨力、灵敏度和适应能量范围等性能指标。在相同能量下，准直器的空间分辨力与灵敏度相互制约，空间分辨力高则灵敏度下降。

准直器的基本性能指标有灵敏度、分辨力和间壁穿透率。灵敏度是指射线通过准直器的效率。分辨力（空间分辨力）是指能分辨两线源或点源的最小距离的能力，评价分辨力的方法有三种：①点源或线源响应曲线最大高度的一半处的半峰宽度（full width at half maximum，FWHM）；②两线源的分辨距离 R；③调制传递函数 MTF。间壁穿透率反映了准直器小孔之间的间壁屏蔽视野外的与准直器孔角不符的射线的能力，一般要求穿透率≤10%，如果间壁太厚，探测几何效率将会降低；如果太薄，将使影像对比度降低。

准直器的分类有不同的方法，但主要的区别在于准直器的孔数和厚度的不同。准直器的孔数越多，孔径越小，该准直器的空间分辨率就越好，但灵敏度会有所降低。厚度也类似，越厚的准直器空间分辨率越好，灵敏度越低。

准直器按照能量分为四类：低能（75~170keV）、中能（170~300keV）、高能（270~360keV）和超高能（511keV）准直器。

准直器按照灵敏度和分辨力等性能指标又可分为三类：高灵敏度（high sensitivity，HS）型、高分辨力（high resolution，HR）型和通用（general purpose，GP）型（兼顾灵敏度和分辨力）。

准直器按照孔型分为四类：针孔（pin hole）型、平行孔（parallel）型、发散孔（diverge）型和聚焦孔（focus）型。

2. 晶体 又称为闪烁体，其功能是把能量很高的γ射线转换成光电倍增管可以检测到的荧光。一般采用 NaI（TI）晶体，直径从28.0cm到56.4cm，厚度从6.35mm到15.9mm。晶体的直径与探头的有效视野有关，而晶体的厚度与探测效率和固有分辨力有关。

（1）晶体的作用：晶体紧靠准直器，通过准直器入射到晶体的γ光子会引起光电效应，其产生的次级电子会引起晶体分子的原子激发，处于激发态的原子有三种退激形式：一是其激发能转化为热运动能量或晶格振动能回到基态，此时不发射光子；二是受激电子直接跃回基态而发射光子，选择合适的激活剂，就可以使辐射光子能量在可见光范围；三是电子处在亚基态，停留较长一段时间，部分电子从晶体振动中获得能量，重新跃迁到导带，另一部分电子则以非辐射跃迁回到价带。因此，在晶体内添加适当的杂质，就能使退激时发出光子，光子不仅不会被闪烁体自吸收，而且光谱在可见光范围，便于探测。

（2）晶体的材料：包括用无机材料制成的无机闪烁体和有机材料组成的有机闪烁体。无机闪烁体主要是指含有少量杂质（称为"激活剂"）的无机盐晶体，在 SPECT 中主要采用了以铊为激活剂的碘化钠（NaI）（TI）单晶体。NaI 晶体的优点：①密度大（$\rho=3.67\mathrm{g\cdot cm^{-3}}$）；②发光效率高；③荧光衰减时间短，适合高计数率下工作；④晶体产生荧光光子的数量与入射γ射线能量之间线性好且范围宽；⑤制备方便。NaI 晶体的缺点：①容易潮解，潮解会使晶体透明度减低、变黄、性能变差；②温度稳定性较差，温度变化过快会使晶体变裂，从而失效。为保护晶体，闪烁探头的保存温度要在15~35℃，并且温度随时间的变化每小时不超过3℃；③分辨力不如半导体探测器。

3. 光电倍增管 根据γ照相机探头尺寸的不同，由数目不等的光电倍增管组成阵列，均匀地排布在晶体后方，两者之间加有光导和光耦合剂，以起到平滑光的空间分布和光耦合作用。光电倍增管的数量多少与定位的准确性有关，数量多可增加显像的空间分辨力和定位的准确性。

（1）光电倍增管的组成：光电倍增管由光阴极、电子光学系统、二次发射倍增系统和阳极构成。

（2）光电倍增管的作用：光电倍增管来自晶体的荧光光子在光阴极上发生光电效应产生光电

子,光电子通过电子光学输入系统进入倍增系统,电子得到倍增,阳极收集电子形成阳极电流或电压。故光电倍增管能极其灵敏地将微弱的荧光信号按比例转换成较大的电脉冲,具有反应快速、成本低、阴极面积大等优点。在每个光电倍增管的后端都安装一个前置放大器,主要起与后续电路阻抗匹配的作用,也可单独分离和置换。

4. 定位电路和能量电路 与各个光电倍增管相连的一套电路系统,用来确定每一个 γ 光子的具体位置。γ 射线通过准直孔投射到晶体上,晶体产生的闪烁荧光可以同时传输到多个光电倍增管上,最靠近荧光点的光电倍增管接收到的光子数量多,输出的电脉冲幅度最大,距离较远者则因为接收的光子数较少,输出的脉冲幅度也较小。在晶体中发生一个 γ 闪烁事件,就会使排列有序的光电倍增管阳极输出众多幅度不等的电脉冲信号,对这些信号经过一系列分析电路的权重处理,就可以得到这一闪烁事件的位置信号和能量信号,在显示屏的相应位置上出现一个荧光点,即在显示屏上形成一个闪烁图像,后者通过计算机采集和处理后,以不同的灰阶或灰度显示二维脏器放射性分布图,如实反映体内脏器或组织的放射性分布情况。

定位电路是由一个 x、y 电阻矩阵结构实现的。矩阵中各个电阻的阻抗大小是根据其所在的 x、y 坐标位置赋予不同大小。

由于 γ 照相机采用大型晶体,实现了一次成像,不仅可进行静态显像,更重要的是还可以进行快速连续动态显像,为进行脏器动态功能研究提供重要信息。

(三) γ 照相机工作原理

准直器由可阻挡杂乱的 γ 射线并将待测器官所发射出的 γ 射线准直到闪烁晶体的特定部位。晶体起到波长转换器的作用,它将 γ 射线转换成波长在可见光范围的光子,被光电倍增管接收,将该光子的能量转换为电脉冲信号并倍增放大后输出。自探头输出的电信号(包括能量信号和位置信号)经电子线路进一步放大,并通过单道脉冲幅度高度分析器、均匀性矫正电路、位置电路等的作用,在显示器的相应位置显示一定强度的闪烁亮点,闪烁点集积构成整幅图像。

三、单光子发射计算机断层成像

单光子发射计算机断层成像仪(SPECT)是目前核医学影像检查设备中应用最广泛的一种,也是核医学科常备的检查设备。单光子的含义是其探测的放射性核素是发射单光子射线的,如 ^{99m}Tc、^{131}I 等。

(一) SPECT 工作原理

SPECT 的基本功能是探测引入体内的放射性核素及其标记物的分布图像。探头接收到来自体内发出的 γ 射线,只有以准直器规定角度入射的 γ 光子才能通过准直器的小孔到达晶体表面。NaI(TI)晶体吸收 γ 光子能量转换成闪烁光。光电倍增管将晶体发出的闪烁光转换为电信号。电信号的脉冲高度由 γ 光子自身的能量决定,散射线的能量较低,通过脉冲高度分析器(PHA)剔除,输出 γ 光子的能量信号和位置信号由计算机系统处理,根据计数分布转换为亮度和颜色的分布显示,最终获得体内放射性核素的分布图像。

(二) SPECT 构成

SPECT 主要由探头、机架、检查床、图像工作站等组成。

1. 探头 准直器、晶体、光电倍增管矩阵等组成了 SPECT 的探头(同 γ 照相机的探头),探头是 SPECT 的核心,用来探测受检者体内的射线转换成电信号并生成图像。

2. 机架 是用于支撑探头并为探头提供选择运动的机械系统。一般由底座和其上面的环形架构成。

(1)压力传感系统:在准直器和探头及机架伸出臂靠近受检者的部位安装了压力传感器,当受检者身体接触到这些部位时，在压力超过一定阈值后（一般为 2kg），传感器发出一个电信号，机架的软件系统接收到此信号后立即发出停止扫描床、探头运动的指令，同时暂存已经采集的数据。在排除了碰撞情况后，如果受检者没有明显的身体移动，通常可以继续原来的扫描。

（2）自动人体轨迹：SPECT 扫描的一个最重要的原则是"探头贴近受检者"，即无论是平面还是断层扫描，都要求探头要尽可能贴近受检者，其原因在于图像的空间分辨力与探头和受检者之间的距离直接相关，距离越大，空间分辨力越低。自动人体轨迹能使探头自动贴近人体又不会碰到体表。

3. 扫描床 由基座（table）和断层床（pallet）组成。断层床可以沿轴向进入和退出机架。断层床需用吸收系数小但有一定硬度的材料制作，一般选用碳纤维材料。

4. 工作站 主要由采集工作站和图像后处理工作站两部分组成。

（三）SPECT 质量控制

SPECT 影像是经过数据采集和一系列处理过程而获得的，要求具有比 γ 相机更高的精度和稳定性，质量控制是获得高质量断层影像和可靠数据的重要环节，这是临床应用不容忽视的问题。只有严格的质量控制才能获得准确的诊断结果。SPECT 的质量控制包括均匀性、旋转中心、γ 光子衰减的定期校正及对电性能和机械的不定期检查调整等。

1. 均匀性校正 SPECT 机的均匀性是决定影像质量的最主要技术指标。所谓均匀性是指 γ 射线均匀照射探头时，在所产生的平面影像上计数光点的均匀分布情况，或一个点源放置于视野的不同点上产生相同计数率的能力。

许多因素均可以导致均匀性降低，例如：光电倍增管的老化、前置放大电路增益不匹配、脉冲高度分析器不稳定、能量峰的漂移、直流高压不稳定等，更主要的是在采集、重建等过程中产生的噪声，把均匀性、灵敏度的变化放大。SPECT 均匀性分为固有均匀性（卸掉准直器）和系统均匀性（装上准直器）。

2. 空间分辨力测定 SPECT 的空间分辨力是指能清晰分辨出两个点源或线源之间的最小距离。SPECT 的系统分辨率（R_s）取决于探测器不配准直器的固有分辨力（R_i）和准直器的分辨力（R_c），它们之间的关系为 $R_s^2 = R_i^2 + R_c^2$。影响固有分辨力的因素主要有：一是在闪烁晶体内产生的闪烁光子数的统计涨落，以及闪烁光传递给各光电倍增管的光子数的统计涨落；二是高能 γ 光子在晶体内的多次散射。这些因素均可能引起对闪烁事件的定位误差，从而影响空间分辨力。

3. 空间线性校正 空间线性是指一个直线放射源在显像装置上同样重现为直线影像的能力。线性度有随时间而缓慢变化的倾向，它与空间分辨力和均匀性都有一定的相互关系。测量时卸下准直器，换上铅栅模型，将一活度为 200MBq 的 ^{99m}Tc 面源置于探头平面，调节能量及窗宽（与均匀性测试相同），以累计计数 10000Kcounts 为停止条件，采集一幅平面影像。将铅栅转动 90°，再以同样条件采集一幅影像，共采集四幅。从不同象限照片上根据铅条的弯曲情况用肉眼直观定性评价 SPECT 的空间线性。也可以调用线性校正软件进行定量测定，其结果以绝对线性和微分线性表示。一般位移最大值应≤±1.2mm，如超过此值或偏离验收指标 10%以上时，应对机器进行调试。

4. 死时间和计数率特性测定 死时间和计数率特性是 SPECT 的又一重要性能指标。探测器能够分开 2 个闪烁光子的最短时间称为死时间，用 τ 表示。任何计数单元如 ADC、MCA 等都会产生死时间。死时间造成计数丢失，因而真实计数率与观察计数率在低计数率时为线性关系，在高计数率时呈非线性关系。观察计数率对真实计数率所做的曲线称计数率特性曲线。死时间用双源法测量，计数率特性曲线可用铜片吸收法测定。一般 SPECT 的死时间为 4.5~10μs。

5. 固有能量分辨力 是指 SPECT 分辨能量相近的 2 个 γ 事件光电峰的能力，这一参数决定了 SPECT 机识别原发 γ 事件和散发事件的能力。一般用能谱曲线的半高宽（FWHM）相对于峰值的百分比表示。对于 NaI（Tl）晶体闪烁探头一般为 12%~14%。

6. 旋转中心校正（COR） SPECT 采集数据，需要探头绕受检者转动，这样就存在一个旋转中心的问题。它的精度影响分辨力。旋转中心、旋转轴的偏移和被测物体对中心偏移，影响投影曲线微分的变化，以致在影像上产生正负误差的变化，旋转中心的精度给重建影像带来的影响是不可忽视的。

> **案例 4-4**
>
> 　　患者，男性，62岁，体检发现T₃、T₄升高，无发热多汗等不适，考虑为"甲亢"，予甲巯咪唑治疗甲亢。一年来病情控制尚可。半月前复查甲状腺功能示：总 T_3 0.94ng·ml⁻¹，总 T_4 3.41μg·dl⁻¹，予停药。4天前再次复查甲状腺功能示：总 T_3 4.09ng·ml⁻¹，总 T_4 19.29μg·dl⁻¹，患者未诉明显不适。
>
> 　　思考：（1）该患者为求进一步诊治，了解甲状腺功能需行核医学哪项显像？
> 　　（2）甲状腺显像需注射何种示踪剂？该示踪剂的优点是什么？
> 　　（3）进行甲状腺显像，可选择何种准直器？为什么？

四、正电子发射计算机断层成像

　　正电子发射计算机断层成像仪（PET）的影像质量好、灵敏度高、可分辨的病变小，适用范围广，可做身体各部位的检查，最大的优点是可以获得全身各方位的断层像，对肿瘤转移和复发的诊断尤为有利。"正电子"来源于其所使用的放射性核素是发射正电子而不是直接发射γ光子，常用正电子核素有 ¹¹C、¹³N、¹⁵O、¹⁸F 等。但需注意的是，PET 实际探测的射线并非正电子，而是正电子在体内发生湮没辐射后发出的一对能量相等、方向相反的γ光子。PET 在医学研究和实践中得以应用的主要原因是由于发射正电子的同位素如碳、氮、氧和氟所合成的示踪化合物与人体内自然存在的物质接近，并实际参与人体的生理生化代谢过程，因此，可以更早期地从分子水平发现病变。

（一）PET 的构成

　　PET 由探头、断层床、计算机及其他辅助部分组成。

　　1. 探头　是 PET 的核心，也是影响设备性能的主要部件，主要功能是把注入人体内的正电子放射性核素发射的湮没光子转换成空间位置信号和能量信号供计算机处理，并重建成断层影像。PET 的探头由晶体、光电倍增管、前端电子学线路及射线屏蔽装置组成。目前的 PET 中用到的晶体主要有 LSO（含氧正硅酸镥，Lu_2SiO_5）、BGO（锗酸铋，$Bi_4Ge_3O_{12}$）和 GSO（含氧正硅酸钆，Gd_2SiO_5：Ce）等。晶体后面是光电倍增管。单个晶体与光电倍增管构成分离的探测器，是 PET 中湮没光子符合探测的基本单位，决定了 PET 的分辨能力，分离探测器排列在 360°圆周上，形成环状结构。

　　2. 断层床　PET 检查床采用床板延伸式，新型 PET 仪采用磁悬浮驱动技术、单支点悬臂式检查床，保证了在 PET 与 CT 检查时床保持等力臂移动，避免了常规检查床使用床板延伸式时所导致的 PET 与 CT 图像的融合误差。

　　3. 计算机　PET 仪的计算机硬件和软件上与 SPECT 相似。

（二）PET 成像的物理基础

　　将标记有发射正电子的放射性核素的示踪剂注射到体内后，就可以在 PET 的视野内由一系列探头探测γ射线的符合事件。放射性核素衰变产生的正电子在体内经过一个很短的距离（1~2mm）后与电子发生湮灭效应。每次湮灭辐射产生两个运动方向相反的 511keV 的γ光子。在环形机架上排列的一对 PET 探头同时探测到这一对γ光子，记录下该"事件"，作为成像的依据。这样的事件称为符合（coincidence）事件，相应的探测手段称为符合探测。由于 PET 最终探测到的是发生湮灭辐射的位置，而并非原先正电子的发射位置，这就会影响到 PET 的最小空间分辨力。

　　真正的"同时"是不可能实现的，通常都是设定一个符合时间范围，当两个γ光子在该时间范围内被探测到，就认为属于一次符合事件。每个符合事件都被赋予一个连接两个相关探头的响应线（line of response, LOR）。有了该响应线，就可以确定该湮灭辐射所发生的实际方向，而不像 SPECT 所探测的单光子无法直接确定发出点来自哪个方向。因此，对 PET 而言，不需要在探头外面再添加类似 SPECT 的准直器。基于这个区别，通常把 SPECT 中的准直器称为物理准直，而把 PET 的这种符合探测确定方向的方式称为"电子准直"。与物理准直相比，电子准直可改进点源响应函数的灵敏度和均匀性。此外，由于物理准直器阻挡了大量与准直器表面不垂直或不完全垂直的光子，而电子准直可将这些光子都探测并用作信号，从而极大地改善了灵敏度（比 SPECT 增大 10 倍以上）。PET 探测环中的每对探头都连接到对应的两个后续的测量电路通道中，两个通道的信号经过"符合通道"的电路处理以获得符合事件。由于探头系统的时间分辨力有限，从一个符合事件产生的两个信号之间通常会有一些时间差别。符合处理电路一个重要的参数称作符合时间窗。当来自两个探测通道的信号到达符合通道的时间差异小于符合时间窗时，符合处理电路就接收该两个信号为符合事件，否则将予以拒绝。

当来自于一个湮灭事件的两个光子被符合探测系统探测到的称为真符合（true coincidence），这时两个光子在被探测到之前没有与物质发生任何形式的作用，并且在符合时间窗内没有其他事件被探测到。如果有一个光子在被探测到之前至少发生了一次康普顿效应，则探测到的事件称为散射符合（scattering coincidence），由于康普顿效应改变了光子运行的方向，所以，很有可能将符合事件赋予到错误的 LOR 上。随机符合（random coincidence）是指在系统的符合时间窗内作为符合探测的 2 个光子不是来自于一个湮灭事件，随机符合的数量与该 LOR 连接的 2 个探头所测的单个事件的速率密切相关，随机符合率则大致按视野中的活度的平方递增，可增加整个视野的本底，从而降低图像的质量，故需要尽量消除掉。

（三）PET 成像的工作原理

PET 使用放射性 ^{18}F 作为示踪剂，放射核素发射出的正电子在体内移动大约 1mm 后与组织中的电子结合发生湮灭辐射，转化成一对方向相反、能量相等（511keV）的 γ 光子。在这对光子飞行方向上对置一对探测器，便可以几乎在同时接收到这两个光子，并可推定正电子发射点在两探头间连线上，通过环绕 360° 排列的多组配对探头，得到探头对连线上的一维信息，将信号向中心点反投射，便可形成断层示踪剂分布图像。常用多层排列的探头对，便于探测并重建多层面的图像。当示踪剂注入人体到达全身，聚集在特定的器官或某一部位，显像装置绕人体旋转，多角度采集信息，经储存、影像重建从而获得人体各部位横断、冠状断面和矢状断面图像。以不同的灰阶或灰度显示脏器示踪剂分布图，反映体内脏器或组织的示踪剂分布情况。

（四）正电子成像中的若干技术问题

1. PET 断层影像的构成　与 SPECT 相似，采用滤波反投影（FBP）法，但投影影像的含义及坐标表示法有所不同。SPECT 原始投影影像为探头位于不同角度的 γ 相机平面像，用直角坐标 $P(x, y)$ 表示。在 SPECT 中，表示影像中的某一点 x、y 两个位置坐标，影像重建时将投影影像先滤波，再反投影到同一坐标体系上，即得横向断层影像。在 PET 中，孤立的一个空间的烁点是无意义的，因为湮没辐射 γ 光子总是成对出现，两个互成 180° 的探头探测湮没光子构成一条符合线，称响应线（LOR）。LOR 在极坐标系中可用两个参数表示，角度 Q 及半径 r，Q 和 r 都是相对于视野中心而言。$L(Q, r)$ 构成 PET 投影影像的基本点。PET 中的每一个湮没闪烁点可以有许多条 LOR。在极坐标系中，以半径为横坐标，以角度为纵坐标，众多的 LOR 形成一条正弦曲线，众多的闪烁点构成一幅重叠交错的正弦图，正弦图是 PET 的原始投影影像，正弦图的矩阵大小就是横断断层影像矩阵的大小，正弦图经滤波反投影构成断层影像。

2. 真符合、随机符合与散射符合　影响正电子符合探测成像影像质量的一个重要因素是真假符合的区分及校正。真符合是构成 PET 断层影像所需的湮没辐射 γ 光子。

（1）真符合：真符合数越多，影像质量越好。真符合γ光子必须具备三个条件：①2个γ光子同时同地发生；②2个γ光子互成180°；③2个γ光子能量为511keV。尽管在正电子符合探测中采用了电子准直，去掉了机械准直器，单个探头的探测效率大大提高，但必须注意，真符合数远远低于单个探头的探测数。这是因为符合探测效率为单个探头探测效率的平方。

（2）随机符合：是假符合的一种。它与真符合的主要区别是两个γ光子没有时间与空间的相互关系，但在符合时间窗内被误认为"同时"发生的2个γ光子而探测下来。随机符合增加影像噪声，影响影像对比度。减小随机符合有以下几种方法：①降低单探头的计数率。在临床应用中减小随机符合就是要控制注入剂量，不是剂量越高，影像质量越好。随机符合数与单个探头计数率平方成正比，而真符合只与探头计数率成正比。在低计数率时，增加计数，真符合增加明显；在高计数率时，增加计数，随机符合增加明显。②减小符合分辨时间。符合分辨时间与晶体材料、光电倍增管输出脉冲上升时间及电子学线路分辨时间有关。③从总符合数中减去随机符合，采用延迟时间窗（delayed time window）的办法减除随机符合。延迟时间窗的时间宽度与采集时间窗相同。因此，在延迟时间窗内测定的随机符合数应与采集符合窗中测定的随机符合数相同。从总符合数中减去延迟窗内的符合数即对随机符合进行了校正。

（3）散射符合：是由散射线产生的符合。它的主要特点是光子能量小于511keV，且方向不成180°，符合响应线（LOR）随散射产生的空间位置而变化。散射符合影响影像探测的位置精度，造成空间分辨力降低，对比度变差。散射分为探头内部散射及探头外部散射。探头外部散射因为人体组织的散射而产生。人体组织中散射对影像质量影响较大，因为组织中散射线的方向变化不易测定，从而使符合响应线的方向不确定。探头内散射对影像质量影响较小，因为它的能量损失较小，方向变化有限。剩余能量的光子在同一探头块内与对侧探头符合，符合线方向改变不大，因而符合响应线的半径改变也不大。块状结构探测器对消除探头内散射是很有效的。探头外部散射可通过控制能量窗及其他一些数学方法加以校正。

3. 衰减校正　衰减校正在PET定量分析中十分重要。尽管511keV光子比低能光子在组织的穿透力强、吸收少，但由于符合探测的复杂性，PET中光子在组织中的衰减对影像质量的影响比SPECT大。符合探测效率为2个单探头探测效率的乘积。符合探测的2个光子要通过两个方向，衰减路程加长。任何一个探头灵敏度的下降均会对符合探测效率造成严重影响，从而影响影像空间位置的定位精度和质量。心脏、纵隔、腹部、盆腔的PET断层及MCD常需做衰减校正，全身断层一般不做衰减校正。PET中常用的衰减校正方法为外源穿透校正法。病人数据采集前先做衰减采集（5~10min），然后注入正电子放射性核素进行数据采集。除穿透校正外，还有几何校正法、混合校正法、CT及MRI衰减校正法等。

4. PET的空间分辨力及灵敏度　空间分辨力和灵敏度是PET的两项重要指标。空间分辨力用线源伸展函数（LSF）的半高宽（FWHM）表示，单位为mm。影响空间分辨力的主要因素有探测器材料、大小、信号噪声比及探头孔径，PET的空间分辨力一般为4~6mm FWHM。正电子符合探测的空间分辨力从理论上讲是有极限的，它受两个因素限制：一是正电子的射程，二是湮没辐射光子不是绝对180°。正电子的射程取决于正电子的能量。正电子从其产生到与组织中负电子符合湮没，其最大射程可达2mm。另外，角度偏差也会造成空间位移偏差，其大小与探头孔径半径有关。PET的空间分辨极限值为2~2.5mm。PET的灵敏度可用一高200mm、直径200mm的圆柱模型，内充正电子放射性溶液进行测定，单位$CPS \cdot mCi^{-1} \cdot ml^{-1}$。

五、图像融合技术

图像融合技术就是将SPECT与CT、PET与CT两幅不同图像融合成一张图像，利用了CT图像解剖结构清晰，SPECT、PET图像反映器官的生理、代谢和功能的特点，两者的融合有机地将定性和定位结合起来，得到更好的诊断效果。采用PET与CT、SPECT与CT图像同机融合显像，不用移动受检者，可在同一体位，先后采集 PET 与 CT 或 SPECT 与 CT 两幅图像，可同时获得受检者的发射断层图像、透射断层图像及二者的融合图像，并利用 CT 的透射图像对 SPECT、PET 发射图像进行衰减校正，既简单易行，又提高了图像融合的精度。PET/MR 同时具有 PET 和 MR 的检查功能，具有 PET 的代谢影像及 MR 多系列、多参数成像特点。

（一）PET/CT 成像系统

PET 的特点是能提供体内血流和代谢等活体和动态的生理生化信息，也常称其为功能分子影像，这也是 PET 成像的主要优势。PET 显像最大的缺点是组织器官的解剖结构信息欠缺，且空间分辨力较低。这些缺点恰恰是 CT 的优势，而 CT 在功能成像方面欠缺。PET 成像需利用解剖成像提供的衰减系数分布图对自身作衰减校正，这样才能得到可以用于临床诊断的 PET 影像。以往是在 PET 中安装一个同位素棒源，利用其发出的射线对受检者进行透射成像，再生成衰减系数分布图对 PET 图像进行衰减校正。其缺点是透射图像质量较低，在进行衰减校正和图像融合时提供的密度分布信息量不够精确，而且扫描时间过长。基于以上原因，推出了 PET 与 CT 合为一体的 PET/CT。

（二）PET/CT 的工作原理

PET/CT 解决了核医学图像解剖结构不清楚的缺陷，同时采用 CT 图像对核医学图像进行全能量衰减校正，使核医学图像真正达到定量的目的且提高诊断的准确性，实现了功能图像和解剖图像信息的互补。PET 与 CT 两种不同成像原理的设备同机组合，不是其功能的简单相加，而是在此基础上进行图像融合，融合后的图像既有精细的解剖结构又有丰富的生理、生化、功能信息，能为确定和查找肿瘤及其他病灶的精确定位、定量、定性、定期诊断提供依据。

图像融合是指将相同或不同成像方式的图像经过一定的变换处理使它们的空间位置和空间坐标达到匹配，图像融合处理系统利用各自成像方式的特点对两种图像进行空间配准与结合，将影像数据合成为单一的影像。PET/CT 同机融合具有相同的定位坐标系统，病人扫描时不必改变位置，即可进行 PET/CT 同机采集，避免了由于受检者移位所造成的误差。采集后两种图像不必进行对位、转换及配准，计算机图像融合软件便可方便地进行 2D、3D 的精确融合，融合后的图像同时显示出人体解剖结构和器官的代谢活动，大大简化了整个图像融合过程中的技术难度、避免了复杂的标记方法和采集后的大量运算，并在一定程度上解决了时间、空间的配准问题，图像可靠性大大提高。

（三）PET/CT 质量控制

PET/CT 的质量控制分为 PET 质控、CT 质控和融合图像质控及衰减校正质控等。包括线性、均匀性、冷区分辨率、热区分辨率等，在日常工作中要按照要求进行日质控、月质控及季度质控，保证 PET/CT 能够较为清晰地分辨最小冷热区，保证是否存在不均匀性，是否存在非线性失真等。同时还需定期进行 PET、CT 融合评价及衰减校正评价。

案例 4-5

患者，男性，70 岁，发热、乏力、腹痛 6 天余。腹部增强 CT 示：腹膜后肾前区占位；右肝异常密度影；右肾囊肿；腹膜后左肾前占位，性质待定；直肠左侧结节灶，肿大淋巴结考虑；后腹膜多发淋巴结显示；另见左侧胸膜病变。彩超示：前列腺增大伴强光斑；肝内实质性占位病变，首先考虑 MT，其他病变待排；胰尾后方左肾上腺区域占位性病变，性质待定，建议进一步检查；腹膜后多发低回声团，考虑肿大淋巴结可能；右侧肾脏囊肿。

思考：（1）该患者多病灶、多脏器受累，为进一步明确疾病性质，进行哪项核医学显像最适宜？

（2）此显像一般采用哪种示踪剂？

（3）PET/CT 影像的优势是什么？

案例 4-4 解答

患者 1 年前因 T₃、T₄ 升高确诊甲亢，并行 ATD 类药物治疗好转后停药，目前复查甲功总 T₃、总 T₄ 持续升高，要考虑甲亢复发，可以行核医学甲状腺 SPECT 显像进一步了解甲状腺功能。甲状腺 SPECT 显像常用的示踪剂是 $^{99m}TcO_4^-$，该显像剂的优点是能量低、半衰期短，适合 SPECT 显像。在该显像中可采用低能高分辨准直器，或是低能通用型准直器；^{99m}Tc 的能峰在 140keV，可以选择低能高分辨准直器，或是低能通用型准直器。

案例 4-5 解答

因该患者增强 CT 示：腹膜后肾前区占位，后腹膜多发淋巴结显示，超声示肝内实质性占位病变，MT 首先考虑。考虑到本病累及全身多部位、多脏器，要首先考虑恶性肿瘤存在可能。核医学显像中 PET/CT 全身显像可一次成像获得 PET 代谢影像及 CT 解剖影像，二者有机结合对疾病的定性、定位、定量、定期具有不可替代作用，是发现及早期诊断肿瘤的"利器"。PET/CT 检查中最常用的示踪剂为 $^{18}F\text{-}FDG$。PET/CT 影像的优势解决了核医学图像解剖结构不清楚的缺陷，同时采用 CT 图像对核医学图像进行全能量衰减校正，使核医学图像真正达到定量的目的，且提高了诊断的准确性，实现了功能图像和解剖图像信息的互补。

（张丽霞）

第五章 超声物理及成像

学习要求：

记忆：超声波的基本性质、超声波在介质中的传播特性、衰减规律及多普勒效应。

理解：圆形单晶片声源产生超声场的分布特性及声束聚焦的意义。

运用：超声回波扫描和多普勒频移来分析超声成像的物理原理。

物理学中，把正在发声的物体称为声源（sound source），发声体的振动在介质中的传播过程形成声波，声波的频率取决于物体声源振动的频率，人耳能听到频率在 20~20 000Hz 的声波。声源振动频率高于 20 000Hz 的机械波称为超声波（ultrasonic，US），频率最高可达 10^{15}Hz，因此人耳感知不到超声波。医学诊断用超声波的频率范围在 1~20MHz。超声波具有频率高、波长短、方向性强、能量大、危害小等特点。

本章主要介绍超声波的基本性质、超声场的分布特性及在介质中的传播规律。在超声物理特性的基础上介绍多普勒效应及超声成像的物理机制和常用类型超声诊断仪的基本原理。

第一节 超声波的基本性质

一、超声波的分类

1. 超声波按传播与振动方向分类 可分为纵波和横波。在固体中声振动可以纵波的形式传播，也可以横波的形式传播。但一般在气体和液体中，由于介质没有切变弹性，声波只能以纵波的形式传播。

2. 超声波按频率大小分类 在临床上可分为四类：频率在 1~2.75MHz 的为低频超声波；频率在 3~10MHz 的为中频超声波（常规用）；频率在 12~20MHz 的为高频超声波；频率在 20MHz 以上的为超高频超声波。

3. 超声波按发射方式分类 可分为连续波与脉冲波。连续波一般为正弦等幅波。从声源发射的超声波频率和振幅都稳定不变。其输出电功率（未转换为超声波声功率的电功率）为

$$W = \frac{U_e^2}{R} \tag{5-1}$$

式中 U_e 表示示波器上显示电压峰值的 0.707 倍，称为有效电压；R 为声源的负载阻抗。这些电功率的 10%左右转变成声功率。

脉冲波一般为阻尼衰减振荡波，如图 5-1 所示，有下面几个特征量：

（1）脉冲宽度（pulse width）：即振动持续时间，指每个脉冲所占据的时间，用符号 τ 表示，其值在 1.5~5μs。

（2）间歇期：超声波发射相邻脉冲之间的间歇时间称为间歇期（intermittent period），又称为静止期，用符号 T_r 表示。

（3）脉冲重复周期：两个相邻脉冲前沿相隔的时间称为脉冲重复周期（pulse repetition period，PRP），用符号 T 表示，即 $\tau + T_r = T$。

（4）脉冲重复频率：每秒内脉冲重复出现的次数称为脉冲重复频率（pulse repetition frequency，PRF），即脉冲重复周期的倒数，其值在 50~2000Hz。

（5）占空因子：脉冲周期中脉冲宽度与间歇期之比称为占空因子（empty factor），用符号 S 表示，即 $S = \tau/T_r$，其值在 0.0075%~1%。

（6）峰值功率：脉冲发射期间的最大输出功率，称为峰值功率（peak power），用符号 P_m 表示。

（7）平均功率：指单位时间内输出的功，它近似等于脉冲占空因子与峰值功率的乘积，用符号 $\overline{P}$ 表示，即 $\overline{P} = S \cdot P_m$。

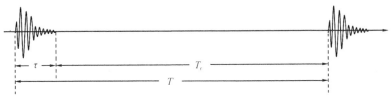

图 5-1　脉冲波形

二、超声波的产生机制

案例 5-1

《基层医疗机构医院感染管理基本要求》中规定，超声探头（经皮肤、黏膜或经食管、直肠、阴道等体腔进行超声检查）必须做到"一人一用一消毒或隔离膜"。消毒方式一般采用消毒型医用超声耦合剂（coupling gel）、消毒凝胶或选用超声探头专用消毒剂进行探头消毒。

思考：（1）超声探头的构成是什么？

（2）超声探头为什么不用高温消毒？

超声波与普通声波除了频率高低有区别外，它们在本质上是一致的。都是由介质中的质点受到机械力的作用而发生周期性振动产生的机械波，并以一定的速度在介质中传播。产生超声波的两个必要条件：一是要有高频声源，二是要有传播超声波的介质。超声波产生的方法有多种，医学中常用压电晶体的电致伸缩效应，即通过压电换能器将高频电磁振动能量转换为机械振动（超声波）的能量，作为发射超声波的声源；同时也可以利用压电晶体的压电效应把超声波振动的能量转换为电磁能量，通过信号处理，完成超声波的接收。实现超声波发射和接收的装置称为超声探头（ultrasound probe）。探头中的关键部件是压电晶片，压电晶片由压电材料制作而成。在超声检测中使用的探头，是利用压电材料的电致伸缩效应、压电效应实现电能、声能转换的换能器。

1. 电致伸缩效应　由电场作用引起材料内部正负电荷中心发生相对位移，使材料内部产生应力导致宏观几何形变，这种电能转变成机械能的效应称为电致伸缩效应。它产生的机制是由于陶瓷内部存在自发极化，具有与铁磁体磁畴相类似的电畴，这些电畴在压电陶瓷中自发存在并形成一种分子集团，自发极化能产生一定的电场，并且沿电场方向上压电陶瓷的长度与其他方向上的长度不一样。因此，对这种材料施加外电场时，电畴将发生转动，转动的方向是使其本身的电场与外电场方向一致。若外加电场越强，就会有越多的电畴能够更完全地转到外加电场方向上来，从而使沿外电场方向的长度发生变化。由于这种长度变化随外加电场方向而变，因此当外加一定频率的电场后，压电陶瓷将发生振动，即电致伸缩。当强电场使陶瓷极化后，压电陶瓷中的电畴与极化电场取向基本一致，极化电场除去以后，将与永久磁铁的剩磁相仿，电畴也基本保持不变，形成很强的剩余极化，在此极化以后，只要施加较小的交变电场，压电陶瓷的长度就会发生变化，而且变化的频率将与外加交变电场的频率一致。超声波发射换能器就是利用电致伸缩效应将电压转变为声压，向人体发射超声波。

2. 压电效应　某些各向异性的材料，在外部拉力或压力的作用下引起材料内部原来重合的正负电荷中心发生相对位移,在相应表面上产生符号相反的表面电荷,即在机械力作用下产生了电场,这种机械能转变成电能的现象称为压电效应。超声波接收换能器就是利用压电效应将来自人体的反射(散射)超声波转化为电压。

3. 压电材料的选择 常用的压电材料分为压电晶体和压电陶瓷,压电晶体一般是指压电单晶体,它是按晶体空间点阵长程有序生长而成的晶体,如水晶(石英晶体)、镓酸锂、锗酸锂、锗酸钛等。压电陶瓷则泛指压电多晶体,是用必要成分的原料进行混合、成型、高温烧结而成的多晶体,如钛酸钡、锆钛酸铅、钛酸铅等。相比较而言,压电陶瓷压电性强、介电常数高、可以加工成任意形状等特点,适合于临床大功率换能器中应用。

4. 压电材料的主要性能参数

(1)居里点:压电材料的压电效应,只能在一定的温度范围内产生。当温度高于某一临界值时电畴结构完全解体,失去压电特性,我们称这一临界温度值为材料的居里点,用符号 T_c 表示。例如锆钛酸铅在 300~388℃,而钛酸钡仅为 120℃左右。案例 5-1 中超声探头不能用高温消毒,因为探头内部装有压电陶瓷,高温会使压电陶瓷的压电效应变弱。单晶体材质的探头也是如此。

(2)压电发射常数:是应力不变时,由电场的变化引起的应变的变化,因此,在压电材料晶片上由所加的电场单位场强而产生的形变,称为压电发射常数,用符号 d 表示,单位为 $m \cdot V^{-1}$。它表示换能器发射性能的好坏,对于发射型换能器,应选择发射常数 d 大的压电材料。

(3)压电接收常数:是电场不变时,由应力的变化引起的电位移的改变,因此,在压电材料晶片上单位形变所产生的电位移,称为压电接收常数,用符号 g 表示,单位为 $V \cdot m \cdot N^{-1}$。它表示换能器接收性能的好坏,对于接收型换能器,应选择接收系数 g 大的压电材料。

临床诊断用的探头,大部分都是发射、接收两用型,应选择压电材料 d 与 g 乘积较大的材料。

三、声速、声压、声强与声阻抗

1. 声速 超声波在弹性介质中传播时,单位时间内所传播的距离称为声速(velocity of sound),用符号 c 表示,单位为 $m \cdot s^{-1}$。超声波的传播速度与声波的传播速度相同,声速的大小与介质的密度、弹性、波动的类型有关。实验得知:不同频率的超声波在相同介质中传播时声速基本相同;同一频率的超声波在不同介质中传播时声速不同。在各向同性均匀介质中,各方向传播的声速都是相同的;在各向异性介质中,各方向传播的声速是不相同的。在非均匀介质中,各部分介质的声速也是不同的。

在固体中传播平面波(即平面波是指垂直于波的传播方向上的任意波面为平面的波)的声速为

$$纵波 \qquad c = \sqrt{\frac{Y}{\rho}} \qquad\qquad (5\text{-}2)$$

$$横波 \qquad c = \sqrt{\frac{G}{\rho}} \qquad\qquad (5\text{-}3)$$

式(5-2)中 Y 是介质的杨氏模量;式(5-3)中 G 是介质的切变模量,ρ 是介质的平均密度。

液体和气体只有容积形变,只能传播纵波,其声速为

$$纵波 \qquad c = \sqrt{\frac{B}{\rho}} \qquad\qquad (5\text{-}4)$$

式中 B 是介质的体积弹性模量。不难看出,上面各种条件下声速公式中的共性,即为声速的平方等于介质弹性模量与介质的平均密度之比。

由于液体和固体的弹性模量与密度的比值比气体大,因而在其中传播的超声波速度也大,一般也随温度的升高而增大,但有一个声速的极大值。声波速度在 20℃空气中是 $343m \cdot s^{-1}$,在水中是 $1450m \cdot s^{-1}$。图 5-2 表示出蒸馏水在标准大气压下超声波速度随温度的变化曲线。因为人体绝大部分组织属于软组织,其声学性质与水相近。所以超声波在软组织中的传播速度约为 $1540m \cdot s^{-1}$。在

骨骼中的传播速度比软组织中的传播速度大 2 倍多。超声波在人体组织中的传播速度是超声诊断设备测量病变组织位置和大小的依据。

2. 声压 超声波在弹性介质内传播过程中，介质密度将作周期性变化，从而引起该处瞬时压强的变化。这种超声波传播时某点的瞬时压强（p'）与无超声波传播时的静压强（p_0）之差称为声压（acoustic pressure），用符号 p 表示，单位与一般压强一致，为帕（Pa）。即

$$p=p'-p_0 \tag{5-5}$$

声压随介质密度的变化也作周期性变化。连续超声波的波动方程可以用余弦形式表达，在平面波情况下，质点位移为 $y = A\cos\omega\left(t - \dfrac{x}{c}\right)$。

质点振动速度为

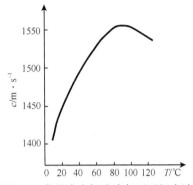

图 5-2　蒸馏水在标准大气压下超声波速度随温度的变化曲线

$$v = \frac{\partial y}{\partial t} = v_m \cos\left[\omega\left(t - \frac{x}{c}\right) + \frac{\pi}{2}\right] \tag{5-6}$$

式中 $v_m = A\omega$ 是速度的最大值，称为速度幅值。结合声波的动力学方程可以推出相应的声压数学表达式为 $p = A\rho c\omega\cos\left[\omega\left(t - \dfrac{x}{c}\right) + \dfrac{\pi}{2}\right]$，其中 $A\rho c\omega = p_m$，即

$$p = p_m \cos\left[\omega\left(t - \frac{x}{c}\right) + \frac{\pi}{2}\right] \tag{5-7}$$

式中 p_m 称为声压幅值。其中 A 是声振动幅值，ρ 是介质密度，c 是波速，ω 为声波的角频率。由于声压和频率成正比，因而超声波的瞬时声压可达到一万个以上的大气压。仪器上读出的是有效声压 p_e 与声压幅值 p_m 的关系，为

$$p_e = \frac{p_m}{\sqrt{2}} \tag{5-8}$$

声压在超声波应用中可直接测量。

3.声强 超声波传播过程中单位时间内通过超声波传播方向上单位横截面积的周期平均能量称为声强（acoustic intensity），用符号 I 表示，单位为 $J \cdot s^{-1} \cdot m^{-2}$，即

$$I = \frac{1}{2} A^2 \rho c\omega^2 \tag{5-9}$$

声强表示在超声波传播过程中超声波客观强弱的物理量。声波传播的过程是以声速将声源的能量传播出去的过程。

声强和声压的关系为

$$I = \frac{p_m^2}{2\rho c} = \frac{p_e^2}{\rho c} \tag{5-10}$$

式（5-10）表明，当介质密度和超声波速度不变时，声强和声压的平方成正比。

4. 声阻抗 由式（5-7）与式（5-6）可知，瞬时声压与瞬时速度的比等于声压幅值与速度幅值的比，比值 ρc 定义为声阻抗（acoustic impedance），用符号 Z 表示。它是描述介质声学性质的物理量，可表示为

$$Z=\rho \cdot c \tag{5-11}$$

由于介质密度、声速都与温度有关，故声阻抗也与温度有关。声阻抗的单位为 $N \cdot s \cdot m^{-3}$，实用单位为瑞利（$1Rayl=10N \cdot s \cdot m^{-3}$）。人体正常组织的密度、声速及声阻抗见表 5-1。

表 5-1　人体正常组织的密度、声速、声阻抗

介质	密度/（10^3kg·m^{-3}）	声速/m·s^{-1}	声阻抗/（10^6N·s·m^{-3}）
空气（22℃）	1.180×10^{-3}	3348×10^{-1}	4.070×10^{-4}
血液	1.055	1570	1.656
血浆	1.027	—	—
大脑	1.038	1540	1.599
小脑	1.030	1470	1.514
脂肪	0.955	1476	1.410
肝	1.050	1570	1.648
肌肉（平均值）	1.074	1568	1.684
肾	—	1560	—
脑积液	1.000	1522	1.522
甲状腺	—	—	1.620~1660
胎体	1.023	1505	1.540
羊水	1.013	1474	1.493
胎盘	—	1541	—
角膜	—	1550	
前房水	0.992~1.012	1495	1.486~1.513
水晶体	1.136	1650	1.874
玻璃体	0.992~1.010	1495	1.483~1.510
巩膜	—	1630	—
软组织（平均值）	1.016	1540	1.542
颅骨	1.658	3860	5.571

由表 5-1 可知，人体组织可以分成三大类：①低声阻的气体或充气组织，如肺部组织；②中等声阻的液体和软组织，如肌肉；③高声阻的矿物组织，如骨骼。三类组织的声阻相差甚大，彼此之间不能传播声波。超声检测主要适用于第二类组织，在这类组织中，声阻抗相差不大，声速大致相等，又可利用不同类组织间声阻抗差异造成的超声波反射、散射来识别不同软组织与器官的形态和性质。超声波通过声阻抗差达到 1% 的介质时，就可在其交界面上产生反射。这是超声成像及读片的基本物理依据。

5. 声强级与声压级　实际应用时常常遇到比较两个信号的大小。当两信号相差甚大时，用强度比表示很不方便。在声学上采用强度比的对数来表示声强的等级，称为声强级，用符号 L_1 表示。定义声强级的生理学及物理学依据是：①人耳感觉声音强弱与声强的对数成正比；②人耳对声音感觉的强度范围甚大。以 1000Hz 声音为标准。

如果一个声波的声强为 I，则该声强的声强级为

$$L_1 = 10 \lg \frac{I}{I_0} (\text{dB}) \tag{5-12}$$

式中 I_0 为基准声强，取 $I_0 = 10^{-12} \text{W} \cdot \text{m}^{-2}$。声强级的单位为贝尔（Bel，B），常用的单位为分贝（dB），1B=10dB。声强可以直接相加，而声强级不能直接相加。

同理，通常用声压级来比较两个声压的大小，其定义式为

$$L_p = 20 \lg \frac{p}{p_0} (\text{dB}) \tag{5-13}$$

式中 p_0 为基准声压。

因为声强正比于声压的平方，则 $L_1 = 10\lg\dfrac{I}{I_0} = 10\lg\dfrac{p^2/Z}{p_0^2/Z} = 20\lg\dfrac{p}{p_0} = L_p$。

声压级与声强级在数值上是相等的，只是表现形式不同，即物理意义不同。

目前有些超声诊断仪已用分贝数来表示仪器探测的灵敏度（或增益），用 H 表示，即

$$H = 10\lg\frac{I_1}{I_2} \tag{5-14}$$

式中 I_1 为探头发出的始波强度，I_2 为仪器可以探测的最小强度。因为 $I_1 = \dfrac{W_1}{S}$（W_1 为回波功率，S 为探头面积），则

$$H = 10\lg\frac{W_1/S}{W_2/S} = 10\lg\frac{W_1}{W_2} = 10\lg\frac{U_1^2}{U_2^2} = 20\lg\frac{U_1}{U_2} = 20\lg\frac{A_1}{A_2} \tag{5-15}$$

式中 U_1、U_2 分别为输入、输出电压，A_1、A_2 为相应声压信号幅值。通过测量两个回波信号的振幅，就可得出仪器的灵敏度。在超声诊断成像中，回波信号大小的动态范围可达 100dB 以上，就是最大回波信号的振幅与最小回波信号的振幅之比可达 10 万倍以上。

（仇　惠）

第二节　超声波场

超声波在介质中传播的空间范围，即介质受到超声波振动能作用的区域称为超声波场（ultrasonic field）。用声压分布或声强分布来描述，以物理光学的分析方法来进行分析。

一、圆形单晶片声源的超声波场

任何形状大小的换能器，都可以看作许多微小面积声源的叠加，每个微小声源在空间辐射的超声波场形状可用惠更斯原理来计算，对于单阵元换能器的超声波场，换能器在空间任意点任意时刻的超声波场，可以以点源 dS 发出的超声波传播到该点的声场对整个换能器上所有点源积分求得，即

$$p = \int_S dp = \int p_0 \frac{1}{r}\cos(\omega t - kr)dS \tag{5-16}$$

式中 r 为点源至任意点的距离，p_0 为点源初始声压，k 为波数，dS 为点源的面积。

1.超声波场轴线上声压分布　对于圆形晶片换能器，从式（5-16）积分可求出声压随时间的变化。经过计算，沿圆形晶片中心轴线上的声压为

$$p = \left\{ 2p_0 \sin\left[\frac{\pi}{\lambda}\left(\sqrt{\frac{D^2}{4} + x^2} - x\right)\right] \right\} \sin\left(\omega t - \frac{\pi}{\lambda}D\right) \tag{5-17}$$

式中大括号项为声压的幅值分布，即

$$p_m = 2p_0 \sin\left[\frac{\pi}{\lambda}\left(\sqrt{\frac{D^2}{4} + x^2} - x\right)\right] \tag{5-18}$$

式中，p_0 为圆形晶片表面的声压幅值，D 为圆形晶片直径，λ 为超声波波长，x 为圆形晶片沿中心轴线上至任意点的距离，即声程。

（1）近场区内声压分布：由式（5-18）可以看出，声场中心轴线上声压幅值是随声程 x 变化而变化的，范围是 $0 \sim 2p_0$，我们把声压幅值随声程 x 周期起伏变化的区域称为近场区（near field region）。据此可以求出声场中心轴线上声压极大值和极小值的位置，从而可以看出近场区内声压分布的趋向。

1）声压极小值：$p_m = 0$，对应 $\sin n\pi = 0$，即

$$\sin\left[\frac{\pi}{\lambda}\left(\sqrt{\frac{D^2}{4} + x^2} - x\right)\right] = \sin n\pi$$

$$\frac{\pi}{\lambda}\left(\sqrt{\frac{D^2}{4} + x^2} - x\right) = n\pi$$

得到

$$x = x_{min} = \frac{D^2 - (2n\lambda)^2}{8n\lambda} \qquad （5-19）$$

此时 x 的位置即为声压极小值的位置。由于成像用超声波在 2π 立体角的半空间传播，故 x 不能为负，而 x 等于零处是晶片表面的振源，故要求 $D^2 - (2n\lambda)^2 > 0$，则

$$n < \frac{D}{2\lambda} \qquad （5-20）$$

由于 $n = 0$ 时，式（5-19）没有意义，故 n 可取从 $1，\cdots，n < \dfrac{D}{2\lambda}$ 的正整数。式（5-20）所表示的物理意义是：以 D 为直径的圆形晶片，当向弹性介质辐射波长为 λ 的超声波时，在近场区内有 n 个极小值。

2）声压极大值：$|p_m| = 2p_0$，对应 $\sin\left(\dfrac{2m+1}{2}\right)\pi = \pm 1$，即

$$\sin\left[\frac{\pi}{\lambda}\left(\sqrt{\frac{D^2}{4} + x^2} - x\right)\right] = \sin\left[\left(\frac{2m+1}{2}\right)\pi\right]$$

$$\frac{\pi}{\lambda}\left(\sqrt{\frac{D^2}{4} + x^2} - x\right) = \left(\frac{2m+1}{2}\right)\pi$$

因此有

$$x = x_{max} = \frac{D^2 - (2m+1)^2\lambda^2}{4(2m+1)\lambda} \qquad （5-21）$$

式中 x 的位置即为声压极大值的位置。由于 x 不能为负，且不讨论 x 等于零，故要求 $D^2 - (2m+1)^2\lambda^2 > 0$，则

$$m < \frac{D - \lambda}{2\lambda} \qquad （5-22）$$

由于 $m = 0$ 时，式（5-21）仍有意义，故 m 可取从 $0，\cdots，m < \dfrac{D-\lambda}{2\lambda}$ 的正整数。式（5-22）所表示的物理意义是：以 D 为直径的圆形晶片，当向弹性介质辐射波长为 λ 的超声波时，在近场区内有包含 0 在内的 $m+1$ 个极大值。

在圆形单晶片声源所辐射的超声波场中，中心轴线上近场区声压极大值和极小值如图 5-3 所示。从式（5-20）和式（5-22）可以看出，若晶体直径 D 愈大，波长愈短，即辐射的频率愈高，则 n 和 m 的取值愈多。说明近场区内声压的起伏愈大，声压分布的不均匀性愈明显。这个区域的长度用 $m = 0$ 时声压所处极大值的位置来表示。由式（5-21）得

$$x_{max}(0) = \frac{D^2 - \lambda^2}{4\lambda} \qquad （5-23）$$

一般状况下 $D^2 \gg \lambda^2$。这时

$$x_{max}(0) \approx \frac{D^2}{4\lambda} = \frac{a^2}{\lambda} \qquad （5-24）$$

因此，将 $m=0$ 时声压所处极大值的位置 $x_{\max}(0)$ 的距离称为近场长度，用符号 L 表示，其大小约为

$$L=\frac{a^2}{\lambda} \tag{5-25}$$

式中 a 是晶片的半径。如果圆形单晶片辐射器的半径愈大，超声波频率愈高，则近场长度 L 也就愈长。近场区由于波动干涉使声压起伏很大，声压极小值的点将使超声探测出现盲点，即不利于超声诊断，所以希望近场长度短些为好。

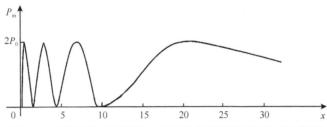

图 5-3　圆形单晶片声源的中心轴线上近场区声压分布示意图

（2）远场区内声压分布：声程 x 大于近场长度 L 的区域称为远场区（far field region）。虽然在近场区内声压在中心轴线上起伏很大，但在远场区内，声压和声强比较平稳，可以用作超声诊断。由式（5-18）知，声压幅值的另一种表达方式为

$$p_{\mathrm{m}}=2p_0\sin\left[\frac{\pi}{\lambda}\left(x\sqrt{1+\frac{D^2}{4x^2}}-x\right)\right]$$

当 x 较大时，将 $\left(1+\dfrac{D^2}{4x^2}\right)^{\frac{1}{2}}$ 用泰勒（Taylor）级数展开并取前两项得

$$\left(1+\frac{D^2}{4x^2}\right)^{\frac{1}{2}}\approx1+\frac{1}{2}\cdot\frac{D^2}{4x^2}$$

代入前式的相位中有

$$\frac{\pi}{\lambda}\left(x\sqrt{1+\frac{D^2}{4x^2}}-x\right)=\frac{\pi}{\lambda}\left[x\left(1+\frac{1}{2}\cdot\frac{D^2}{4x^2}\right)-x\right]=\frac{D^2\pi}{8\lambda}\cdot\frac{1}{x}=\frac{A}{2\lambda}\cdot\frac{1}{x}$$

式中 $A=D^2\pi/4$ 为圆形晶片的面积。这时声压幅值公式为

$$p_{\mathrm{m}}=2p_0\sin\left(\frac{A}{2\lambda}\cdot\frac{1}{x}\right) \tag{5-26}$$

当 θ 很小时，$\sin\theta\approx\theta$，对于一般远场都能满足，因此式（5-26）可进一步化简为

$$p_{\mathrm{m}}\approx2p_0\frac{A}{2\lambda}\cdot\frac{1}{x}=p_0\frac{A}{\lambda}\cdot\frac{1}{x} \tag{5-27}$$

可以看出，声压 p_{m} 随声程 x 作单值变化。对于给定探头和周围弹性介质，p_0、A 和 λ 都是常数，所以在远场区内，声压 p 与距离 x 按反比减弱。必须指出，式（5-27）是对晶片中心轴线上声压公式用牛顿二项式进行了展开而作的近似计算。在远场区，当声程 $x>5L$ 时，声压 p 将随距离 x 的增加而明显减弱。实用超声波仪上分为近段（程）及远段（程）调节，即为近场区及远场区调节。

2.超声波场角分布　圆形活塞辐射器的声压除了在中心轴线上的分布不均匀以外，在中心轴线上以外的声压分布也是不均匀的。其特点是在中心部分出现一主瓣，在主瓣旁边出现许多旁瓣，这种现象称为换能器的指向性（directionality），即声束的集中程度。这说明声场中的声压不但随距离而变，同时还随方向角 θ 而变化。当 $\theta=0°$ 时，声场的声压最大，称为主瓣或主声束；在其他角度

θ时，称为副瓣或副声束。图 5-4 表示了声束的主瓣和副瓣，即单晶片的指向性。

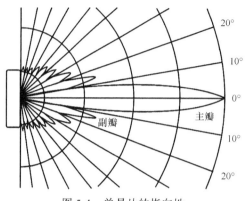

图 5-4　单晶片的指向性

理论证明，声压的空间角分布可表示为

$$p(r,\theta) = p_0 \frac{A}{\lambda r}\left[\frac{2J_1(ka\sin\theta)}{ka\sin\theta}\right] \tag{5-28}$$

式中 r 为圆片中心到场点的距离，θ 为 r 与轴线之间的夹角，J_1 为第一类贝塞尔函数，波数 $k = 2\pi/\lambda$。与式（5-27）相比，式（5-28）前面幅值项正是轴线上远场的声压分布，所以式（5-28）可表示为

$$D_c = \frac{p(r,\theta)}{p(r,0)} = \frac{2J_1(ka\sin\theta)}{ka\sin\theta} \tag{5-29}$$

式中 D_c 称为指向性因数，定义为与声场的中心轴线上成 θ 角距晶片中心距离为 r 的声压与中心轴线上同样距离为 r 处的声压之比。

式（5-29）中当 $ka\sin\theta = 3.83$、7.02、10.17 等值时，一阶贝塞尔函数 J_1 等于零，D_c 也等于零。表示声能限制在由此决定的各个区域内，即这些数值相应的 θ 角方向上没有辐射波。从图 5-4 中可见，主瓣声压要比副瓣声压大得多。

对于 $D_c = 0$ 的第一点，即贝塞尔函数第一个根 $y = ka\sin\theta = 3.83$ 时，相应的角度 θ 称为半扩散角（half angle of divergence），其值由下式给出 $\theta = \arcsin^{-1}\dfrac{3.83}{ka} = \arcsin^{-1}\left[3.83\times\dfrac{\lambda}{2\pi a}\right] = \arcsin^{-1} 0.61\dfrac{\lambda}{a}$，即

$$\theta = \arcsin^{-1} 1.22\frac{\lambda}{D} \tag{5-30}$$

式（5-30）称为主瓣指向角的 Fraunhofer 公式，常用来求主声束的半扩散角。

若 ka 非常小，以至 D_c 对于所有的 θ 值几乎都为 1，则圆形晶片变成了点声源。如果是方形晶片，设 d 为方形晶片的边长，则面积为 d^2，而圆形晶片的面积为 $D^2\pi/4$，所以与方形晶片相当的圆形晶片的直径为 $D = 2d/\sqrt{\pi}$。则方形晶片的半扩散角为

$$\theta = \arcsin^{-1}\frac{\lambda}{d} \tag{5-31}$$

关于近场和远场的简略结论：由式（5-25）和式（5-30）可以得出，超声波振动频率 f 愈高，即波长 λ 愈小，晶片半径 a 愈大，则近场长度 L 愈大，同时扩散角 θ 愈小。这表示超声波的成束性好，方向性显著。

当被检查组织或脏器位于近场范围内时，由于近场区的超声波束平行度最高，反射界面与晶片的垂直性好，因此反射的声强较高，失真度小，但在近场的近晶片端，由于发射干扰等原因可能存在盲区。探查对象是否位于近场范围内，可根据上述计算方法大致进行判断。远场区因声束有扩散，

横向分辨力低，超声波束不平行，反射的声强较弱，失真度高，故在医学诊断上，为减少远场的扩散，要求超声波束扩散角θ应在$\pm 3.5°$以下，即要对声束进行聚焦。

二、声束的聚焦

超声诊断中，探头辐射的声束宽度是限制横向分辨力的主要原因。为了减小声束宽度，常采用的方法之一是使用声聚焦探头。在超声治疗中，聚焦声束（focusing beam）在聚焦区域有最大的强度，以集中治疗肿瘤等组织，而不损坏正常组织。

1.超声波聚焦原理 从声学观点出发来讨论聚焦声场。在声程x及焦距f都大于晶片半径a的情况下（即$x > a$，$f > a$），聚焦声束轴上声压幅值可以近似地表示为

$$p = 2p_0 \sin\left[\frac{\pi}{2} B \frac{f}{x}\left(1 - \frac{x}{f}\right)\right] \div \left(1 - \frac{x}{f}\right) \tag{5-32}$$

式中B为一常数，其值为$B = \dfrac{a^2}{\lambda f}$，由于$L = \dfrac{a^2}{\lambda}$，则有$B = \dfrac{L}{f}$，其中$f$为焦距，$L$为近场长度。式（5-32）中，当$x \to f$时，可求得

$$p = p_0 \pi B \tag{5-33}$$

式（5-33）表示了声压在焦点处声压增加πB倍。由$B = L/f$看出，聚焦距离愈短，聚焦区域的声压会升高。但焦距f不能比近场长度L小得太多（一般f在L附近），否则焦点后面声束迅速扩散，无法用来探测信息。

对于没有球差的理想球面透镜，可以近似地利用声场理论求得焦点直径d的大小与超声波波长λ和焦距f的关系，即

$$d = 1.2\frac{\lambda f}{a} \tag{5-34}$$

式中a为探头晶片的半径。

实际应用时，希望焦点直径d小，而焦距f应大些，但式（5-34）指出这是矛盾的。因此，为了获得既细又长的聚焦声束，必须对晶片半径a、波长λ和焦距f作综合考虑。d的大小不仅影响超声诊断的横向分辨力，而且对强度必须严加注意。不应使焦点处的超声波强度超过安全的允许值，一般认为，超声波功率小于$200W \cdot m^{-2}$时，对机体无损害。

2. 声聚焦方法 目前常用的声聚焦方法有：

（1）声透镜聚焦：超声波束可以像光束一样，用透镜使之聚焦。由于在透镜材料（固体）中声速大于透镜外液体或人体组织中的声速，因此用凹透镜实现聚焦。

（2）曲面换能器：把压电晶片本身制成凹面形，由它辐射出聚焦式超声波。这种探头称为聚焦晶片型探头或自聚焦发射器，其聚焦原理与声透镜聚焦类似。

（3）电子聚焦：多晶片电子聚焦换能器把晶片排列成线型阵列，激励脉冲电压在电子开关控制下按一定的延迟时序激励压电晶片，如图5-5所示。两边延迟时间最小并对称，然后逐渐变大，中央延迟时间最大。因此位于两边的压电晶片最早振动，然后依次振动，位于中央的晶片最迟振动，形成圆形波阵面，其圆心就是聚焦点。另外，改变各晶片之间激励脉冲相对延迟时间，能改变声束的方向。如果对各晶片依次加上线性递变延迟激励脉冲，使超声波束方向偏转某一个角度，不断改变这个角度，就可以得到扇形扫描的超声波束，即所谓相控扇形扫描。为了提高横向分辨

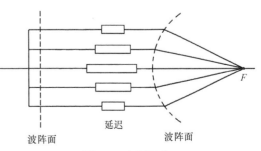

图 5-5 电子聚焦

力，通常采用聚焦与声束方向控制相结合的相控阵聚焦方法，利用不同的超声波换能器可以实现线性扫描成像、扇形扫描成像及各种复合扫描成像。电子聚焦换能器是目前 B 型超声诊断仪中广泛采用的一种换能器。

（仇　惠）

第三节　超声波在介质中的传播特性

声学中介质是以声阻抗来划分的，我们把两种声阻抗不同的物体接触在一起时，形成一个界面称为声波的介质界面，当界面的线度大于声束的直径及声束的波长时，称为大界面；反之为小界面。在声学介质中，两物质的物理性质不同，或由不同的原子、分子组成，如果其声阻抗相同，则认为它们是声学的同种均匀介质，其间不存在界面。所以在临床诊断中应该注意这个问题。

一、反射与透射

案例 5-2

患者，男性，56 岁，因身体不适做超声肝脏检查，患者仰卧，平静呼吸，充分暴露乳头至脐之间的腹部，两手放于头的两侧，使肋间隙增宽，探头置于右肋缘下，声束指向右肩部，缓慢移动探头，可显示肝右叶、第二肝门及右膈顶处，如图 5-6（a）所示，图像清晰便于诊断。而在右侧第四肋间扫查肺部时却不能得到清晰的影像，如图 5-6（b）所示。

思考：（1）超声成像的物理原理是什么？

（2）为什么超声波不宜观察肺部的病变？

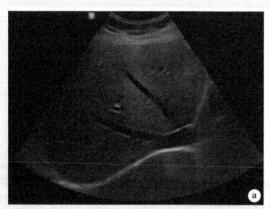
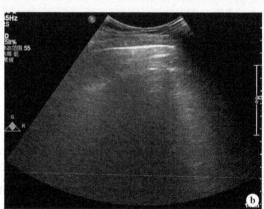

图 5-6　超声肝脏、肺部检查扫查声像图

（a）右肋缘下肝脏声像图；（b）右侧第四肋间肺部声像图

超声波在介质中传播时，一般遵循几何声学的原则：①以直线传播；②遇到界面时会发生反射与透射。临床上反射回声将带来体内脏器轮廓、包膜、大小型管道管壁及其他大界面信息。

超声波在界面发生反射或透射的条件是：①介质的界面为大界面；②介质的声阻抗在界面处发生突变，或者说"不连续"。

反射、透射发生时，界面两边声强、声压、速度等物理量都会发生变化。在超声波界面上声压和法向速度连续。所谓声压连续是指在界面两侧的声压相等；法向速度连续是指质点的振动速度在垂直界面的分量相等，这两个连续条件是研究超声波传播特性的基本依据。规定超声波是由 Z_1 介

质入射到 Z_2 介质，i 表示入射量，r 表示反射量，t 表示透射量，如图 5-7 所示。

1. 反射系数 超声波在不同介质中反射能量的大小可由反射系数（reflection coefficient）来衡量。声压反射系数 r_p 由反射声压 p_r 与入射声压 p_i

之比来表示：$r_p = \dfrac{p_r}{p_i}$，声波为纵波，其质点振动

速度与声传播方向相同，设 p_t 表示透射声压，由界面上声压连续和法向速度连续的条件，有 $p_i + p_r = p_t$，$v_i \cos\theta_i - v_r \cos\theta_r = v_t \cos\theta_t$，由速度、声压与声阻抗的关系 $v_i = \dfrac{p_i}{Z_1}$；$v_r = \dfrac{p_r}{Z_1}$；$v_t = \dfrac{p_t}{Z_2}$，

与上两式联立可导出

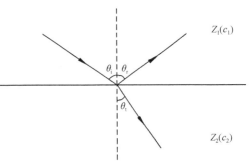

图 5-7 声压的反射与透射

$$p_i \left(\frac{\cos\theta_i}{Z_1} - \frac{\cos\theta_t}{Z_2} \right) = p_r \left(\frac{\cos\theta_r}{Z_1} + \frac{\cos\theta_t}{Z_2} \right)$$

所以

$$r_p = \frac{p_r}{p_i} = \frac{Z_2 \cos\theta_i - Z_1 \cos\theta_t}{Z_2 \cos\theta_r + Z_1 \cos\theta_t}$$

从反射定律知：$\theta_i = \theta_r$，得

$$r_p = \frac{Z_2 \cos\theta_i - Z_1 \cos\theta_t}{Z_2 \cos\theta_i + Z_1 \cos\theta_t} \tag{5-35}$$

当超声波垂直入射时，有

$$r_p = \frac{Z_2 - Z_1}{Z_2 + Z_1} \tag{5-36}$$

讨论：

（1）当 $Z_1 \ll Z_2$ 时（如超声波从空气进入软组织），$r_p \approx 1$，超声波几乎全反射而不能透射。

（2）当 $Z_1 \gg Z_2$ 时（如超声波从软组织进入空气），$r_p \approx -1$，超声波也相当于发生全反射，且反射波与入射波的相位突变 π，即发生半波损失。

（3）当 $Z_1 = Z_2$ 时，$r_p = 0$，超声波全部透射到第二种介质中，相当于界面不存在。

（4）当 $Z_1 > Z_2$ 时，$r_p < 0$，反射波与入射波处于反相状态。

案例 5-2 中，超声波在声阻抗相差不大的界面上，利用反射与透射的性质成像，如图 5-6（a）所示。超声波通过软组织与肺部声阻抗相差很大的界面时，声压反射系数趋近于 1，超声波在界面上几乎全反射而不能透射，即肺部组织不成像，如图 5-6（b）所示，所以超声波不宜用于观察肺部及含气的组织。

声强反射系数定义为反射声强与入射声强之比，即

$$r_I = \frac{I_r}{I_i} = \frac{p_r^2 / Z_1}{p_i^2 / Z_1} = \left(\frac{p_r}{p_i} \right)^2 = r_p^2 \tag{5-37}$$

界面上声强反射系数也可用分贝（dB）表示

$$L_I = 10\lg \frac{I_i}{I_r} = 10\lg \frac{1}{r_I} = 10\lg \frac{1}{r_p^2} = -20\lg r_p \tag{5-38}$$

表 5-2 给出部分生物介质不同界面超声波垂直入射时的声压反射系数。例如，从表中查出声波由水入射到脑组织的声压反射系数是 0.007，可得出声强反射系数，用分贝表示为

$$L_I = -20\lg 0.007 = 43\text{dB}$$

表 5-2　在生物介质不同界面超声波垂直入射时的声压反射系数

名称	荧光树脂	颅骨	血液	肝	脑	皮肤	肌肉	脂肪	水
水	0.350	0.570	0.007	0.035	0.007	0.029	0.020	0.047	0.000
脂肪	0.390	0.610	0.047	0.049	0.054	0.076	0.067		
肌肉	0.330	0.560	0.020	0.015	0.013	0.009			
皮肤	0.320	0.560	0.029	0.006	0.022				
脑	0.340	0.570	0.000	0.028					
肝	0.320	0.550	0.028						
血液	0.350	0.570							
颅骨	0.290								

案例 5-3

　　患者，男性，60 岁，常规体检发现甲状腺内有肿物。图 5-8 是该患者 B 超的甲状腺腺瘤声像图，声像图中没有完整显示甲状腺腺瘤的形状，两侧边缘出现细狭纵向条状无回波声影，临床上称为侧后折射声影伪像，伪像的形成具有其声学意义。

　　思考：（1）侧后折射声影伪像产生的条件是什么？
　　（2）侧后折射声影形成的物理原理是什么？

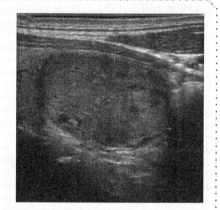

图 5-8　B 超显示的甲状腺腺瘤声像图

　　2. 全反射　超声波的折射定律与光波的折射定律相同，可表示为 $\dfrac{\sin\theta_i}{\sin\theta_t}=\dfrac{c_1}{c_2}$ ，当 $c_1 < c_2$ 时，则 $\theta_i < \theta_t$ ，设入射角增大至某一角度 b 值时，可使折射角等于 90°，即折射声束与界面平行，此时的 b 角称为临界角。当入射角大于 b 值时，折射声束完全返回至第一介质，称为全反射。超声波在介质分界面上发生全反射的条件，可由折射定律推出：$\dfrac{\sin b}{\sin 90°}=\dfrac{c_1}{c_2}$ ，则

$$b = \arcsin\left(\frac{c_1}{c_2}\right) \qquad (5\text{-}39)$$

　　在超声诊断中全反射现象有可能出现。如用水作为探头与皮肤间的夹层，临界角为 76°30′；如用液体石蜡作夹层，则临界角为 67°10′。实际应用中探头的探测角度一般不超过±24°。这样既可以保证信号强度损失不大，也能避免产生透射伪像，全反射现象也不会发生。在案例 5-3 中，实质性脏器且周围有纤维包膜的圆形病灶，当超声波从低声速介质进入高声速介质，在入射角大于临界角时会产生全反射现象，从而导致界面下方第二介质内"失照射"而出现声影，称为侧后折射声影，又称侧边声影。多见于球形结构的两侧后方或器官的两侧边缘，呈细狭纵向条状无回波区，侧后折射声影从超声物理的角度提示病灶（或脏器）具有声速较高的外壁，多为致密的纤维组织组成，而不能推断该病灶的性质。在甲状腺腺瘤声像图中，由于侧后折射声影使得球形腺瘤的结构不能清晰显示。这种伪像将造成图像与实际组织的情况不一致。全反射现象对超声诊断无意义，应尽量避免。

　　3. 透射系数　超声波在不同介质中透射能量的大小可由透射系数（transmission coefficient）来

衡量。声压透射系数 t_p 由透射声压 p_t 和入射声压 p_i 之比来表示：$t_p = \dfrac{p_t}{p_i}$，由界面上法向速度连续及速度、声压与声阻抗之间的关系，有 $\dfrac{p_i}{Z_1}\cos\theta_i - \dfrac{p_r}{Z_1}\cos\theta_r = \dfrac{p_t}{Z_2}\cos\theta_t$，且有界面上声压连续 $p_r = p_t - p_i$，代入上式得

$$\frac{p_i}{Z_1}(\cos\theta_i + \cos\theta_r) = p_t\left(\frac{\cos\theta_r}{Z_1} + \frac{\cos\theta_t}{Z_2}\right)$$

所以

$$t_p = \frac{p_t}{p_i} = \frac{Z_2(\cos\theta_i + \cos\theta_r)}{Z_2\cos\theta_r + Z_1\cos\theta_t}$$

从反射定律知：$\theta_i = \theta_r$，得

$$t_p = \frac{2Z_2\cos\theta_i}{Z_2\cos\theta_i + Z_1\cos\theta_t} \tag{5-40}$$

当超声波垂直入射时

$$t_p = \frac{2Z_2}{Z_2 + Z_1} \tag{5-41}$$

讨论：

（1）当 $Z_1 \gg Z_2$ 时，$t_p \to 0$，超声波无透射，而反射强烈。

（2）当 $Z_1 \ll Z_2$ 时，$t_p \approx 2$，也是反射强烈，是一种驻波现象。

（3）当 $Z_1 = Z_2$ 时，$t_p = 1$，超声波全部透射到第二种介质中。

声强透射系数 t_I 由透射声强 I_t 和入射声强 I_i 之比来表示：

$$t_I = \frac{I_t}{I_i} = \frac{p_t^2 / Z_2}{p_i^2 / Z_1} = \frac{Z_1}{Z_2} t_p^2$$

由式（5-40）可得

$$t_I = \frac{4Z_2 Z_1 \cos^2\theta_i}{(Z_2\cos\theta_i + Z_1\cos\theta_t)^2} \tag{5-42}$$

当超声波垂直入射时

$$t_I = \frac{4Z_2 Z_1}{(Z_2 + Z_1)^2} \tag{5-43}$$

超声波在界面上的反射和透射只有在垂直入射时声强才能守恒。可以证明，斜入射时声通量守恒。

二、衍射与散射

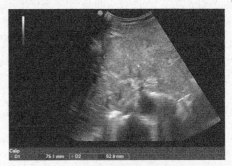

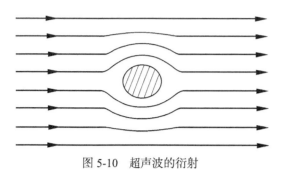

图 5-10 超声波的衍射

如果物体很小（如红细胞），超声波波长与此物体的尺寸可以比拟甚至还要大时，就会发生衍射（diffraction）和散射（scattering）现象，这时需用波动理论解释。

1. 衍射 当超声波传播过程中，遇到界面或障碍物的线度与超声波长相近时，声束传播方向改变，绕过障碍物边缘传播的现象称为衍射，如图 5-10 所示。

由于衍射与障碍物的线度有关，声波遇到障碍物时会发生两种现象：

（1）声影：由于障碍物线度较大，超声波不能完全绕过障碍物，在障碍物之后超声波不能达到的空间称为声影（acoustic shadow）。声影在图像上表现为暗区，是探测不到的盲区。

（2）与波长相仿的病灶探测不到：此时超声波会完全绕过病灶，不形成明显反射回波，所以在图像上不会出现病灶的外轮廓图形。案例 5-4 中肝部早期病变的大小为 2mm×3mm 左右，与波长在 mm 数量级相仿时，超声波可绕过肝部小病灶边缘传播产生衍射现象，没有反射而被漏检。病灶随时间在继续增大，并形成自己的血管，供养充分，生长迅速，当病灶的尺寸为 75.1mm×52.8mm，远大于波长时，形成大界面而有反射，病灶被检测到。

2. 散射 超声波在传播过程中，当遇到小界面时，超声波将发生周向辐射的现象称为散射。如果介质中存在许多悬浮粒子（如气体中的尘埃、烟雾、液体和固体中的杂质、气泡等），当超声波传到这些障碍物上时，这些粒子又将成为新的波源而向四周发射超声波，有一部分声能就要偏离原来的传播方向。故散射无方向性。

众多微小颗粒会使超声波的传播方向发生连续改变。当这些颗粒线度 d 远小于超声波长时便成为子波源，称作散射中心，向空间各方向发射散射波。可以把其对入射波的总干扰看成是入射波与障碍物表面上分布的一组子波相干涉的结果。由障碍物引起的干涉空间称为散射波场。

一般用散射截面 σ 定量描述散射程度

$$\sigma = \frac{W}{I_i} (\mathrm{m}^2) \qquad (5\text{-}44)$$

式中 W 为总散射功率，I_i 为入射声强。

讨论：

（1）当散射体线度 $d \gg \lambda$ 时，散射不明显，主要是反射、透射，并有声影出现。

（2）如果 $d \ll \lambda$，散射明显，散射场强度均匀分布，散射声强与入射波频率的四次方成反比。

（3）如果 $d \approx \lambda$，散射场强度分布复杂，与散射物的阻抗、几何尺寸相关，表现为一定的角分布。散射声强与入射波频率四次方成正比，与距离平方成反比。

人体内的各种组织器官内的微粒结构的大小、形状及声阻抗各异，当超声波入射到这些障碍物或界面上时，就会向四面散射，一般来说，散射体尺寸越大且接近超声波波长时，散射越强；超声波的频率越高，散射则越显著，因为散射使前进方向的能量减弱而导致反射回超声探头的能量减小，同时，因为超声探头可以在任何角度接收到散射波，造成超声图像的背景图像，这是对超声诊断不利的方面。另一方面，人体组织的细微结构造成的散射，却又是形成脏器内部图像的另一声学基础，其临床意义也十分重要。

三、超声波在介质中的衰减规律

1. 衰减的概念 超声波在介质中传播时，因小界面的散射，大界面的反射，声束的扩散及软组织对超声波能量的吸收等，将随着传播距离的增加，其声强逐渐减弱的现象称为超声波的衰减。

导致超声波衰减的主要原因和超声波的传播方式及介质性质有关，分以下几种：

（1）扩散衰减：是超声波在空间传输中由能量分布的改变造成的衰减，如反射、透射、波阵面表面的扩大造成单位截面积通过的声能减少。设距离点声源半径为 r_0 的球面 S_0 上的声强为 I_0，当传到 r 处其强度为 I，如果不考虑介质的吸收，单位时间内通过波阵面的能量是相等的，即声通量守恒 $\Phi = SI$，则 $S_0 I_0 = SI$，又因 $S_0 = 4\pi r_0^2$，$S = 4\pi r^2$，得

$$I = I_0 \frac{r_0^2}{r^2} \tag{5-45}$$

式（5-45）称为平方反比定律。由此可见超声波的扩散衰减与波阵面的形状有关，而与传播的介质特性无关。

（2）散射衰减：散射过程可以看成是超声波与众多散射中心的多次相互作用，把超声波能量散射到其他方向而使原来传播方向上的超声波能量减弱。实际的介质中可能有外来杂质，如空气中的灰尘和液体中的悬浮粒子，都会成为散射中心，即使单纯的介质，热起伏也会导致局部密度变化。而生物组织更是一个不均匀介质，当超声波传播遇到这些散射中心并发生相互作用时，就会出现超声波被散射的现象。

（3）吸收衰减：是由于介质的黏滞、热传导和复杂的弛豫过程而引起的超声波被吸收的过程，它把有序的超声波转变成热能和内能。

1）黏滞吸收：如果流体介质具有黏滞性，则介质中相邻质点的运动速度不同，它们之间产生相对运动时会产生内摩擦（也称黏滞力），从而介质对超声波产生吸收，损耗超声波的能量，即为黏滞吸收。黏滞性是声波衰减的一个主要原因。

2）热传导吸收：引起超声波吸收的另一原因是热传导吸收。超声波传导过程是绝热的，当介质中有超声波通过时，介质中发生了压缩和膨胀，压缩区体积变小，温度升高；膨胀区体积变大，温度降低。对理想介质，温度的变化完全能跟得上体积的变化，过程是可逆的。但在非理想介质中存在热传导时，相邻的压缩区和膨胀区之间的温度梯度，将导致一部分热量从温度高的部分流向温度较低的介质中，发生了热传导，这个过程是不可逆的，而在不可逆过程中就会发生上述机械能转化为热能的现象，即为热传导吸收。

3）弛豫吸收：当介质中有声波通过时，介质中便发生了压缩和膨胀的过程，介质的物理参数及其相应的平衡状态也将随着超声波的传播过程而发生变化，而任何状态的变化都伴有能量的重新分配，并向着一个具有新的平衡能量分配的状态过渡，然而建立一个新的平衡分配不是瞬时的，而是需要一个有限的时间，这样的过程称为弛豫过程，建立新的平衡状态所需的时间称为弛豫时间，在弛豫过程中产生的有规则声振动转变为无规则热运动的附加能量耗散，即引起了超声波的附加吸收也称弛豫吸收或反常吸收。弛豫机理比较复杂，有些情况必须根据具体的分子结构予以具体的分析。

吸收与超声波频率关系甚大，介质对超声波的吸收将在超声图像上有所表现。

2. 介质吸收衰减规律 为研究单纯吸收衰减的规律，避开扩散与散射衰减的影响，让平行窄束超声波通过无限大均匀介质。

如图 5-11 所示，设超声波沿 x 轴正向传入均匀介质。在 $x = 0$ 处初始声强为 I_0，在薄层 $\mathrm{d}x$ 内，声强的减少量为 $-\mathrm{d}I$，根据实验规律，它和声强 I、薄层厚度 $\mathrm{d}x$ 成正比，即 $-\mathrm{d}I = \alpha I \mathrm{d}x$，$\alpha$ 称为声强吸收衰减系数，积分得声强的吸收规律为

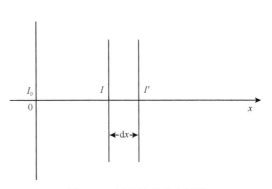

图 5-11 超声波的吸收特性

$$I = I_0 e^{-\alpha x} \tag{5-46}$$

同理，声压的吸收规律为

$$p = p_0 e^{-\alpha_p x} \tag{5-47}$$

式中 p_0 为起初声压，p 为传播了 x 距离后的声压，α_p 为声压吸收衰减系数。从式（5-46）出发，利用声强和声压的关系，将其用声压表示

$$p = p_0 e^{-\frac{\alpha}{2} x} \tag{5-48}$$

与式（5-47）比较，得出两个吸收衰减系数之间的关系为

$$\alpha = 2\alpha_p \tag{5-49}$$

3. 生物组织的主要声学参数

（1）衰减系数：衰减系数是由吸收衰减系数和散射衰减系数两部分组成。生物组织的衰减系数和组织的厚度、超声波的频率有关，人体软组织对超声波的平均衰减系数约 $0.81 dB (cm \cdot MHz)^{-1}$，其含义是超声波频率每增加 1MHz，超声波传播距离每增加 1cm，则组织对超声波的衰减增加 0.81dB。在不同情况下，各种因素所占的比重是不一样的，需根据经验进行具体分析。

（2）半价层：超声波在组织内部传播时其强度衰减到初始值一半时所传播的距离称为半价层，用符号 HVL 表示。

（3）混响：声源停止发射后，在超声场中某点上仍有声波引起振动的延续，称为混响。其形成原因主要有：①界面间的多次反射；②声波引起的固有振动（此振动经一定时间会产生阻尼衰减）；③介质本身的不均匀性所引起的散射。

四、声束通过介质薄层的特征

案例 5-5

患者做超声检查时，医生要在超声探头表面与人体体表之间涂一层耦合剂，才能在显示器上清晰显示组织的结构，否则显示器上就不可能得到清晰的影像。

思考：（1）涂耦合剂的作用是什么？

（2）耦合剂材料如何选择？

超声检测中，常遇到超声波束通过介质薄层的情况，如图 5-12 所示。当一束平面超声波从 Z_1 介质垂直通过厚度为 d 的 Z_2 介质薄层，再进入到 Z_3 介质。不考虑介质对声波能量的吸收，仅考虑声波在各层间由于入射波和反射波的叠加造成各层间声压的重新分布，得出的声强透射系数为

$$t_1 = \frac{I_t}{I_i} = \frac{4Z_1 Z_3}{(Z_1 + Z_3)^2 \cos^2\left(\frac{2\pi}{\lambda_2} d\right) + \left(Z_2 + \frac{Z_1 Z_3}{Z_2}\right)^2 \sin^2\left(\frac{2\pi}{\lambda_2} d\right)} \tag{5-50}$$

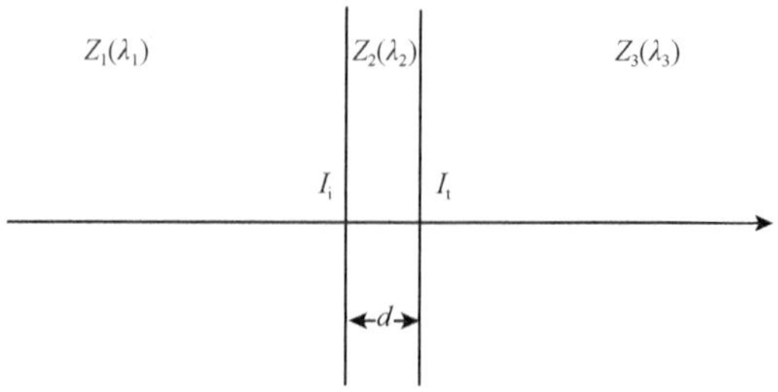

图 5-12　超声波束通过介质薄层

下面根据式（5-50）讨论几种情况下超声波束通过介质薄层的传播特征：

（1）当介质薄层的声阻抗 $Z_2 \ll Z_1 Z_3$ 时，如 Z_2 为软组织之间的空气薄层，$Z_1 Z_3 / Z_2$ 是一个很大的量，代入式（5-50）得

$$t_1 \to 0 \qquad\qquad (5-51)$$

声强透射系数变得很小，甚至趋近于零，即超声波束不能透射软组织之间的空气薄层。

（2）当介质薄层厚度 $d = \dfrac{\lambda_2}{2}$，λ_2，$\dfrac{3\lambda_2}{2}$，...，$\dfrac{n\lambda_2}{4}$（n 为不等于零的偶数），或 $d \ll \lambda_2$ 时，代入式（5-50）得

$$t_1 = \frac{4Z_1 Z_3}{(Z_1 + Z_3)^2} \qquad\qquad (5-52)$$

由声强透射系数得知，相当于声束垂直通过 Z_1、Z_3 的情况，即相当于介质薄层 Z_2 消失了。

（3）当介质薄层的声阻抗 $Z_2 = \sqrt{Z_1 Z_3}$，且 d 为 $\lambda_2/4$ 的奇数倍时，代入式（5-50）得

$$t_1 = \frac{4Z_1 Z_3}{\left(Z_2 + \dfrac{Z_1 Z_3}{Z_2}\right)^2} = \frac{4Z_2^2}{\left(Z_2 + \dfrac{Z_2^2}{Z_2}\right)^2} = 1 \qquad\qquad (5-53)$$

声强透射系数为1，相当于两个介质界面都不存在了，即相当于同一介质。这是选择耦合剂声阻抗值的理论依据。

上述三种情况发生时，都会造成测量的误差。

（4）耦合剂：超声探测中，超声探头表面与人体体表之间被空气所填充，存在一个声阻抗相差很大的界面，超声波束不能透射空气薄层进入人体组织，必须用有利声能通过的物质代替空气，这种物质称为耦合剂。如案例5-5，耦合剂的作用就是使换能器和皮肤之间不产生全反射，形成良好的声学通道，在荧光屏上得到清晰的影像。耦合剂常采用液体或半液体状的材料，如液体石蜡等物质。由于超声波束截面积相对于被检查治疗体的截面积小得多，耦合剂厚度也极小，所以超声波通过的情况相当于超声波束垂直通过介质薄层。

显然，探头发出的超声波如何最大限度地透过这个介质薄层进入被检体，其主要衡量参数就是超声探头、超声耦合剂、被检体的声阻抗值大小及相互之间的匹配。

通过对介质薄层第三种情况的分析，让耦合剂的厚度等于 $\lambda_2/4$ 的奇数倍，且阻抗值 $Z_2 = \sqrt{Z_1 Z_3}$，理论推导就可以使探头发出的超声波全部进入人体。这是研制耦合剂材料性能的重要依据。同时耦合剂必须保持胶冻状态，具有不易从皮肤表面滑失，不污染、不腐蚀、不刺激，可高温消毒等特点。

目前临床使用的液体石蜡，其最大透射率是入射强度的四分之三左右。研究表明，超声波从较高声阻的探头射向较低声阻的皮肤时，耦合剂的选择应使其自身声阻大小介于探头与皮肤声阻的中间某一值，这样才能增加超声波的初始透射率。

（仇　惠）

第四节　超声多普勒效应

一、超声波的多普勒效应

多普勒效应是自然界普遍存在的一种效应，它是由奥地利科学家 Christian Johann Doppler 于1842年最先发现，故称为多普勒效应。生活中我们会发现这种现象：当超声波源由远而近时，声调由粗变尖（即声音的频率增高）；当超声波源由近而远时，声调由尖变粗（即声音频率降低），这是因为当超声波源和接收体在连续的介质中存在相对运动时，接收体所接收到的超声波频率和超声波源发出的频率不同，两者存在着频率差，称为频移。

产生多普勒效应的原因在于声源和接收器之间的相对运动。这里的运动，都是相对于静止的介质而言。运动的形式有以下几种情况，如图 5-13 所示，其中 T 为声源，R 为接收器，c 为声波在静止介质中的传播速度，v_r 为接收器的运动速度矢量，v_s 为声源的运动速度矢量。接收器和声源的速度矢量与声波传播方向相同取"–"号，反之取"+"号，以下推导将均以反向（+）为例。

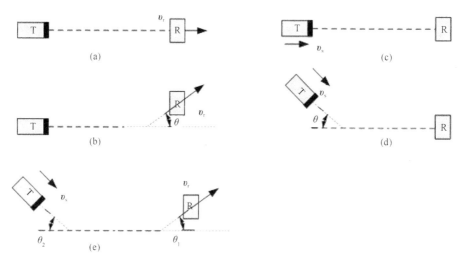

图 5-13　波源和接收器的运动

（a）声源与介质相对静止，接收器相对介质运动；（b）接收器相对介质按角度运动；（c）声源相对于介质运动，接收器相对静止；（d）声源相对于介质按角度运动；（e）声源相对介质按角度运动，接收器相对介质按角度运动

1. 声源与介质相对静止，接收器以速度 v_r 相对介质运动　如图 5-13（a）所示，声波通过接收器的速度变为 $c+v_r$，这种情况下，接收器接收声波一个波长 λ_0 的时间（即周期 T'）将变短或变长。

$$T' = \frac{\lambda_0}{c+v_r} = \frac{c}{(c+v_r)f_0} \tag{5-54}$$

接收器收到的频率 f' 为

$$f' = \frac{1}{T'} = \frac{c+v_r}{c} f_0 \tag{5-55}$$

一般，速度矢量与声束传播方向之间成 θ 角，如图 5-13（b）所示。此时，式（5-55）中速度 v_r 应取速度矢量在声束方向的投影 $v_r \cos\theta$，则

$$f' = \frac{c+v_r \cos\theta}{c} f_0 \tag{5-56}$$

令

$$f_d = f' - f_0 = \frac{v_r \cos\theta}{c} f_0 \tag{5-57}$$

式中 f_d 为多普勒频移。

2. 声源以速度 v_s 相对于介质运动，接收器相对静止　如图 5-13（c）所示，由于振源运动，使波长变短了（或变长了）$\Delta\lambda$，$\Delta\lambda = v_s / f_0$。则超声波波长 λ' 为

$$\lambda' = \lambda_0 - \Delta\lambda = \frac{c-v_s}{f_0} \tag{5-58}$$

$$f' = \frac{c}{\lambda'} = \frac{c}{c-v_s} f_0 \tag{5-59}$$

同理，考虑到速度矢量 v_s 与声束方向之间成 θ 角，如图 5-13（d）所示，式（5-59）变为

$$f' = \frac{c}{c - v_s \cos\theta} f_0 \qquad (5-60)$$

令

$$f_d = f' - f_0 = \frac{-v_s \cos\theta}{c - v_s \cos\theta} f_0 \qquad (5-61)$$

临床超声诊断中，由于 $c \gg v_s$，式（5-61）可以近似为

$$f_d = \frac{-v_s \cos\theta}{c} f_0 \qquad (5-62)$$

3. 声源以 v_s 相对介质运动，接收器以速度 v_r 相对介质运动 如前所述，由于声源的运动，波长有所增减，由于接收器的运动，接收一个波长的时间发生变化。因此，两者同时运动时，如图 5-13（e）所示，观察者所接收到的频率 f' 为

$$f' = \frac{c + v_r \cos\theta_1}{c - v_s \cos\theta_2} f_0 \qquad (5-63)$$

式中 θ_1 和 θ_2 分别为速度 v_s、v_r 与声束之间的夹角。

此时的多普勒频移为

$$f_d = f' - f_0 \approx \frac{f_0}{c}(v_r \cos\theta_1 + v_s \cos\theta_2) \qquad (5-64)$$

二、多普勒频移的数学表示

案例 5-6

当飞驰的火车接近我们时，其汽笛的轰鸣声会非常尖锐刺耳；当其离开我们时，汽笛的轰鸣声会低沉下去。由于声源的运动而引起的音调变化现象称为多普勒效应。声波的多普勒效应在临床上的应用很多。

思考：（1）在临床上，哪些超声诊断利用了多普勒效应？

（2）多普勒效应可以检测哪一类的信号？

1. 多普勒频移公式 在医学超声多普勒技术中常使用反射式探头，发射声源和接收器位于运动体同侧，如图 5-14 所示。这里的运动体是血流、瓣膜或胎儿，设它们以速度 v 运动，与发射声束、接收声束之间的夹角分别为 φ_i、φ_r，声源的发射频率为 f_0，则运动接收到的频率为

$$f' = \frac{c + v \cos\varphi_i}{c} f_0 \qquad (5-65)$$

声波被运动体反射（或散射），此反射（或散射）的声波按照惠更斯原理可以认为是一个新的声源，是以速度 v 运动着的声源，它发出的声波被静止的接收器接收，按式（5-60），接收到的频率应为

$$f'' = \frac{c}{c - v \cos\varphi_r} f' \qquad (5-66)$$

将式（5-65）代入式（5-66）得

$$f'' = \frac{c + v \cos\varphi_i}{c - v \cos\varphi_r} f_0 \qquad (5-67)$$

多普勒频移为

$$f_d = f'' - f_0 = \frac{v f_0}{c}(\cos\varphi_i + \cos\varphi_r) \qquad (5-68)$$

在换能器中发射晶片和接收晶片靠得很近，可以认为 $\varphi_i = \varphi_r = \theta$，则式（5-68）成为

$$f_d = \frac{2vf_0}{c}\cos\theta \qquad (5\text{-}69)$$

当流速矢量与声束方向夹角 $0° \leqslant \theta < 90°$，$f_d > 0$ 称正向流，即回波频率高于入射频率；反之，当 $90° \leqslant \theta \leqslant 180°$，$f_d < 0$ 称反向流，即回波频率低于入射频率；当 $\theta = 90°$时，$f_d = 0$。

式（5-69）还可变为

$$v = \frac{c}{2\cos\theta} \times \frac{f_d}{f_0} \qquad (5\text{-}70)$$

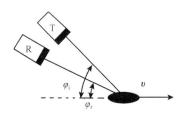

图 5-14 医学多普勒信号模型

即当 f_0 与 θ 已知，并检测出接收信号的频移 f_d 时，就能计算出目标物体的流速 v。这是多普勒技术检测血液流速的基础。

2. 矢量公式及物理意义 由式（5-70）可知，多普勒频移与超声波入射角和反射角的大小密切相关，因此，引入矢量表示就更为直观。

多普勒频移式中，c 为组织中声速；v 为血流速度矢量，用矢量表示多普勒频移角频率 ω_d 为

$$\omega_d = v \cdot (k_r - k_i) \qquad (5\text{-}71)$$

式中 k_i 是方向与入射波传播方向相同，幅度为 $\dfrac{\omega_0}{c}$ 的入射波矢量；k_r 是方向与接收波方向相同，幅度为 $\dfrac{\omega_0 + \omega_d}{c}$ 的接收波矢量。式（5-71）中 ω_d 包含了血流速度和方向的信息，它不仅是超声多普勒技术理论的最基本数学模型，也可直接用来分析超声仪器对速度矢量的灵敏度。根据点积矢量夹角变化的特性，当 v 与（$k_r - k_i$）之间方向关系变化时，ω_d 将发生很大变化，如图 5-15 所示。

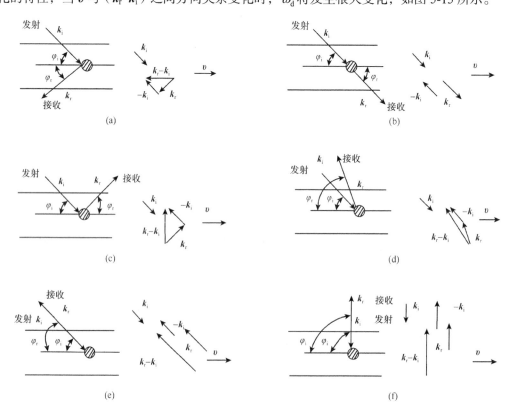

图 5-15 发射接收声束与流速矢量相互关系

（a）（$k_r - k_i$）与流速矢量呈反平行；（b）（$k_r - k_i$）=0；（c）（$k_r - k_i$）垂直于流速矢量；
（d）（$k_r - k_i$）与 v 的夹角大于 90°；（e）（$k_r - k_i$）与 v 的夹角大于 90°；（f）（$k_r - k_i$）垂直于 v

在图 5-15（a）中，$(\mathbf{k}_r-\mathbf{k}_i)$ 与流速矢量 $\boldsymbol{v}$ 呈反平行，所以 $\omega_d < 0$，对轴向流灵敏度较高，对横向流不灵敏。但发射和接收换能器分别安置于体表前后两侧，体内骨骼及其他强反射界面将严重影响超声波传播。故这一方法是不切实际的。

图 5-15（b）中，$(\mathbf{k}_r-\mathbf{k}_i)=0$ 对轴向和横向流均不灵敏，$\omega_d \equiv 0$。

图 5-15（c）中，$(\mathbf{k}_r-\mathbf{k}_i)$ 垂直于流速矢量，对轴向流不灵敏，但对横向流具有较高的灵敏度。

图 5-15（d）中，$(\mathbf{k}_r-\mathbf{k}_i)$ 与 $\boldsymbol{v}$ 的夹角大于 90°，所以 $\omega_d < 0$，方法对轴向和横向流均灵敏。

图 5-15（e）中，$\omega_i = \omega_r$，$(\mathbf{k}_r-\mathbf{k}_i)$ 与 $\boldsymbol{v}$ 的夹角大于 90°，方法对轴向和横向流均灵敏 $\omega_d < 0$，这是实际中常采用的方法。当 $\varphi_i=\varphi_r<45$ 时，对轴向流的灵敏度高于对横向流的灵敏度；当 $\varphi_i=\varphi_r>45°$ 时，对横向流的灵敏度高于对轴向流的灵敏度；当 $\varphi_i=\varphi_r=45°$ 时，两者相等。

图 5-15（f）中，$(\mathbf{k}_r-\mathbf{k}_i)$ 垂直于 $\boldsymbol{v}$，对轴向流不灵敏，对横向流灵敏度较高。

在此可以设想，如果换能器放置方便，无强反射目标影响超声波传播，将图 5-15（a）和图 5-15（c）结合起来，采用单发射双接收方法可同时获得血管内轴向和横向流速的信息。

三、频移信号的采集

1. 血流方向的判定 当血流方向朝向探头时，是速度 v 的正方向，$f_d > 0$ 称正向流；当血流方向离开探头时，是速度 v 的负方向，$f_d < 0$ 称反向流；当声束与血流方向垂直时，$f_d = 0$。多普勒超声波法测定血流时，就是根据 f_d 的正负来判定血流的方向。

2. 最大频移信号的获得 由于多普勒频移值与超声波束和血流方向之间的夹角余弦成正比，声束与血流方向平行时，多普勒频移为最大正值，随着夹角的增大，f_d 逐渐减小。为了提高对轴向流检测的灵敏度，应使超声波束和血流方向尽可能的平行。但这样一来又增加了衰减，因此，$\varphi_i = \varphi_r$ 常取 30°~60°，更常取 45°。

3. 测量高速血流 多普勒频移 f_d 的大小与探头发射频率 f_0 成正比，与声速 c 成反比。对于一定值的 f_d 来说，f_0 越小，所测得的流速就越大。若测量高速血流，应尽可能选择低频探头。

4. K 值（探头定标系数） 由式（5-70）所知，当探头频率 f_0 已经选定，且声速 c 在人体中为定值，f_0 和 c 可视为常数，用 K 表示，则公式可变为

$$v = K \frac{f_d}{\cos \theta} \tag{5-72}$$

若声速平行于血流方向，式（5-72）可简化为

$$V = K f_d \tag{5-73}$$

式（5-73）说明了流速的大小取决于多普勒频移的数值。当探头 f_0 确定后，即可计算 K 值，在多普勒超声波学中，K 值称为探头的定标系数。

（刘　红）

第五节　超 声 成 像

超声波在生物组织中传播时可以看成是有限振幅声波，遇到声阻抗不同的界面就会发生声波的反射、透射、散射和衍射，入射声波的能量发生传播方向的改变。利用返回换能器的回波信号获得的结构信息可以重建组织分布图像。

一、医学超声成像的物理基础

（一）超声成像法

超声诊断设备成像有很多种方法，大致可分为以下几种：

1. 脉冲回波法　信息产生于超声波经过人体组织界面的反射和散射的变化，这是目前使用最多的方法。如 A 型、B 型、M 型、PPI 型等均采用这种方法。

2. 透射法　信息产生于超声波透过人体组织后的变化，如超声全息、透射型超声 CT，透射型超声显微镜等。

3. 透过反射法　信息产生于超声波透过人体组织及经组织界面反射、散射的变化。如透过反射型脑超声诊断仪、透过反射型超声 CT、透过反射型超声显微镜和透过反射型超声多普勒测量系统等。

4. 多普勒法　信息产生于人体组织界面和运动细胞散射引起的超声波频率、相位的变化。如目前已广泛采用的多普勒诊断系统、血液检测仪、胎儿听诊器等。

基于脉冲回波法的超声成像技术是利用超声波束在传播路径上遇到不均匀界面时能发生反射的这一物理特性。由于人体不同组织器官或同一组织器官处于正常与病变状态下的声阻抗不同，当一束超声波（发射强度处于安全范围之内）射入人体后，从表面到内部，将经过不同声阻抗和不同衰减特性的器官与组织，产生不同的反射与衰减，引起强度不同的反射或折射回波。这种不同的反射与衰减是构成超声成像技术的基础。除了大界面的反射和折射外，散射是使超声波扫描成像得以实现的最基本现象。反射回波主要携带的是超声成像的位置信息，而散射回波则是携带了被测介质的结构信息。

脉冲回波法的测量界面的基本原理如图 5-16 所示。

脉冲发射的瞬间，产生一个短的应力波向人体内部传播。显示器上光点垂直偏移[图 5-16（a）]。

超声波脉冲以恒速通过介质 1，光点在显示器上形成水平扫描线[图 5-16（b）]。

当超声波脉冲传播至介质 1 和介质 2 的分界面[图 5-16（c）]时，一部分超声波能量经界面反射。同时，由于人体组织界面两边的声学差异通常不是很大，故大部分能量穿过界面继续向前传播[图 5-16（d）]。

当反射回声到达探头[图 5-16（e）]时，换能器将回声信号变为电信号，再经过接收放大器放大，成为垂直偏转板的输入信号，产生光点轨迹

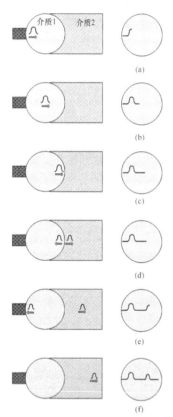

图 5-16　脉冲回声法的测量界面的基本原理
（a）以恒速通过介质 1；（b）显示器上形成扫描线；（c）脉冲传播至介质 1 和介质 2 的分界面；（d）穿过界面继续向前传播；（e）反射回声到达探头；（f）稳定波形

的垂直偏转，形成界面反射回声脉冲。

显示器上两个脉冲间的距离（时间）与介质的厚度成正比，反射脉冲的幅值与界面的声反射特性有关。如果过程重复的速度足够快（大于 20 帧·s^{-1}）就可显示出稳定的波形[图 5-16（f）]。

（二）超声成像的物理基础

1. 脉冲回波测距　一般情况下，超声波脉冲的发射与接收是由同一换能器完成的，根据发射脉冲和回波脉冲相隔的时间 t，可以算出反射界面与换能器（声源）之间的距离：

$$S = ct/2 \qquad\qquad (5\text{-}74)$$

式中 c 为声波在介质中的传播速度，在计算中，取平均值为 $1540\mathrm{m}\cdot\mathrm{s}^{-1}$。

超声波回波成像的基本原理以三个物理假定为前提：①声束在介质中直线传播，以此可估计成像的方位；②人体内各种组织器官中超声波传播的声速恒定，以此估计成像的距离；③人体内各介质的吸收系数均匀一致，以此确定增益补偿等技术参数。

2. 时间增益补偿 由于超声波随传播距离（时间）会造成衰减，使相同反射系数的界面近距离反射强，而远距离反射弱，若不给予补偿，则图像将随深度（时间）而逐渐变暗。控制接收放大器增益随探测时间的增加而加大，以补偿超声波随传播距离（时间）的衰减，称为时间增益补偿（time gain compensation，TGC）。由于它的目的是探测深度上的信号补偿，所以也有称为深度增益补偿（depth gain compensation，DGC）。

因为超声波传播强度是随着时间（距离）呈负指数衰减的关系，而声-电转换、前置放大等环节输入输出基本是线性关系，所以电信号也是随着时间（距离）呈负指数衰减，可以用正指数变化的放大予以补偿，如图 5-17 所示。但是这仅仅是大致的补偿关系，实际情况要复杂得多。首先，衰减的快慢受超声波工作频率影响，工作频率不同，衰减的快慢也不同。其次，受多重界面反射的影响，检查中回波穿过界面越多，强度衰减越多。其三，临床诊断感兴趣的深度常常不同，医生要求能够控制各个深度的补偿量。为了适应各种不同情况的需要，补偿的对策是：基本的正指数补偿和一个可调补偿关系的叠加。

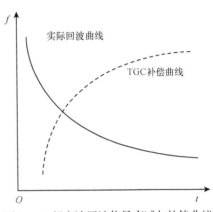

图 5-17 超声波回波信号衰减与补偿曲线

二、超声成像系统工作原理

（一）脉冲回波成像模式的显示形式

1. A 型超声波 简称 A 超（amplitude mode），是根据超声波脉冲回波原理设计的幅度调制型设备，是最早、最基本的一维超声诊断设备。

A 型超声波荧光屏上的横坐标代表超声波的传播时间，相当于深度；纵坐标代表回波信号的幅度，如图 5-18 所示。医生可以根据回波信号出现的位置确定病灶在组织中的深度、大小等。

A 型超声波先于 B 型超声波出现，但由于仅能提供一维的诊断信息而落后于能提供二维诊断信息的 B 型超声波的发展。尤其是实时 B 型断面显像广泛应用于临床之后，A 型超声波越来越少。但 A 型超声波很适用于静止的、简单解剖结构的扫查和线性测量，目前它在脑中线检查、眼科检查中还在发挥重要作用。

2. B 型超声波 简称 B 超（brightness mode），是亮度调制型显像模式。其工作原理是借助于换能器或波束的动态扫描，获得多组回波信息，并把回波信息调制成灰阶显示，形成断面图像，也称断面显像。

B 超图像的 x 轴代表声束的扫描方向，y 轴代表声波传入人体内的时间或者深度，其亮度由对应空间点上的超声波回波幅度调制，回波强，则光点亮；回波弱，则光点暗。从物理上来看，一帧 B 超图像大体上可看成是人体内某个界面上阻抗变化的分布，如图 5-19 所示。

目前，B 超广泛应用于临床，它几乎可以对人体所有的脏器进行诊断，如心、肝、胆、胰、肾、眼、乳房和妊娠子宫等。由于 B 超可以清晰地显示各脏器及周围器官的各种断面图像，图像富于实体感，接近于解剖的真实结构，所以 B 超已成为超声影像诊断中的主要手段。

3. M 型超声波 简称 M 超（motion mode），对于运动脏器，各界面反射回波的位置及信号大小都是随时间变化的，M 超是在辉度调制型中加入慢扫描锯齿波，使回声光点从左向右自行移动扫描，故它是 B 型超声波中的一种特殊的显示方式。

  M 超图像的纵坐标为扫描深度，即超声波的传播时间（回声代表被测结构所处的深度位置），横坐标为光点慢扫描时间。当探头固定一点扫查时，从光点的移动可观察反射体的深度及其活动状况，显示出时间位置曲线图如图 5-20 所示。

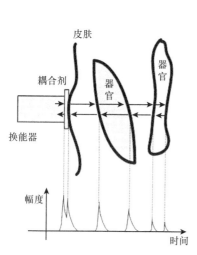

图 5-18　A 型超声波原理示意图

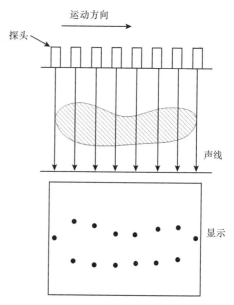

图 5-19　B 超图像示意图

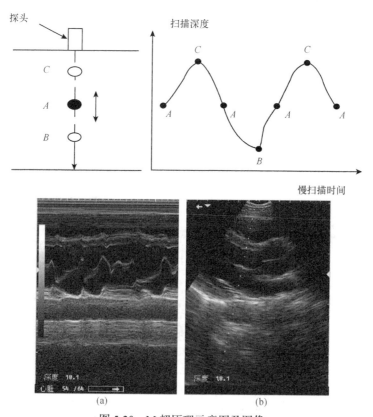

图 5-20　M 超原理示意图及图像

（a）M 超原理示意图；（b）心脏超声图像

临床上常以 M 超来探测心脏，获得心脏结构与运动变化、血流时空信息及其周邻关系等定量结果，因此 M 超也称作 M 型心动图。如果手持探头与光点移动同步扫查时，则可出现二维切面图，M 型超声波多与 B 型或 D 型（多普勒超声波）同时显示和应用。

4. PPI（plan position indication）**型超声波**　又称 P 型，是一种特殊的 B 型显示模式。超声换能器置于圆周的中心，用机械方法对被检体作圆形视野扫查。径向旋转扫查线与显示器上的径向扫描线作同步的旋转。扫查中接收到的回波用灰度调制方式显示，从而得到一幅圆形平面位置显示图像。通常，PPI 型探头置于体腔内，如阴道、食道、胃和直肠等。

（二）B 型超声波工作原理

1. 扫描方式　要实现超声成像，通过扫描形成多条扫线，从而形成一个扫描面。超声波束扫描可以有多种技术：手动扫描、机械扫描和电子扫描。手动扫描是早期采用的技术，由于速度较慢在二维超声成像中已经不再采用。机械扫描目前还有采用，但已经越来越少。电子扫描主要分成电子线阵扫描和电子相控阵扫描，是主要扫描方式。

（1）电子线阵扫描：电子线阵探头是利用电子开关切换阵元，使之按一定的顺序轮流工作，从而产生不同位置的声束来实现扫描。由于电子聚焦的原因，每次发射和接收都是由一组阵元组合在一起工作，扫描切换时也是由一组阵元切换到另一组阵元。这种组合切换可以有不同的分组顺序，也就形成了不同的扫描方式。B 超仪中常用的扫描方式有组合顺序扫描、组合间隔扫描和微角扫描等。现分述如下：

1）组合顺序扫描：如图 5-21 所示，设阵元总数为 n，每次分组阵元数为 m（如设 $m=5$），激励顺序为 1~5、2~6、3~7、4~8、…，具体工作过程见表 5-3。组合顺序扫描是用电子开关按顺序地切换相邻 m 个阵元，即每次切换均是首尾各增减一个阵元，保持组合阵元数 m 不变，并且发射和接收都用同一组阵元。

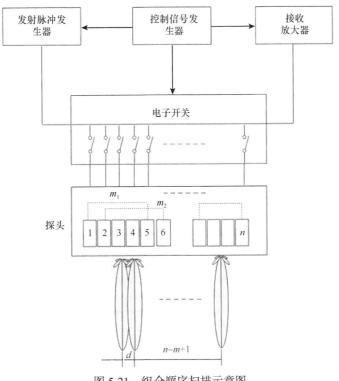

图 5-21　组合顺序扫描示意图

表 5-3　组合顺序扫描工作过程

声线序号	发射阵元序号	接收阵元序号	声束中心位置	相邻声束位移
1	1~5	1~5	阵元 3 中心	
2	2~6	2~6	阵元 4 中心	d
3	3~7	3~7	阵元 5 中心	d
4	4~8	4~8	阵元 6 中心	d
……	……	……	……	……
N	$(n-m+1)$ ~n	$(n-m+1)$ ~n	阵元 $(n-m/2)$ 中心	d

这种扫描方法最简单，每次声束的位置主要看发射和接收声束的中心轴位置，相邻声束的位移等于阵元中心距 d，其总的扫线数可以表示为 $N = n - m + 1$。此种扫描声束的线距等于阵元间距，图像质量不高。

2）组合间隔扫描：要提高图像质量，必须缩小声束线距，可采用组合间隔扫描方式。组合间隔扫描分为 $d/2$ 间隔扫描和 $d/4$ 间隔扫描两种。以 $d/2$ 间隔扫描为例，仍设阵元总数为 n，组合阵元分为两组：一组为 m，一组为 $m+1$。如图 5-22 所示，$m=5$，$m+1=6$，分组激励次序为 1~5，1~6，2~6，2~7，…，具体工作过程见表 5-4。即在组合顺序扫描基础上多插入了一个阵元的组合扫过程。基于上述同样的理由，每次声束的位置仍然看发射和接收声束的中心位置，这时相邻声束位移为 $d/2$，与组合顺序扫描相比，这种扫描方式扫线密度和总线数都增加到前一种方式的 2 倍，使生成的图像可以更加清晰。

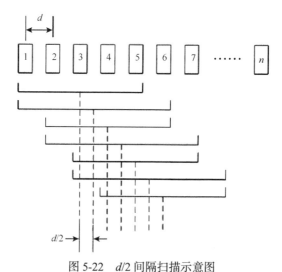

图 5-22　$d/2$ 间隔扫描示意图

表 5-4　$d/2$ 组合间隔扫描工作过程

声线序号	发射阵元序号	接收阵元序号	声束中心位置	相邻声束位移
1	1~5	1~5	阵元 3 中心	
2	1~6	1~6	阵元 3、4 中间	$d/2$
3	2~6	2~6	阵元 4 中心	$d/2$
4	2~7	2~7	阵元 4、5 中间	$d/2$
5	3~7	3~7	阵元 5 中心	$d/2$
6	3~8	3~8	阵元 5、6 中间	$d/2$
……	……	……	……	……

3）微角扫描：微角扫描的波束分布如图 5-23 所示，将一幅图像分奇数场（A）、偶数场（B）两场进行扫描，先扫奇数场 N 条线，再扫偶数场 N 条线。每次扫描采用相同的组合切换扫描方式，使奇数场和偶数场扫线相对于中心线各向左右方向偏转一个微小角度，例如奇数场偏转角 $+\alpha$，见图中 A 线；偶数场偏转角 $-\alpha$，如图中 B 线。这样奇偶两场扫线是不重叠的，可以使扫线密度在原来基础增加一倍，总体扫线数达 $2N$ 条，图像的清晰度可以有所提高。但需要说明的是：由于引入微角偏向，声束扫描线不平行，而显示扫描线仍然平行，即声束和显示光栅在空间位置上并不严格对应，故图像存在微小的畸变。虽然在声束近场影响很小，但在声束远场可能畸变逐渐增大，因此偏角 α 必须控制在很小的范围内。

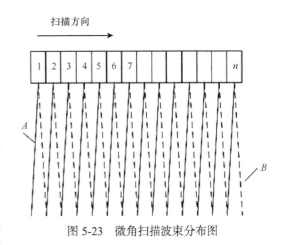

图 5-23 微角扫描波束分布图

（2）电子相控阵扫描：电子相控阵波束扫描是运用电子相控偏转的原理，使超声波束改变方向实现扫描。它采用尺寸较小的多阵元换能器发射和接收声束，使声束很容易通过胸部肋骨间小窗口透入体内做扇形扫描，以达到探测整个心脏的目的。相控阵超声波断面成像利用线（或面）阵式换能器阵元发射时有一定的相位延迟，使合成声束的轴线与线阵平面中心线有一个夹角，随夹角的变化可实现扇形扫描。

由图 5-24（a）可见，超声波叠加增强的区域沿着偏离正前方的一个方向传播。

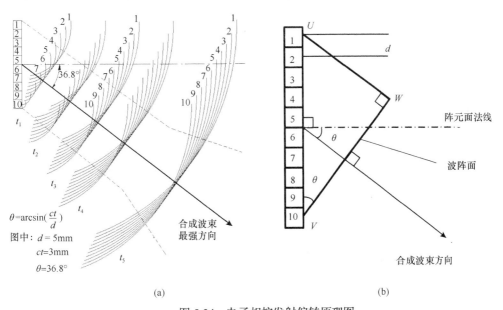

图 5-24 电子相控发射偏转原理图
（a）合成波束示意图；（b）计算延迟时间差值

相控偏转的偏转角度受阵元被激励的延迟时间控制，各个阵元延迟时间的差值将决定偏转角。计算延迟时间差值，可参考图 5-24（b）。在三角形 UVW 中，VW 是各个阵元发射的超声波叠加增强形成的波面线，假定此时 10 号阵元即将发射超声波，故此线 V 点位于 10 号阵元表面中心；UW 垂直于 VW，U 点位于 1 号阵元表面中心，所以 UW 等于 1 号阵元发射的超声波早于 10 号阵元发射的超声波提前传播的距离；UV 是 1 号阵元与 10 号阵元的中心距。因此有如下关系

$$UW = 9ct, UV = 9d \tag{5-75}$$

$$\therefore \sin\theta = \frac{UW}{UV} = \frac{ct}{d} \quad \therefore \theta = \arcsin\frac{ct}{d} \tag{5-76}$$

式（5-76）中 t 是相邻阵元被激励的延迟时间差（或称相位差）；θ 角等于 $\angle UVW$。

不难看出，θ 角等于合成波束的传播方向与超声探头正前方向的夹角。只要每次发射时改变各个阵元被激励的延迟时间差值，即可以改变叠加超声波的传播方向，从而实现超声波的扇形扫描。

2. 声束聚焦 要提高超声探测器的灵敏度和分辨力，需将探头发射的超声波在一定的深度范围内汇聚收敛，这就是声束聚焦。

声束聚焦通常分为两类：声学聚焦和电子聚焦。声学聚焦又分为凹面阵元聚焦和声透镜聚焦。超声诊断仪仅使用声学聚焦中的声透镜聚焦和电子聚焦。

（1）声透镜聚焦：声透镜聚焦与光学聚焦的基本原理相似，都是基于波通过两个不同特性的介质界面时发生折射的原理。光学聚焦用光透镜，声学聚焦用声透镜。如图 5-25 所示，设声透镜中的声速为 c_1，人体中的声速为 c_2，当一束水平传播的超声波在透镜上半部穿过图中透镜与人体的界面时，将产生声波折射。定义入射角 θ_i 和折射角 θ_t，分别是入射声束方向和折射声束方向与穿过点界面法线的夹角，根据折射定律有

$$\frac{\sin\theta_i}{c_1} = \frac{\sin\theta_t}{c_2} \tag{5-77}$$

由于 θ_i 和 θ_t 均小于 90°，在此范围内它们的正弦函数均有大于 0 的斜率，正弦函数值随着角度增加有递增的趋势，即角度越大正弦函数值越大。根据式（5-77），当 $c_1 < c_2$ 时，$\theta_i < \theta_t$，透镜上半部声束进入人体后是向下偏转的。基于同样的分析可知，水平传播的超声波在透镜下半部进入人体后是向上偏转的。所以总体上，一束水平传播的超声波通过这样的声透镜进入人体后是向中轴线汇聚的。可见，当 $c_1 < c_2$ 时，凸面声透镜能够使超声波聚焦。

类似地不难推断出，当 $c_1 > c_2$ 时，必须用凹面声透镜才能使超声波聚焦，如图 5-26 所示。焦距 F 的长短与透镜凹面曲率半径 R 成正比，与折射率 c_1 / c_2 成反比。所以，通过对透镜几何曲率尺寸和材料特性（决定了其中的声速 c）的选择，可改变其聚焦特性。

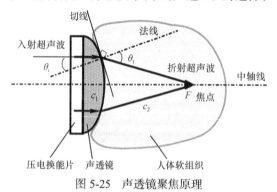

图 5-25　声透镜聚焦原理

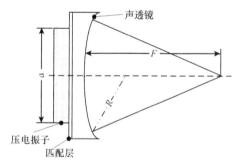

图 5-26　凹面声透镜聚焦原理

声透镜聚焦其焦距是固定不变的，形成的声束只在焦距内逐渐变细，焦距外声束迅速扩散，并不能较好地满足较长范围内声束较细的要求。在超声诊断仪中，它仅用于换能器的侧向（厚度）聚焦。

（2）电子聚焦：电子聚焦必须在多阵元的探头中才能实现，如线阵、相控阵、凸阵等。这些探头中有几十个到几百个矩形压电阵元排列成一线，相邻两个阵元的中心距不到 1mm，用其中一组或全部阵元组合协同工作实现电子聚焦。

发射电子聚焦实质上是对各个阵元不同时的激励，即使每次一个激励脉冲经过不同的延迟时间后到达各个阵元，使得这些阵元发射的声场在某个既定的传播区域，由于同相位相遇时叠加增强，

而异相位相遇时叠加减弱，甚至抵消，形成波阵面的汇聚，产生聚焦。

更具体地说，延迟时间是按一个二次曲线（最简单的是圆弧线）的关系变化，激励脉冲到中间的阵元延迟时间较长，而到两边的阵元延迟时间较短。即两边阵元先发出超声波，然后中间的阵元依次发出超声波，各个阵元发射的超声波的同相位面相互交叠形成一个波阵面，这个波阵面开始呈现为一个圆弧形凹面，继而不断收缩，最终汇聚到焦点的过程。

如图 5-27 所示，弧线是阵元发射的超声波同相位波面线（标注的数字表明其来源的阵元号），t_1，t_2，t_3，…，t_6 表示 6 个时刻各个波面到达的空间位置。任意时刻，同相位波面线越密集的区域，超声波叠加越强，同相位波面线相互错开的区域因超声波异相位（只要相位差不是 2π 的整数倍）叠加而减弱，甚至抵消。这种超声波叠加增强的区域大致在上下两条虚线之间，在焦点左边（焦距以内）是沿着波束方向逐渐收缩变窄的，即聚焦过程；而在焦距以外则是沿着波束方向逐渐扩散变宽的，即散焦过程；合成波束只有在焦点附近才是比较狭窄的。

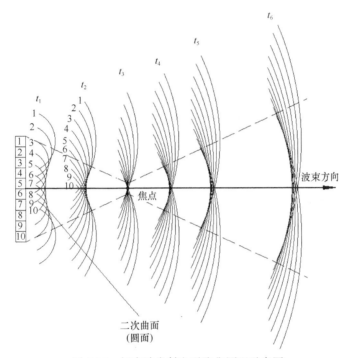

图 5-27 超声波发射电子聚焦原理示意图

聚焦过程中，焦距长短主要受各个阵元被激励的延迟时间（相位）控制，各个延迟时间形成的二次曲线的曲率将决定焦距。要计算这些延迟时间，除确定焦距外，还与相邻阵元的中心距、介质中的声速等因素有关。聚焦过程的核心原理是使各个阵元辐射超声波的同相位波同时到达焦点。由图 5-27 可见，由于阵元排列成一条直线，各个阵元辐射超声波到达焦点的距离——声程是不相等的，为了使各个阵元辐射超声波的同相位波同时到达焦点，如果假定最边沿（最远）的阵元被激励的延迟时间为 0，则由这个阵元到焦点的距离与其他各个阵元到焦点的距离求差值再除以声速，即可得到其他各个阵元需要的被激励延迟时间，因此可得出

$$L_i = \left| \frac{m+1}{2} - i \right| d \tag{5-78}$$

$$t_i = \frac{\sqrt{F^2 + L_1^2} - \sqrt{F^2 + L_i^2}}{c} \tag{5-79}$$

式（5-78）中，m 是组合激励的阵元数，i 是阵元序号，d 是相邻阵元的中心距，L_i 是第 i 号阵元中

心到阵元组中心的距离。式（5-79）中，t_i 是第 i 号阵元被激励的延迟时间，F 是焦距，c 为声速。

设 $F=30\text{mm}$，$d=0.5\text{mm}$，$m=8$，人体组织内平均声速为 $c=1540\text{ m}\cdot\text{s}^{-1}$，则由式（5-78）和式（5-79）可得 $t_1=t_8=0\text{ns}$，$t_2=t_7=13.9\text{ns}$，$t_3=t_6=23.2\text{ns}$，$t_4=t_5=27.8\text{ns}$。实现超声波电子聚焦需要纳秒级的激励脉冲延迟时间控制。

3. 图像质量与评价 评价超声成像系统图像质量的优劣程度，常用一些参数指标来衡量。

（1）分辨力：为了获取准确和丰富的解剖学信号，临床对超声波的空间分辨力、对比分辨力和时间分辨力有一定的要求。

1）空间分辨力：空间分辨力指成像系统能分辨空间尺寸的能力，即能把两点区分开来的最短距离的能力，超声成像的分辨力是衡量其质量好坏的最重要的指标。

A. 横向分辨力：在垂直于声束的横断面上，超声波系统刚好能分开相邻两个目标的距离 δ_1 称为横向分辨率。分辨率越小，分辨力越高。当两个目标之间的距离小于 δ_1 时，超声波系统则不能分辨两个目标，而是误认为是一个比实际物体尺寸要大的目标。

超声波束的直径尺寸直接影响横向分辨力，波束直径越细，能分辨的尺度越小，横向分辨力越高。波束宽度与横向分辨力的关系如图 5-28 所示。换能器超声波束是扩散的，在近场区，波束宽度大致等于圆片换能器的直径；在远场区，波束扩散，波束宽度随传播距离而增加。因而，横向分辨力随深度的增加而下降。

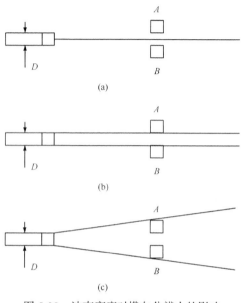

图 5-28　波束宽度对横向分辨力的影响
（a）波束宽度很窄；（b）波束宽度较窄；（c）波束宽度宽

两个被测成像点的横向分辨力的理论值为

$$\delta_1 = 1.22\frac{\lambda x}{D} \tag{5-80}$$

式中 D 为波束直径，λ 为声波的波长，x 为成像距离。在成像距离 x 和换能器直径一定的情况下，频率越高，波长越短，δ_1 值越小，横向分辨力越好。因此，横向分辨力不仅受声束特性的影响，也受工作频率、换能器尺寸和传播距离的影响。

常采用聚焦等方法使波束宽度变窄来提高横向分辨力，但在焦距以外声束增粗，横向分辨力变得更差。

B. 纵向分辨力：又称轴向分辨力。在沿声束传播方向上，超声波系统刚好能分开相邻两个目标的距离 δ_a，称为纵向分辨力，如图 5-29 所示。

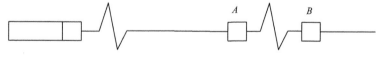

图 5-29　纵向分辨力

在连续波情况下，纵向分辨力为

$$\delta_a = 16\frac{\lambda z^2}{D^2} \tag{5-81}$$

在脉冲波情况下，纵向分辨力主要取决于脉冲持续时间，有

$$\delta_a = \frac{1}{2}c\tau \approx \frac{cN}{2f_c} \tag{5-82}$$

式中 τ 为脉冲持续时间，c 为声速，N 为一次脉冲中包含的声波周期数，f_c 为发射脉冲的中心频率。

脉冲持续时间不仅由超声波频率和脉冲包络所含声波周数决定，而且还受到增益的影响。同一发射脉冲和同一反射界面所产生的同一个接收脉冲如图 5-30 所示，当系统检测阈值一定时，随着系统增益增加，达到检测阈值以上的脉冲宽度越宽，A、B、C、D 分别为增益 0dB、10dB、20dB、30dB 对应的波形。A 不能在显示器显示，B、C、D 的声脉冲持续时间分别为 1.6 μs、2.7 μs、3.5 μs，则对应的 δ_a 分别是 1.2mm、2.0mm、2.6mm。可见，增加增益可以提高灵敏度，但却降低了纵向分辨力。

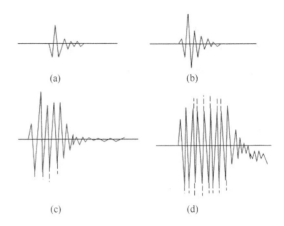

图 5-30 不同增益回波脉冲波形

（a）增益 0dB 对应的波形；（b）增益 10dB 对应的波形；（c）增益 20dB 对应的波形；（d）增益 30dB 对应的波形

由上述可见，影响整个系统总体纵向分辨力的因素很多，目前医用超声系统的纵向分辨力性能远比横向分辨力要好。

C. 侧向分辨力：对于单晶或环形换能器而言，因声场呈圆柱形，故侧向分辨力和横向分辨力是相等的；对于线阵、面阵及相控阵换能器，其声束的截面呈矩形，就有侧向分辨力和横向分辨力的区别。一般将换能器短轴方向的分辨力称为横向分辨力（厚度分辨力）；换能器长轴方向的分辨力称为侧向分辨力，如图 5-31 所示。

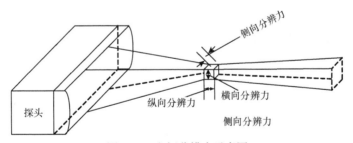

图 5-31 空间分辨力示意图

2）对比度分辨力：对比度是评价图像质量的另一个重要参数，它反映成像系统从图像的亮度（灰阶）差异来识别被成像物体或结构的能力。

脉冲回波法超声诊断仪的对比度主要取决于反射特性和纹理。反射特性主要来自于生物介质的声阻抗差，两种组织的声阻抗差越大，其反射强度越大，对比度也越大。对比度的量度也可以用声强反射系数的对数形式表示，见表 5-5。

表 5-5 不同人体组织界面的声强反射系数对数值

人体组织界面	肾/肝	肝/肌肉	脾/肝	脑/颅骨	肌肉/颅骨
声强反射系数/dB	−41	−37	−50	−3.6	−3.8

人体软组织界面的反射系数一般为 −50~−20dB。由表可知，从肌肉向骨质组织发射超声波形成强反射，而肾肝界面的反射量很小。软组织界面的弱反射，使得深部组织的超声波显像成为可能。

3）时间分辨力：单位时间成像的幅数，即帧频，它表示时间分辨力。帧频越高，获取图像的时间越短，成像速度越快，时间分辨力越高。对运动的器官和组织进行实时观察时，要求有较高的时间分辨力。但时间分辨力是有极限的，它符合关系式

$$PNF \leqslant c/2 \tag{5-83}$$

式中 P 为探测深度，N 为一帧的超声波束扫描线数，F 为帧频，c 为声速。

在这个关系式中，帧频、线数和探测深度三者的乘积是一个常数，即帧频的提高受到检测深度和扫描线数的限制。当探测深度决定后，N 和 F 成反比，增加帧频会降低扫描线数，使图像质量变差。所以，在临床应用时，应根据被检器官的深度和活动度，合理选择 P、F 和 N。

（2）清晰均匀性：对比清晰度是指超声波仪可显示出的相似振幅但同灰阶细微差别的回波的能力，或者说在低对比度条件下鉴别软组织类型和分清细微结构的能力。

图像均匀性是指在整个显示画面的均匀程度。未经插补而直接显示的图像，扇形扫查线之间有较大的间隙，特别是随着探查深度的增加，显示器上会出现"黑洞"。许多黑洞云集成"云纹状"，使图像质量下降。黑洞出现的个数与像素大小、超声波探查深度、声束偏转角和成像帧频等因素有关。为了消除黑洞产生的失真，这就需要尽可能多、尽可能密集的回波数据及尽可能多的像素。但在实际 B 超系统中，沿扇形扫描声束的采样数据和沿偏转角的扫描声束线数都受几个方面因素的限制和制约，是十分有限的。对于数字变换中产生的图像"云状纹"畸变，往往采用图像内插补技术来加以解决。插补处理就是根据空缺像素周围的回波信号采样值，计算出二维超声回波图像在这些空缺位置处实际值的近似值，使图像均匀连续。

（3）伪像：伪像是由于成像系统原理与技术的局限、生物体自身的复杂性、诊断上的主观偏差等客观条件和人为因素造成的图像畸变或假象，使检测到的数据与真实情况存在差异，超声图像失真造成的伪像可分两种情形：①形状位置失真造成的伪像；②亮度失真造成的伪像。伪像形成的原因：声波在组织中传播所产生的声衰减及声速的变化、反射与折射、声束的扩散等现象都非常显著。超声成像技术的基础是建立在三个物理假定基础上的，然而三个假定条件在实际的组织中很难满足。这就造成了图像与实际组织的情况不一致，形成伪像。

伪像的表现多种多样。比如：应当与周围组织完全一样的区域亮度却有了增强或减弱；不应有异物组织的地方，出现了异物组织散射的亮点；肿瘤的前方出现了像日晕似的光带，圆形的囊肿却改变了形状等。就成像技术研究所致力的目标来说，应当消除伪像，还其真面目。但另一方面，伪像产生的种种现象也可以成为医生判断疾病、分析组织特点的重要依据。因为这些现象的形成都有其声学意义，可以通过声学分析了解形成伪像的条件，从而了解造成伪像的区域及其周围环境的相互作用的声学特性。

1）超声图像形状与位置的失真：由于声速不同造成散射体位置失真是最基本的情况。由于界面两边声速不同引起声束折射，使实际位置处于某点的散射体所成的像却显示到了另一点，即折射失真。如果界面两边的声阻抗差异较大，也会出现反射引起的失真。这种因折射和反射造成的伪像有时还不止一个。比如，在肿瘤等圆形物体的后方，不同角度的折射使生成的像点可能是一个，也可能是两个、三个或更多。由于这种原因，处在一个声速与周围组织不同的圆柱体后方的物体，其图像的形状也必然发生畸变。而且由于声线在圆柱体内发生了折射，路径发生了变化，声速又不相同，使得声束到达圆柱体后壁的时间发生变化。因此，圆柱体本身的形状也会改变。影响图像形状和位置变化的主要原因是声速的改变，但是因反射和折射出现的虚像有时会使观察者分不清图像的真实轮廓，也就相当于改变了形状。

2）超声图像亮度的失真：在不考虑周围介质反射引起的干扰时，某点图像的亮度，可由该点的回波强弱来决定。但是回波的强弱只有在满足组织中的衰减吸收是均匀的这条假设，且不均匀性已被 TGC 调节补偿下，图像的亮度大小只代表该处背向散射或反射的强弱时，才会保证图像的真实，否则就会引起图像亮度的失真。

引起这种伪像的原因有两类：①声束传播的路径上存在着介质的不均匀性，如声衰减的变化、

声速的变化、界面的存在等，因而就改变了回波的强弱，从而改变了亮度；②由于界面反射或折射产生的伪像，其回波与原区域的回波相叠加，引起亮度的增强，造成图像失真。

（三）多普勒模式的显示形式

1. 频谱多普勒血流模式 多普勒技术在血流运动超声检测领域是一个非常重要的组成部分，受到了持续的关注、深入的研究和广泛的应用。多普勒成像的发展历史走过了各个阶段。其中连续多普勒成像、脉冲多普勒成像、高脉冲重复频率多普勒为频谱多普勒检测模式。

（1）连续多普勒（continuous wave Doppler，CWD）：是最早出现的一种多普勒技术。连续多普勒成像采用双晶片探头，一个（组）晶片连续发射超声波束，另一个（组）晶片连续接收反射回声。由于多普勒效应，探头接收的信号相对于发射超声波有一个频移，不同的频移对应于不同的目标运动速度。如图 5-32 所示。

从理论上讲，连续多普勒的取样频率可为无穷大，最大测速可不受限制。但实际上，连续多普勒的最大可测速度受数模转换器工作速度的限制。连续多普勒对于

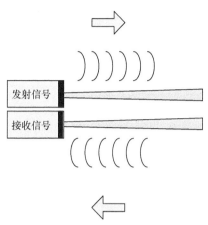

图 5-32　连续多普勒发射与接收

定量分析狭窄处高速血流、反流、分流的流速和压力阶差等非常有价值。

由于连续多普勒将声束传播方向出现的所有目标运动多普勒频移全部记录下来，因此无法确定声束内回声信号的深度来源。也就是说，连续多普勒的主要缺点是没有距离选通功能，不能进行定位诊断。但这种高速血流总是发生于病变部位，可以借助二维声像图判定最高血流速度发生的部位，弥补连续多普勒的这一缺点。

（2）脉冲多普勒（pulse wave Doppler，PWD）：是最常用的一种频谱多普勒技术。脉冲多普勒成像采用单个换能器按照一定的时间间隔发射和接收超声波，如图 5-33 所示，其工作时序如图 5-34所示。

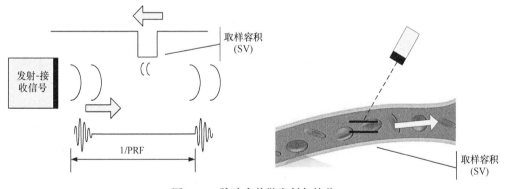

图 5-33　脉冲多普勒发射与接收

1）取样容积：探头作为声源在 t_0 时刻先发射一组超声波，然后转为接收状态，接收反射回声。脉冲多普勒接收器不是接收所有的回声，而是通过距离选通器（取样容积 SV）来选择特定深度的信号。

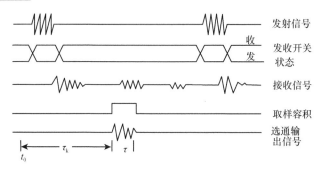

图 5-34　脉冲多普勒工作时序图

假设超声波传播速度为 c，在时间 $T=1/\text{PRF}$（PRF 为脉冲重复频率）内，脉冲超声波从探头到达被检查目标，然后反射回声到探头，则探头到检查目标的距离 S 可表示为

$$S = \frac{c \times T}{2} \tag{5-84}$$

由于声速可以视为常数，所以检查深度就与发射到接收信号的时间成正比，通过选择不同的脉冲重复频率，就能得到来自不同深度运动目标的反射信号，能够对相应深度进行定位诊断。这种脉冲超声波对不同深度运动目标探查的方式即为距离选通。用距离选通技术接收所需要分析的目标区域信号的过程称为取样，所选定的取样区域称为取样容积。

在大多数仪器中，取样容积的宽度和高度是不可调的，但可通过设置不同的脉冲持续时间，达到调节取样容积长度以改变取样大小的目的。在一个脉冲周期内，接收信号时间间隔越长，取样容积就越大。但在固定脉冲频率的情况下，接收信号时间间隔长就造成发射信号时间短，超声波强度减弱，会影响声像图成像质量。

2）脉冲重复频率：脉冲多普勒所发射的脉冲频率就是探头工作频率，而脉冲重复频率（PRF）则是探头每秒内所发射的脉冲个数，也就是取样频率。当取样频率固定，被检测目标的频率超过一定值时，就会出现频率失真。因此，脉冲多普勒成像会受到脉冲重复频率的限制，即脉冲重复频率必须大于被检测目标多普勒频移的两倍。通常将脉冲重复频率的 1/2 称为奈奎斯特频率极限。如果被检测目标的多普勒频移值超过这一极限，脉冲多普勒所检出的频移改变就会出现频率失真或频率混迭，表现出方向或大小的伪像，故其不能测量高速运动的目标。因此，须满足

$$\text{PRF} > 2f_d \tag{5-85}$$

3）最大探测深度：来自深部的回波信号应该在下一次发射脉冲之前到达换能器。因此，沿声束路径上的最大探测深度 R_{max} 为

$$R_{max} = c / (2\text{PRF}) \tag{5-86}$$

4）最大可测流速：因为血流的速度为

$$v = \frac{f_d \times c}{2f_0 \cos\theta} \tag{5-87}$$

则

$$v_{max} = \frac{\text{PRF} \times c}{4f_0 \cos\theta} \tag{5-88}$$

在脉冲多普勒成像过程中，要注意选择脉冲重复频率和调整速度量程，避免出现频率失真。

脉冲多普勒技术的最大优点就是能够与二维超声波图配合，精确地定位测量某一处范围（取样容积）内的目标流速情况，它具有较好的距离分辨力（深度分辨力）。

脉冲多普勒技术的主要不足是它所能测量的最大目标流速有一定限度，而异常血流速度常常超过这个限度。临床中脉冲多普勒主要用于正常瓣口或低速血流的定量分析，通过测定血流速度时间积分和瓣口面积可计算通过瓣口或血管的血流量。

（3）高脉冲重复频率多普勒：为了既保留脉冲多普勒定位诊断的优点，又弥补其测量目标速度有限的缺点，将脉冲多普勒与连续多普勒成像方式相结合，产生了高脉冲重复频率多普勒（high pulse repetition frequency，HPRF）成像技术。如图 5-35 所示。

高脉冲重复频率多普勒是对脉冲多普勒的一种改进。它的特点是当探头在发射一组超声脉冲波之后，不等到取样容积的回声信号返回到探头，就再次发射新的超声脉冲，然后接收到的回

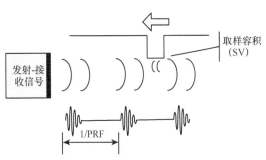

图 5-35　高脉冲重复频率多普勒

声信号是第一组脉冲的回声。这样的方式相当于在固定脉冲超声波中插入新的信号，提高了发射脉冲频率。从而，频移增加了一倍，目标速度的测量范围也相应扩大了一倍。随着脉冲重复频率的成倍增加，最大可测目标速度的范围也相应地成倍增加。但实际上，在大多数仪器中，高脉冲重复频率多普勒最大可测目标速度最多扩展到脉冲多普勒最大可测速度的三倍。

高脉冲重复频率多普勒实际上是介于脉冲多普勒和连续多普勒之间的一种技术。它测量的最大目标速度明显得到了提高，但它的定位准确性不如脉冲多普勒，频谱质量也较脉冲多普勒差些。

（4）多普勒血流信号的频谱分析：由于血管中的血流沿着径向存在一个流速剖面，因此回波信号中包含各种频率分量。为了真实反映这一情况，最好的方法无疑是对多普勒血流信号作频谱分析，并把其中包含的各种频率分量显示出来。频谱分析法的基础是快速傅里叶转换技术（fast Fourier transform，FFT）。

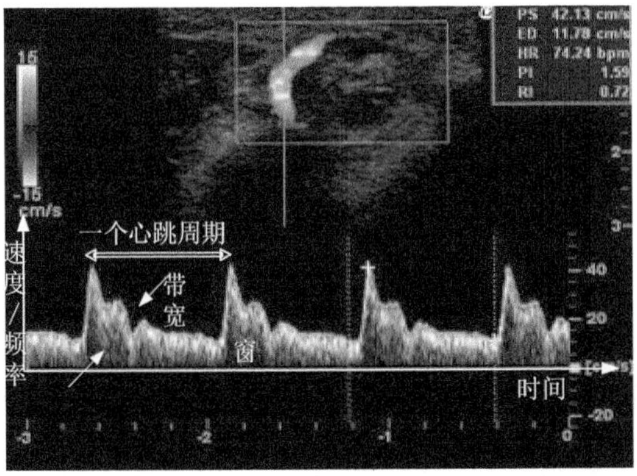

频谱显示有多种方式，最常用的是"速度（频移）-时间"显示谱图，如图 5-36 所示，谱图中的横轴（x 轴）以时间表示血流持续时间，单位为秒（s）；纵轴（y 轴）代表血流速度（频移）大小，单位为 cm·s^{-1}（Hz）。它的频谱波形的意义如下：①方向，显示血流方向，以频谱中间的零位基线加以区分。在基线上面的频谱为正向频移，血流朝探头流动；在基线下面则为反向（负向）频移，血流背离探头流动。②灰阶，频谱的灰阶表示取样容积内速度方向相同的红细胞数量，灰阶高的数量多。③带宽，频谱宽度（频带宽度），它是在频谱垂直方向上

图 5-36　速度（频移）-时间谱图

的宽度，表示某一时刻取样容积中红细胞运动速度分布范围的大小。频带宽，反应速度分布范围大（速度梯度大）；频带窄，反应速度分布范围小（速度梯度小）。通常湍流为频谱宽，层流为频谱窄。频谱宽度也受取样容积大小的影响，取样容积小，易获窄频谱；取样容积大，可使频谱变宽。大的动脉，常为窄频谱；外周小动脉，常为宽频谱。④收缩峰，在心动周期内达到的收缩峰频率，即峰值流速。⑤舒张期末，将要进入下一个收缩期的舒张期最末点，此点为舒张末期流速。⑥窗，无频率显示区域，也称为"频窗"。

2. 多普勒成像（Doppler imaging）　是通过多普勒技术获取的人体血流（或组织）的运动速度在组织平面上分布，并以灰阶或彩色方式形成的运动速度分布图。在二维超声波图的基础上，用彩色图像实时显示血流的方向和相对速度的技术，称为彩色多普勒血流成像（color Doppler flow imaging，CDFI）或彩色血流图（color flow mapping，CFM）。在此基础上，彩色多普勒能量图和方向能量图及彩色多普勒组织成像法相继出现。采用多普勒显像技术，既可了解人体组织的结构学

信息，又可了解人体的血流（或组织）的运动学信息。所以，具有这类技术的超声诊断仪被称为双功能系统。

（1）彩色多普勒血流成像：CDFI 是指采用脉冲超声多普勒和 B 超混合成像的系统装置。其原理是：利用多道选通技术可在同一时间内获得多个取样容积上的回波信号，结合相控阵扫描对此断层上取样容积的回波信号进行频谱分析或自相关处理，获得速度大小和方向。同时滤去迟缓部位的低频信号，再将提取的信号转变为红色、蓝色、绿色的色彩显示。彩色多普勒血流显像提供了一幅既有解剖结构的实时图像，又有动态变化的彩色血流的声像图。它是继心导管技术以来心血管疾病检查的一项重大突破，被称为无创伤性血管造影。

彩色多普勒血流成像系统的结构如图 5-37 所示。

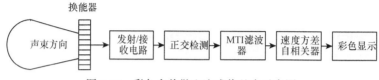

图 5-37　彩色多普勒血流成像基本示意图

1）发射和接收电路：彩色超声多普勒血流成像扫描方式采用机械扇形扫描或相控阵扫描，在每一个扫描声束方向反复发射和接收多次脉冲超声波，如 8~12 次。将每次接收回波信号经正交解调后，由模拟信号转换为数字信号。

2）MTI 滤波器：MTI（moving targets indicator）实际上是一种壁滤波器。它将滤除壁层、瓣等动作迟缓部位的多普勒低频分量。MTI 滤波器有高通滤波和低通滤波，它的性能决定显示血流图的质量。如果性能不佳，就会出现非血流成分（如心壁、瓣膜等）的伪像，致使整个图像带红色或蓝色，或低速血流不显示。

3）自相关器：用于对比来自同一取样部位的两个以上的多普勒频移信号，分析相位差。计算平均多普勒血流速度、速度离散度及平均功率。

4）显示：在彩色多普勒成像时，采用人眼敏感和分辨率高的彩色显示方式，分为三种输出方式，如图 5-38 所示。图 5-39 为血流的彩色图像实例。①速度方式：用于显示血流速度的大小和方向。血流速度在二维超声波中表现为与扫描声线平行和垂直两个分量。在平行方向上的血流速度分量朝向探头的流动，用红色表示；背向探头的流动用蓝色表示；与扫描线垂直的血流速度分量无色彩显示。血流速度大小以颜色的亮度来显示，流速越快，色彩越亮；流速越慢则色彩越暗；无流动则不显色。②方差方式：在血液流动过程中，当速度超过所规定的显示范围或血流方向发生紊乱时，彩色血流图像中会出现绿色斑点，这是利用了方差显示的结果。方差大小表示血流紊乱或湍流的程度，即混乱度，用绿色色调表示。湍流的速度方差越大，绿色的亮度就越大；速度方差越小，绿色亮度越小。彩色多普勒血流显像利用三原色和二次色表示血流速度的方向和湍流。如果朝向探头方向运动的血流出现湍流，则表现为红色为主、红黄相间的血流频谱。如果湍流速度很快，会出现色彩逆转，显示为以红色为主、五彩镶嵌状的血流频谱。背离探头方向的血流在流速、方向改变后也会出现以蓝色为主的五彩镶嵌图形。③功率方式：表示的是多普勒频移功率的大小，即对多普勒信号频率曲线下的面积（功率）进行彩色编码。血流速度大小及方向的色彩表达与速度方式一致，彩色亮度表示功率的大小。功率越大，色彩亮度越大。

与连续多普勒和脉冲多普勒相比，彩色多普勒能在二维图像上直观地显示血流方向、血流速度和血流状态等重要信息。对血流的性质和流速在心脏、血管内的分布比连续和脉冲多普勒显示更快、更直观，可明确分流与反流的起源、部位、方向和性质。

彩色多普勒血流成像由于采用自相关技术，得到的是平均血流速度，对血流的定量分析不如脉冲和连续多普勒成像。为了获得较大范围的彩色血流显示，每秒帧数必须减少，二维图像质量往往下降。彩色多普勒血流显示也会受超声波入射角及频移的影响，当血流速度引起的频移超过奈奎斯特频率极限时,彩色信号就会出现混迭,表现为彩色逆转。在有高速射流时,由于混迭和湍流的出现,可使多种色彩混合而出现白色,在有明显血流紊乱时,可出现多彩斑点血流镶嵌图形。

(2)彩色多普勒能量图:彩色多普勒能量图(CDE)又称功率多普勒显像(power Doppler imaging,PDI)、彩色多普勒能量显像(color Doppler power imaging,CDPI)。CDE 通常以单色(红色)表示血流信息。如图 5-40 所示。

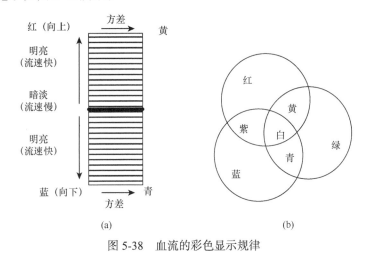

扫二维码看彩图
图 5-39、图 5-40

图 5-38 血流的彩色显示规律

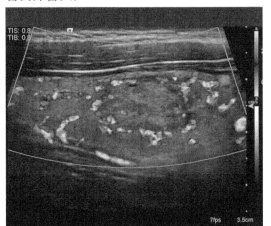

图 5-39 血流的彩色图像实例

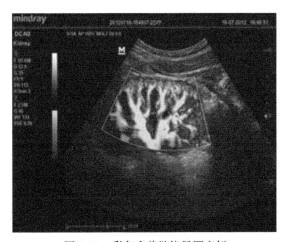

图 5-40 彩色多普勒能量图实例

与 CDFI 比较,具有如下特点:

1)从超声物理上来讲,探头接收从血管内红细胞反射回来的多普勒信号,包括频移和振幅(能量)。这种信号被分解并能提取和显示三种多普勒参数:平均血流速度、加速度和能量(信号强度)。CDFI 仅利用频移信号,用自相关频率分析法提取平均速度和加速度两种多普勒参数,用来反映血流速度、方向和加速度。但这些信号的显示由于探测角度的影响,测定低速血流的能力受到限制。CDE 则利用反射多普勒信号中第三种参数(能量)。利用血流中红细胞的密度散射强度或能量分布,即单位面积红细胞通过的数量及信号振幅大小进行成像。所有 CDE 中彩色信号的色彩和亮度代表着多普勒信号能量的大小,能量大小与红细胞数目相关。CDE 显示的是血流中与散射体相对应的能量信号参数,不是速度参数。即使血流平均速度为零,只要存在运动的红细胞,能量积分不等于零,就能用能量图显示,所以 CDE 能显示低速血流。

2)成像相对不受超声波入射角的影响。CDFI 采用速度模式,当多普勒角度发生变化时,频移将随之变化，即 CDFI 的信号受探测角度的影响。而 CDE 参数是能量，所得到的是全方位的血流信息，信号显示探测不受角度的影响，且血流信号丰富，血管连续性好，能显示完整的血管网或血管树，特别是对微小血管和迂曲血管能完整显示其连续性。

3）由于 CDE 显示的是血流能量信息，而不是速度信息，故不能直接显示血流性质和方向。

4）对高速血流不产生彩色混叠。在 CDFI 成像中，当平均频率大于 1/2PRF 时 CDFI 就会发生信号混叠，当显示的频率超过那奎斯特极限时，图像的色彩发生逆转，表现为五彩镶嵌的血流信号参数，影响图像的观察。CDE 则不受那奎斯特极限的限制，因而无色彩逆转现象。

5）动态范围大。正常人体有四种血流状态：低流量与高流速、低流量与低流速、高流量与低流速和高流量与高流速。对某一器官或病变来讲，存在着多种血流状态。如肾脏，当单一的静脉彩色血流量显示清晰时，常常可见大部分动脉血流出现色彩逆转现象，而在显示最佳的动脉血流时，则不得不舍弃部分静脉信号。在 CDE 血流成像中能克服此现象而显示较大范围内血流信号，甚至可显示肾皮质极低的灌注信号。

（3）彩色多普勒方向性能量图：彩色多普勒能量图（CDE）的能量信号被探测并替代了平均流速，对低速血流及微弱多普勒信号敏感度的优势超过了 CDFI。但这种敏感度的增加是在丢失全部速度信息的代价上获得的，且不具有方向性信息。所以，彩色多普勒方向性能量图是探测低速血流的补充形式。它既以能量型多普勒显示血流，又能表示血流的方向，综合了前两种技术的优势。既能敏感地显示低速血流，又以双色表示血流方向。该成像方式也称彩色多普勒速度能量图（convergent color Doppler，CCD）。

（4）彩色多普勒组织成像（CDTI）：主要用于评价心脏收缩和舒张功能。活体心脏多普勒信息主要由流动的血液及运动的室壁产生，血液和室壁的结构、运动的速度及振幅是完全不同的，因而产生不同的多普勒信号特征。心腔内血液的信号特征为高频低振幅，而心肌的信号特征为低频高振幅。

在常规超声心动图检查仪器中，为了避免心室壁多普勒信号对血流信号的干扰，回波信号先通过高通滤波器，将低速高振幅的信号滤除，仅保留高速低振幅的血流信号。在此基础上产生一些定量的测定，以血流的信息来推断心肌本身的状态及功能。而 CDTI 技术恰与普通超声心动图相反，它在启动该功能时，来自室壁运动的低频高振幅信号不再通过高通滤波器，而是通过一系列自相关信号处理技术，对代表心肌运动的多普勒频移信号进行分析和彩色编码，以多种方式显示出来以供临床应用。

多普勒组织显像有以下几种模式：

1）DTI 速度图（Doppler tissue velocity，DTV）：是对室壁运动的速度快慢及方向进行彩色编码，朝向探头运动的心肌被编码成暖色，运动速度由低到高依次被编码成红色、橙色和白色。背离运动探头的心肌被编码成冷色，运动速度由低到高依次被编码成蓝色、浅蓝色、白色，无色表示无心肌运动。

2）DTI 能量图（Doppler tissue energy，DTE）：用心室壁的多普勒信号强度为信息来源。其心室壁运动的信号强度大于血流的信号强度，滤除血流信号后，用心肌组织反射回的多普勒信号强度（振幅）的平方值表示能量，描绘成能量-频谱曲线。DTE 根据曲线下面积大小进行彩色编码，形成二维彩色心肌组织运动图像，多普勒能量信号与心肌内散射体数量有关，与多普勒频移值大小无关。DTE 从全新角度描述了心肌的运动状态。

3）DTI 频谱图（Doppler tissue pulsed wave spectrum，DTI-PW）：就是将脉冲多普勒取样容积放置于心肌壁内，随着心动周期的变化，对收缩期和舒张期的心肌运动速度及时间进行分析。它是目前 DTI 中应用最广、研究最多的一种。

4）DTI M 型显示模式（Doppler tissue M mode，DTI-M mode）：帧频高，因而是多普勒组织显像技术中分辨率最高的一种显示方式。DTI-M mode 用彩色编码显示室壁的运动，从彩色的浓淡及彩色的变化来反映跨壁速度随心动周期各时相的变化，以及室壁各层次收缩、舒张运动的速度及方向。

5）DTI 加速度图（Doppler tissue acceleration，DTA）：是在 DTI 速度图的基础上计算单位时间内心肌运动速度的变化率，并对心肌运动的加速度进行彩色编码，以蓝、绿、红等色阶分别表示较低至较高的加速度。它能直观、半定量化反映一个心动周期中各部位心肌运动速度由零增至最大的时间顺序。对于评价心脏的传导功能，心肌的激动顺序十分有用。

> **案例 5-7**
> 　　孕妇，30 岁，孕周 30 周，进行胎儿监测，孕妇主诉一切正常、孕期反应基本消除。医生进行了超声检测。
> 　　思考：（1）孕妇进行超声检测的项目可以有哪些？
> 　　（2）筛查胎儿先天心脏疾病可以采用哪种超声检测方法？

（四）其他超声成像技术

1. 三维、四维超声成像　三维超声成像分为静态三维成像和动态三维成像。动态三维成像由于参考时间因素（心动周期），用整体显像法重建感兴趣区域准实时活动的三维图像，又被称为四维超声心动图。

（1）三维超声技术的发展：三维超声技术的发展可分为三个阶段：

1）静态三维成像技术：采用自由臂扫查方式进行三维数据采集，其成像方式是利用二维探头对目标进行逐面扫查，获得多个二维图像信息，再将二维图像信息重建为三维立体影像。自由臂扫查法具有探查范围大、自动适应体表轮廓等特点。根据有无定位系统可分为以下两种方式：①无定位系统自由臂扫查法，采用常规的超声探头，由医师手持探头在被检体表平行均匀地移动，获得一系列平行排序的二维图像，然后通过重建得到近似的静态三维图像。此法的好处是简单、方便、廉价，但要求医师手法均匀平稳，否则重建的图像质量不好。不足之处是目前仅限于表面成像，且不能进行定量的测量及不能进行动态成像。②有定位系统的自由臂扫查法，是利用电磁位置传感器进行定位的自由臂扫查法。一般将由三个互相垂直的线圈组成的电磁接收器固定在常规超声探头上，当探头在磁场（成像系统带有磁场发生器）中移动时，电磁接收器会输出若干个自由度的参数，给出探头在磁场中的位置和方向。在这个系统中，磁场发生器的空间位置是固定的，且被称为空间参照原点。这样，综合探头接收的图像信息和位置信息，就可以进行三维重建。这种扫查法的特点是失真小，且可以进行空间定位和测量。不足之处是易受外部电磁场干扰，影响定位位置和方向的准确性。

静态三维成像技术的优点是无须特殊的探头，价格低廉。缺点是成像速度慢，图像质量差，临床应用价值不大。

2）动态三维成像技术：采用非自由臂方式进行扫查，其扫查速度快且三维数据采集的时间短，可以实现连续动态显示脏器的三维图像，故称为动态三维成像。其成像原理与自由臂三维的成像原理相同，区别在于设计了专门的容积探头，提高了成像速度，可以瞬间重建，所以也称为准实时三维，但并不是真正意义的实时三维。它还是逐个断面进行扫查，然后三维重建，因此仍需重建过程。其探头的内部有一个小马达，带动晶片进行摆动，逐一扫过每个层面，通过计算机强大的数据采集和处理功能，重建为立体图像。

目前，容积三维技术的应用比较广泛，因其扫查范围大，在妇产科、腹部检查方面有很大优势。但在心脏领域的检查方面存在局限，因为心脏是运动的脏器，通过重建方式来获得运动三维图像还存在一些技术瓶颈。

3）实时三维成像（四维）技术：当三维成像速度达到 24 帧·s⁻¹ 以上时，就可得到实时的动态影像，即实时三维成像。实时三维超声成像技术的实现得益于矩阵探头的出现，这是一种用电子学的方法，采用二维面阵探头，用相控阵的原理控制声束进行扫查，从而实现三维数据采集。主机接收的回波信号可以遍及三维的任意立体空间，覆盖的范围之内没有盲区，实时更新所覆盖范围内形态的变化，即实时反映三维影像信息。

（2）三维超声成像原理：三维超声成像关键技术有数据采集及三维重建。

1）三维数据采集是实现三维成像的第一步，也是确保三维成像质量的关键一步。根据三维成像技术的发展过程可分为间接三维数据采集和直接三维数据采集，如图 5-41 所示。

间接三维数据采集：以二维超声技术为基础，三维数据的采集是借助已有的二维超声成像系统完成的。在采集二维图像数据的同时，采集与该图像有关的位置信息，再将图像与位置信息同步存入计算机，重建出三维图像。间接三维数据采集是通过探头的移动来实现，根据探头移动轨迹的不同，采集方式又分为平移式、倾斜式和旋转式。

平移式采集的数据是一组等间隔的相互平行的二维图像，重构三维图像比较容易，如图 5-41（a）所示。在多普勒血流成像中，由于平面相互平行，容易识别声束与血流间的夹角。此类系统已被成功应用于血管成像、颈动脉血流测量等场合。

倾斜式扫描是将探头固定放在患者的皮肤表面，然后使探头绕一条与探头平行的轴摆动，由此得到一系列等角度（类似扇形的）分布的二维图像，如图 5-41（b）所示。这类系统的优势是容易手持操作，扫描的视野较大。而且，因为探头摆动的有关参数已事先设计完成，三维图像重构的速度也较快。缺点是随着探查深度的变化，空间分辨率变差。三维数据在各个方向上分辨率的不一致性也给图像重构带来麻烦。

旋转式的扫描装置是让探头围绕与探头垂直的轴旋转（一般要大于 180°），最后得到类似圆锥形的三维数据，如图 5-41（c）所示。这类系统同样存在空间分辨率不均匀的问题。此外，为了实现准确的三维重构，在数据采集过程中必须保持旋转轴位置固定不变，否则会直接影响三维重建的精度。

间接三维数据采集在采集信息时需要以平行、扇形或旋转方式改变转动探头的方向。例如在心脏检查过程中，用旋转法在每一方位采集完整心动周期的二维图像，全方位转动 180°时需要积累60~90 个心动周期的二维图像，再将这 1000 余帧二维图像数字化存储到锥体形数据库，经计算机重建而成三维图像。其缺陷有：①不是真正的实时，而是多个心动周期图像后处理的结果；②取样费时烦琐，成像速度缓慢；③受呼吸、心律不齐或声轴位移的干扰，常常出现伪像，影响图像的质量。

直接三维数据采集：直接三维数据采集方式采用矩阵探头，直接获得三维体积的数据。图 5-41（d）为直接三维数据采集示意图。

直接三维数据采集的出现很好地解决了间接三维成像的缺陷。矩阵探头换能器晶体片被纵向、横向多线均匀切割为呈矩阵型排列的多达 60×60=3600 个或 80×80=6400 个微型正方形晶片。由计算机控制，使发射声束按相控阵方式沿 y 轴进行方位转向形成二维图像，再沿 z 轴方向扇形移动进行立体仰角转向形成金字塔形数据库。

直接三维数据采集方式由于发射时采取多条声束同时并行扫描，超大量数据快速处理，发射声束脉冲的重复频率大幅度提高，三维图像的帧频亦随之增加，无须脱机处理，成像快，失真小，免除了呼吸和位移的干扰，故能直接显示为真正的实时三维图像。应用此法检查时探头不需移动，切面的间距均匀，取样的时相和切面的方向易于控制，快速成像，实时显示组织结构的活动时相。

2）三维重建数据采集后进行三维重建。三维重建技术有立体几何构成法（GCS 模型）、表面轮廓提取法、体元模型法等技术：①立体几何构成法，将人体脏器假设为多个不同形态的几何组合，需要大量的几何原型。对于描述人体复杂结构的三维形态并不完全适合，现已很少应用。②表面轮廓提取法，将三维超声波空间中一系列坐标点相互连接，形成若干简单直线来描述脏器的轮廓，曾用于心脏表面的三维重建。该技术所用计算机内存少，运动速度较快。缺点是：需人工对脏器的组织结构勾边，既费时又受操作者主观因素的影响；不能对细小结构进行三维重建；不具灰阶特征，难以显示解剖细节，故未被临床采用。③体元模型法，是目前最为理想的动态三维超声成像技术，可对结构的所有组织信息进行重建。在体元模型法中，三维物体被划分成依次排列的小立方体，每个小立方体称为一个体元。一定数目的体元按相应的空间位置排列可构成三维立体图像。体元模型法需要具有相当高精度和速度的计算机系统。

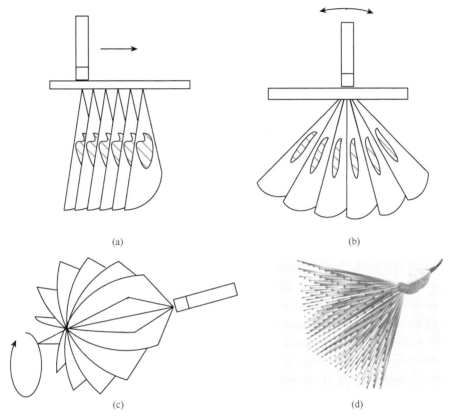

(a)　　　　　　　　　　　　　　　(b)

(c)　　　　　　　　　　　　　　　(d)

图 5-41　三维超声波数据采集技术

（a）平移式扫描；（b）倾斜式扫描；（c）旋转式扫描；（d）直接三维数据扫描

2. 谐波成像　一个振动系统的最低固有频率（natural frequency）称为基频（fundamental frequency），频率等于基频的整数倍的正弦波称为谐波（harmonic）。人体组织（包括血液）的回波，其基频的幅度远大于谐波。所以在超声成像中，往往滤去谐波，仅用基波的信息进行成像。在某些谐波丰富的情况下，通过滤去基波（基频），利用谐波的信息进行成像，这类成像方法称为谐波成像。

谐波成像的方法很多，但主要分为造影谐波成像（CHI），组织谐波成像（THI）和能量对比谐波成像技术（power contrast harmonic imaging，PCHI）。

造影谐波成像是利用超声造影剂微泡（直径 1~10μm）产生较强的二次谐波信号进行成像，故又称为二次谐波成像（second harmonic imaging，SHI）。造影谐波成像明显提高了信噪比，可有效地观察心内膜、外周小血管及组织的血流灌注情况。

组织谐波成像又称频谱合成成像或频率转换技术，是利用超宽频探头接收非线性的高频谐波信号，将多频率信号放大、平均处理后再实时成像。由于接收频率的提高，对较深组织的分辨力也有了较大的提高，明显增强了对细微病变的显现力。

能量对比谐波成像技术在常规对比谐波成像基础上，结合振幅多普勒能量技术，提高对造影剂的敏感性，尤其对微小颗粒更敏感，有利于显示小病变和早期病变。由于造影剂和组织的回波均具有谐波，而 PCHI 能使血流从组织中分离开来，更有利于判定病变内的血供情况。这种方式，还能相对延长造影剂的显像时间，节省造影剂。

（1）基本原理：在声压相对较高的情况下，超声波在人体组织中的传播速度将随着传播的深度发生变化。下式给出了这种变化关系

$$c(z) = c_0 + \left(1 + \frac{B}{2A}\right) \cdot u(z) \tag{5-89}$$

式中 c_0 是超声波在介质中传播的平均速度，$c(z)$ 是超声波在深度 z 处的传播速度；$u(z)$ 是深度 z 处粒子移动的速度，$\left(1 + \frac{B}{2A}\right)$ 表征非线性程度的项。式（5-89）表明，在每个深度 z 点上的超声波速度 $c(z)$ 并不是恒定的，它被粒子移动速度 $u(z)$ 和非线性系数修正了。这一过程表现为在超声波传播的路径上，当声压为正时，介质质元移动的速度是正的（即沿超声波传播方向移动），声速也随之增大；而当声压为负时，介质质元移动的速度是负的（即向换能器方向移动），声速也随之减小。这就造成发射的正弦波在传播过程中出现了畸变。这种畸变会随着传播深度的增加而更加严重，如图 5-42 所示。当发射正弦波的频率为 f_0（称为基波或一次谐波）时，畸变的波形中将出现二次谐波 $2f_0$、三次谐波 $3f_0$ 等成分。通常情况下所说的谐波成像是指检测数倍于发射频率的信号成分（如二次谐波 $2f_0$、三次谐波 $3f_0$ 等成分），但也有人提出可以利用次谐波来成像，所检测的成分是发射频率的几分之一（如二分之一的发射频率 $f_0/2$）。

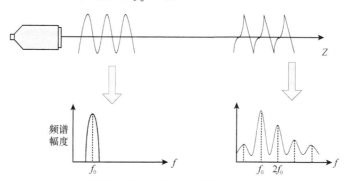

图 5-42　超声波传播过程中的非线性失真造成波形畸变

（2）组织谐波成像：是有别于使用超声造影剂的一种自然谐波成像。近年来，组织结构谐波成像很快发展起来并成为结构成像的另一种标准模式。

由于三次谐波以上的成分已经非常微弱，因此在目前的成像系统中，通常采用二次谐波来成像。二次谐波成分的幅度 A_2 可以用下式来表示

$$A_2 = \left(1 + \frac{B}{2A}\right) \cdot \left(\frac{\pi f}{\rho c^3}\right) \cdot x \cdot p^2 \tag{5-90}$$

式中 c 为超声波在介质中传播的平均速度，x 为深度，f 为频率，ρ 为介质密度，p 为声压。

图 5-43 表示基波及二次谐波传播中覆盖的区域[图 5-43（a）]和大致的幅度曲线[图 5-43（b）]。由于波形的畸变是在超声波传播的过程中积累起来的，因此在靠近换能器的皮肤层，组织谐波实际上是零。随着超声波传入组织深度的增加，二次谐波的成分逐渐增加，它的幅度与声压的二次方成正比。直到超声波的基波成分本身在传播过程中受到衰减，声压明显减弱，二次谐波强度降低。

组织谐波成像允许使用低频发送，这是比较重要的。另外，谐波是在声束的中央产生的，在这个位置声压达到最大值，因此谐波成像方式相当于是自动处在声学焦点上。但是这种成像模式需要使用宽带的换能器。

为了有效地从回波信号中恢复出二次谐波成分，一般采用以下两种方法：

1）谐波频段滤波法：在理想情况下，如果发射的基波信号的频段控制得比较好，则由此产生的二次谐波成分与基波成分之间就会分开处在各自的频段上，如图 5-44（a）所示。在这种情况下，

可以设计一个高通滤波器，来滤除基波成分，提取二次谐波成分。但是，如果发射基波信号的频带比较宽，则产生的二次谐波成分就可能与基波发生重叠，如图 5-44（b）所示，一旦发生这种情况，就会影响二次谐波成分的检测效果。

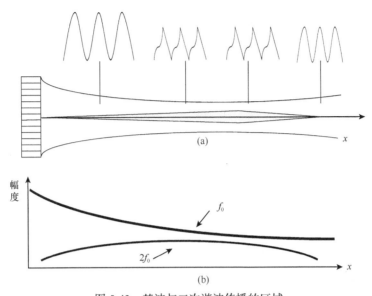

图 5-43 基波与二次谐波传播的区域
（a）基波及二次谐波传播中所覆盖的区域；（b）基波及二次谐波的幅度曲线

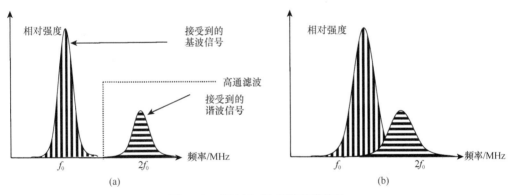

图 5-44 基波与二次谐波频带特性
（a）发射窄带信号的情况；（b）发射基波信号的频带比较宽的情况

2）发射脉冲相位反转法：采用这种方法时，需要在一条扫描线上发射两次，先后发射两个频率一致但相位差 180°的脉冲。如果超声波在传播的过程中不出现非线性畸变，则回波信号相加后的幅度接近为零[图 5-45（a）]。对于非线性介质，两回声信号的幅度是不等的，因此求和后两信号不会抵消[图 5-45（b）]，保留谐波成分。这种方法的优点是信号的强度高，有利于收集有用信息，但是存在图像清晰度下降及需要较长信号处理时间的缺点。

（3）造影剂谐波成像：超声造影剂（ultrasound contrast agent，UCA）是能够显著增强医学超声检测信号的诊断药剂。在人体微小血管和组织灌注检测与成像方面，使用 UCA 进行超声检测具有成像效果好、实时、操作简便、无离子辐射、无损性、适用面广等优点，因此在医学临床检测中得到越来越广泛的应用。

当造影剂经静脉被注入人体后，微泡通过肺循环到达左右心室腔直至全身血管。一方面，血液中悬浮的大量造影剂微粒极大，增强了背向散射信号，使得由血液产生的回波信号被显著增强；另一方面，造影剂微泡在声压的作用下产生"膨胀–压缩–再膨胀–再压缩"的复杂运动，由此形成的非线性背向散射中产生了丰富的二次谐波。

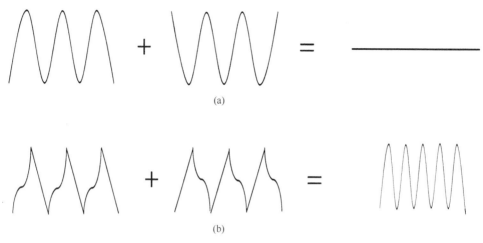

(a)

(b)

图 5-45   脉冲逆转序列法

（a）无非线性畸变的情况；（b）出现非线性畸变的情况

（4）谐波成像的优点：

1）提高信噪比：造成噪声及回声的混乱的主要原因是身体组织成分的影响。脂肪量、表皮的厚度和含水量都是造成超声波声束扭曲和散射的一些主要原因。另外，侧面的和旁瓣厚度，包括人工的反射物也会引入成像干扰。这些声束的扭曲和散射能量相对于入射声能是很弱的，它产生的谐波就更弱了。因此，组织谐波成像与基波成像相比，它的噪声和引入的干扰都小得多。

2）提高图像的空间分辨率：因为只有在较高声压处才能诱导出二次谐波，因此二次谐波只在基波声束的中央部分才比较明显。这可以等效地被认为二次谐波对应的声束是比较窄的。超声波声束变窄使得横向分辨力提高。

3）提高远场的清晰度：由于接收的高频谐波分量的衰减只是在中程中发生，也就是说，其衰减比通常情况下小了一半。因此，谐波成像可以增加深层组织的可见度。

（刘　红）

参 考 文 献

曹厚德.2016.现代医学影像技术学.上海：上海科学技术出版社.

吉强，洪洋.2010.医学影像物理学.3版.北京：人民卫生出版社.

吉强，洪洋.2016.医学影像物理学.4版.北京：人民卫生出版社.

李少林，王荣福.2013.核医学.8版.北京：人民卫生出版社.

李月卿.2011.医学影像成像理论.2版.北京：人民卫生出版社.

李真林，雷子乔.2016.医学影像成像理论.北京：人民卫生出版社.

李真林，雷子乔.2017.医学影像设备学.北京：人民卫生出版社.

石明国，韩丰谈.2016.医学影像设备学.北京：人民卫生出版社.

孙存杰，周学军.2013.医学影像检查技术.上海：第二军医大学出版社.

袁聿德.1999.X线摄影学.2版.北京：人民卫生出版社.

张泽宝，吉强.2005.医学影像物理学.2版.北京：人民卫生出版社.